U0396280

"宁夏医科大学支持学术著作"出版基金资助

甘草经方集

主编　付雪艳

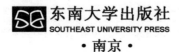

东南大学出版社
SOUTHEAST UNIVERSITY PRESS

· 南京 ·

内容简介

本书是在查阅大量的史料书籍及相关文献的基础上编撰而成的。全书共分为上、下两篇。上篇共分为2章,下篇共分为7章。从《圣济总录》《普济方》《丹溪心法》等经典古籍中筛选含甘草的经典方剂2000余首,并从特色方(疫病、解毒方)、治疗内科(虚证、热证、伤寒等)、治疗脏腑病症(肺系病、心系病、脾胃系病、肾系病)、五官科、外科、妇科、儿科等七大方面疾病进行分类。其中许多方剂以甘草为主药应用于临床,例如炙甘草汤、甘草丸、甘草饮子等。每个方子均从方源、组成、主治、用法等方面进行系统总结。本书保留了原方、原药、原法,通俗易懂,具有较高的临床使用价值、研究价值和收藏价值,并可为大宗药材甘草进一步的科学研究及产品开发提供依据。

图书在版编目(CIP)数据

甘草经方集 / 付雪艳主编. —南京:东南大学出版社,2020.12
ISBN 978 - 7 - 5641 - 9380 - 5

Ⅰ. ①甘… Ⅱ. ①付… Ⅲ. ①甘草-经方-汇编
Ⅳ. ①R282.71

中国版本图书馆 CIP 数据核字(2020)第 265307 号

责任编辑:陈 跃 **封面设计:**顾晓阳 **责任印制:**周荣虎

甘草经方集
Gancao Jingfangji

主 编:付雪艳
出版发行:东南大学出版社
社 址:南京四牌楼2号 邮编:210096 电话:025 - 83793330
网 址:http://www.seupress.com
电子邮件:press@seupress.com
经 销:全国各地新华书店
印 刷:江苏徐州新华印刷厂
开 本:700mm×1000mm 1/16
印 张:24.5
字 数:491千字
版 次:2020 年 12 月第 1 版
印 次:2020 年 12 月第 1 次印刷
书 号:ISBN 978 - 7 - 5641 - 9380 - 5
定 价:130.00 元

前　言

甘草为豆科植物甘草 *Glycyrrhiza uralensis* Fisch.、胀果甘草 *G. inflata* Bat.或光果甘草 *G. glabra* L.的干燥根和根茎。始载于《神农本草经》，被列为上品。其中乌拉尔甘草分布最广，品质最佳；胀果甘草产量最大，光果甘草蕴藏量最小。《本草纲目》中甘草在草部排位第一，甄权曰："其可治七十二种乳石毒，解一千二百般草木毒，调和诸药有功，故有国老之称。"

甘草分布于我国东北、华北、西北地区，其中宁夏回族自治区素来就是甘草之乡，是甘草的主要道地产区之一。盐池、同心和灵武等地甘草资源丰富，历史源远，名盖西北，故又有"西镇甘草""西正甘草"之称。长期以来，西正甘草与产自内蒙古草原的"梁外甘草"齐名媲美，光耀中外，同为我国一带一路传统的甘草佳品。

近年来，有关甘草的深度加工、新产品开发有了明显的进展。其中甘草片、复方甘草口服液等产品更是家喻户晓。甘草提取物也广泛应用到食品、化妆品等领域。但对于中药大品种而言，甘草的深度研究和产品开发却远远不足。现代临床上甘草多为使药使用，发挥其调和诸药之功，然而历史上甘草在多个经典名方中发挥君药和臣药的作用，例如炙甘草汤、芍药甘草汤、甘草汤等。基于此，本书在总结前人工作的基础上，对甘草经典方剂进行分类归纳整理，共整理方剂 2000 余首，以其对甘草进一步的科学研究、产品开发及临床应用提供依据。

作者

2020.6

目　　录

上　篇

第一章　甘草的历史沿革 ／ 3

　　第一节　甘草应用的历史沿革 ／ 3

　　第二节　甘草炮制的历史沿革 ／ 3

第二章　甘草方剂配伍规律 ／ 7

下　篇

甘草方剂

第一章　特色方 ／ 13

　　第一节　治疗疫病 ／ 13

　　第二节　解毒方 ／ 33

第二章　治疗内科疾病 ／ 39

　　第一节　治疗虚证 ／ 39

　　第二节　治疗热证 ／ 51

　　第三节　伤寒 ／ 85

　　第四节　气血津液 ／ 117

第三章　主治脏腑病症 ／ 132

　　第一节　治疗肺系病症 ／ 132

　　第二节　治疗心系病症 ／ 166

　　第三节　治疗脾胃系病症 ／ 184

　　第四节　治疗肾系病症 ／ 240

第四章　治疗五官科疾病 ／ 251

第五章　治疗外科疾病 ／ 279

第六章　治疗妇科疾病 ／ 328

第七章　治疗儿科疾病 ／ 355

上　篇

第一章 甘草的历史沿革

第一节 甘草应用的历史沿革

甘草始载于《神农本草经》，被列为上品之一。甘草为重要的补益药，为补气之要药，素有"十方九草"之谓，是临床最常应用的药品。诸家本草皆有记载，《神农本草经》记载甘草"主治五脏六腑寒热邪气，坚筋骨，长肌肉，倍力，金创，尰，解毒"[1]。《名医别录》首次提及"解百药毒，为九土之精，安和七十二种石，一千二百种草"[2]。

唐、宋历代本草皆引用、沿用《神农本草经》《名医别录》之说。

汉代张仲景对甘草的应用极广，但仅甘草汤、桔梗汤两方用生甘草，其余诸方皆用炙甘草，"生用则入少阴清热解毒，炙用则入太阴补中益气"[3]。东晋时期葛洪在诸多方中使用了甘草，其中生甘草应用多于炙甘草，生甘草主要用于寒疝绞痛、伤寒咽痛、恶疮疥癣、羸弱、大病后多虚汗、除臭香体、解诸药毒、食物中毒，炙甘草则用于卒心痛、虫鼠诸瘘、肺气喘咳。

至唐代孙思邈在《千金翼方》中多用炙甘草，生甘草仅见于咽痛、小儿灼疮等清热解毒方。

元代李东垣《脾胃论》提出"炙甘草甘温补脾养胃为臣""心火乘脾，须用炙甘草之甘温以泻火热，而补脾胃中元气"[4]，并多次提及中满者去甘草而用，充分体现了炙甘草益元气补脾胃的作用。

至明代杜文燮著《药鉴》提出甘草"气平味甘，阳也。入足厥阴太阴二经。生用则寒，炙之则温"[5]，并提出"梢子生用，去茎中之痛。胸中积热，非梢子不能除。节治肿毒，大有奇功。养血补胃，身实良方"，此为首次提出甘草根、茎节、茎梢分别药用，各有所长，《本草纲目》亦做如是记载。与现代本草对比，《中药大辞典》将甘草头、甘草梢、甘草节及甘草分别收录，功效略有偏重，《中华人民共和国药典》（以下简称《中国药典》）2015年版未有此分法，中医大夫临床使用甘草均以药典为准，功效与古籍记载基本一致。

第二节 甘草炮制的历史沿革

甘草在我国使用历史悠久而又广泛，在各类中药方剂和单方中应用必不可少。

2015 年版《中国药典》规定的甘草炮制品"炙甘草",其炮制方法为:取甘草片,照蜜炙法(通则 0213)炒至黄色至深黄色,不黏手时取出,晾凉[6]。在我国历代本草著作中,甘草的炮制方法多种多样。

甘草入药始载于东汉《神农本草经》[1],而关于其炮制最早有记载的是"炙焦为末",出自《金匮玉函经》[7],此书为西晋《伤寒论》别本,对甘草"炙"的程度也非常明确:"炙焦"后使用。而在张仲景《伤寒论》113 首方中有 67 首用到炙甘草[8],其使用频率远高于甘草生品。普遍认为当时的"炙甘草"应为直接烤制或炒制,《说文解字》对炙的解释为"炮肉也。从肉,在火上"[9],即可理解为将药材直接于火上烤制或炒制,火制与现代蜜炙甘草有异,这与炮制技术的时代发展水平和对于炙的认知有关,但仲景方中"炙甘草"只是烤干或是炒至表面焦黄抑或是炙焦不得而知,有待进一步挖掘考证。

南北朝时期《雷公炮炙论》对甘草的炮制记载为"凡使,须去头、尾尖处,其头、尾吐人。凡修事,每斤皆长三寸锉,劈破作六七片,使瓷器中盛,用酒浸蒸,从巳至午,出,暴干,细锉。使一斤,用酥七两涂上,炙酥尽为度。又先炮令内外赤黄用良",其中酥是一种奶制品[4],由此甘草的炮制出现了酒炙、酥炙、炒,且记载方法较为详尽。至唐代,出现蜜炙甘草,孙思邈《千金翼方》中的阴病治疗中提及"治阴头生疮方:蜜煎甘草,涂之即瘥,大良效"[10],被普遍认为这是蜜炙甘草的最早记载,宋代《太平惠民和剂局方》载"蜜炒"[11],明代的《炮炙大法》则要求"切片用蜜水拌炒",此外,明代的《先醒斋医学广笔记》、清代的《成方切用》都提到了"去皮蜜炙"[12]。但有学者认为:东晋葛洪《肘后备急方》中有治疗男子阴疮损烂"姚方蜜煎甘草,末,涂之"的记载,其应用目的相近,而炮制方法的记载远远早于唐代《千金翼方》,因此,蜜制甘草的方法最早应出现在东晋《肘后备急方》中[13]。随着中药炮制行业的整体发展,甘草的炮制方法在宋代出现多样化特点,参照文献资料对我国古代甘草炮制方法进行整理,见表 1。

表 1　甘草炮制方法历史沿革

	典籍	引文	制法
汉	《金匮玉函经》	炙焦为末	炒制
东晋	《肘后备急方》	姚方蜜煎甘草,末,涂之	蜜制
南北朝	《雷公炮炙论》	凡修事,每斤皆长三寸锉,劈破作六七片,使瓷器中盛,用酒浸蒸,从巳至午,出,暴干,细锉	酒制
	《雷公炮炙论》	使一斤,用酥七两涂上,炙酥尽为度	酥炙
	《雷公炮炙论》	又先炮令内外赤黄用良	炮制
	《雷公炮炙论》	凡使,须去头、尾尖处	净制
唐	《千金翼方》	蜜煎甘草,涂之	蜜制
宋	《太平圣惠方》	炙微赤,锉	火制
	《本草图经》	去芦头及赤皮	净制

	典籍	引文	制法
	《博济方》	炙黄色	火制
	《博济方》	炒令黄	炒制
	《博济方》	细锉炒令紫黑色	炒制
	《苏沈良方》	纸裹醋浸煨	醋制
	《太平惠民和剂局方》	蜜炒	蜜制
	《太平惠民和剂局方》	爁	爁制
	《太平惠民和剂局方》	砂炒	炒制
	《重修政和经史证类备用本草》	先炮令内外赤黄用良	火制
	《重修政和经史证类备用本草》	炙，擘破，以淡浆水蘸二三度，又以慢火炙之	浆水制
	《圣济总录》	盐水浸炙黄	盐水制
	《圣济总录》	猪胆汁浸五宿，漉出炙香	胆汁制
	《圣济总录》	于生油内浸过，炭火上炙候油入甘草用	油制
	《圣济总录》	炙锉	火制
	《圣济总录》	甘草同皂荚于罐内烧，不令烟出	皂荚制
	《圣济总录》	炙令微紫	火制
	《类编朱氏集验医方》	黄泥裹煨干，去土锉	煨制
	《三因极一病证方论》	盐汤浸炙	盐水制
元	《活幼心书》	湿纸裹，煨透	煨制
	《活幼心书》	甘草糯米煎汤	糯米汤制
	《活幼心书》	半生半炙；炙	火制
明	《普济方》	炒存性	炒制
	《普济方》	炮再麸炒	麸炒
	《普济方》	锉烧存性	火制
	《普济方》	半生用，一半纸裹五六重，醋浸透，火内慢煨制	醋制
	《普济方》	用猪胆一枚取汁浸炙尽为度	胆汁制
	《医学纲目》	去皮蜜炙	蜜制
	《仁术便览》	刮去赤皮，炙	火制
	《仁术便览》	甘草用白沙蜜炒及八分	蜜制
	《本草纲目》	方书炙甘草皆用长流水蘸湿炙之，至熟刮去赤皮	火制
	《本草纲目》	每斤用酥七两，涂炙酥尽为度	酥炙
	《炮炙大法》	截作三寸长，劈破作六七片，以瓷器盛之，用酒浸蒸，从巳至午，出曝干，或用清水蘸炙，或切片用蜜水拌炒	酒制、蜜制

	典籍	引文	制法
清	《先醒斋医学广笔记》	去皮蜜炙	蜜制
	《本草品汇精要》	去芦头及赤皮	净制
	《医宗必读》	涂麻油炙干	麻油制
	《医宗必读》	姜汁炒	姜汁制
	《医宗必读》	酒炒	酒制
	《外科大成》	用长流水浸透,炭火炙,蘸水以一盆水尽为度	火制
	《医宗己任编》	蜜炙	蜜制
	《得配本草》	和中补脾胃,粳米拌炒,或蜜炙用	蜜制
	《医学实在易》	蜜炙	蜜制
	《竹林女科证治》	蜜炙	蜜制

综上,在历代本草中,有关甘草炮制方法记载内容较多,从最初的"炙焦为末"发展到蜜制、酒制、酥炙,至宋、明两代炮制方法多样化:锉、炒、酥炙、酒蒸、浆水炙、粳米拌炒、蜜水炙、盐水炙、猪胆汁浸等,有不用辅料的火炙法,如"炙焦为末"指直接在火上炙烤,"又先炮令内外赤黄用良"的"炮"在古代指不用辅料将药材埋在灰火中,"爁"即直接用火烧;也有用不同液体辅料炮制的方法,如"盐汤浸炙""炙酥尽为度"……对于甘草的炮制程度从总体上来说,记载比较相近,从较为单一的炮制方法到丰富的炮制方法,这一历程与中药炮制的历史发展密切相关。

自东晋至清代,几乎各个历史朝代均出现了蜜制法,最早关于甘草蜜炙的记载是葛洪的《肘后备急方》,后世著作,南北朝雷敩的《雷公炮炙论》、唐代孙思邈的《千金翼方》、宋代朝廷组织编写的《太平惠民和剂局方》、明代楼英的《医学纲目》、张洁的《仁术便览》、缪希雍的《炮炙大法》均有记载,特别是到清代,五本著作中有四本中甘草的炮制方法为蜜炙,可以看出,蜜炙甘草在明代逐渐流行,到清代盛行,而其他炮制方法在应用过程中并未传承使用。

关于甘草的净制考证,《雷公炮炙论》中有"去头、尾",《本草图经》中有"去芦头及赤皮",以及《本草品汇精要》中有"去芦头及赤皮",多部本草著作中均提及去芦头,即除去甘草根茎的上端,刮去赤皮,此净制方法至今仍有沿用保留,现代去皮后的甘草称为粉草。

综上所述,宋以前的本草中所出现的"炙""爁",如无特别说明,一般均指不加辅料烘烤,在宋代、明代本草著作中均写明具体辅料,与其他不加辅料的炙法相互映衬;各个本草著作中的"炙"甘草和现代药典中规定的"炙甘草"意义不同,除蜜制甘草外未能得到延续使用;对于蜜制甘草的火候等具体生产过程,不同地方炮制规范略有差别,可参照我国现行的各省市炮制规范。

第二章　甘草方剂配伍规律

1. 甘草配桔梗具泻火解毒、利咽消痰之功

生甘草具有清热泻火解毒之功，且能祛痰；桔梗味苦辛，性平，宣肺祛痰，利咽排脓。二药配伍，益泻火解毒、利咽消痰之效，为治疗咽喉痛的基本方。桔梗汤最早出自张仲景的《伤寒论》："少阴病二三日，咽痛者，可与甘草汤；不差者，与桔梗汤。"后来名为甘桔汤。此方甘草生用，且用量倍于桔梗，具有清热宣肺、利咽止痛、排脓消肿的功效，常适合于治疗咽喉部的热症、痛症者，同时亦适合肺痈肿热证者，表现为咳吐脓痰为主[14]。两味药配伍，其作用明确，疗效可靠，亦可与其他方剂合用，效果更佳。如肺热明显者，咳吐黄痰，可与麻杏石甘汤或者葶苈大枣泻肺汤合用；如果是兼有气阴两虚者，可与麦门冬汤合用；如果是痰多色白者，可与半夏厚朴汤合用[15]。

2. 甘草配滑石具清热利湿通淋之功

《成方切用》："滑石重能清降，寒能泄热，滑能通窍，淡能行水，使肺气降而下通膀胱，故能祛暑住泻，止烦渴而利小便也。"[16]滑石味甘、淡，性寒，色白，入膀胱、胃经，具有清解暑热、通利水道的作用。滑石上能清水源，下可通水道，可使三焦湿热从小便而泄。生甘草甘平偏凉，能清热泻火，缓和药性，与滑石配伍，甘寒生津，使小便利而津液不伤。甘草可制约滑石之寒滑，滑石又制约甘草之滞，二药合用，清暑利湿而不伤正，安和中焦而不留邪。可用于治疗暑湿、淋浊、石淋、天疱疮等证，方如六一散、益元散、碧玉散、鸡苏散等。

3. 甘草配芍药具缓急止痛之功

白芍味苦、酸，归肝、脾经，功能养血柔肝、缓急止痛；炙甘草有缓急止痛之功：两者配伍增强缓急止痛之功。张锡纯言芍药"与甘草同用，则调和气血，善治腹痛"。芍药甘草汤，由于本方不止治脚挛急（脚软无力），行步困难者，用之亦验，古人名为去杖汤即源于此[17]。甘草的缓急以针对因脾虚、肝旺等原因所致的虚寒腹痛或者筋脉拘挛痛症等为主。治疗风湿痹痛、风湿顽痹、痛风历节的祛风胜湿剂和治疗肝郁脾虚、肝郁脾滞等所引起的胁痛、腹痛证的调和肝脾剂中甘草的比例都高达80%以上，治疗虚寒性腹痛的温中祛寒剂中甘草比例达72%[18]。结合现代研究，芍药可松弛平滑肌，甘草则具有激素样作用，两药组合使用，止痛作用自然毋庸置疑。

4. 甘草配桂枝具补益心阳之功

桂枝辛甘性温，行里达营；炙甘草味甘而温，补中益气。为临床"辛甘化阳"的经典药对。二药相伍，专入心营，有辛甘化阳之力，辛甘相资，助阳而不燥，补营而不寒。桂

枝得甘草,则内补营气而养血;甘草得桂枝,则补中和卫而扶阳。在临床上可以用于治疗心阳不振、气阴两虚、心脾两虚、心肾不交、阳虚水泛、气滞血瘀等型的心律失常,方如炙甘草汤、桂枝甘草龙骨牡蛎汤、苓桂术甘汤、桂枝甘草汤等[19]。

5. 甘草配干姜益温中复阳

甘草能和中缓急,干姜能温中逐寒,两药相伍,取甘草之甘平补中,用干姜之辛热复阳,辛甘助阳,一复中焦胃脘之阳,一温肺中寒饮之冷,辛甘合用,脾胃健,痰饮化,中阳复,使寒邪散,脉络通,血归经,诸症解,病体康复。《医学衷中参西录》载甘草"与干姜同用,能逗留其热力使之绵长"[20]。因胃寒上逆导致的肺寒咳嗽,用甘草与干姜、细辛相伍,温肺化饮止咳,如《金匮要略》苓甘五味姜辛汤、《四圣心源》姜苓五味细辛汤[21]。主治中焦虚寒,症见腹痛、腹胀、食少、泄泻等。用于治疗误治亡阳所致的烦躁、咽干、四肢厥逆、阳不足、水湿运化失常、痰饮内聚所致的咳喘、呕吐等症。

6. 甘草配人参益气健脾生津

人参味甘、微苦,性微温,入脾、肺经,既能大补元气,又能益血生津,主五劳七伤,补五脏六腑,安精神,定魂魄,为补药之良品,虚证之要药。甘草味甘,性平,入十二经,气薄味厚,可升可降,阴中有阳,既能补脾胃之不足、益三焦之元气,又能调和诸药,使热药得之缓其热,寒药得之缓其寒。前人谓:"有形之血不能自生,生于无形之气。"而脾为后天之本,为人体生气之源;肺主一身之气,为人体诸气之海。两药相伍,人参健脾润肺,甘草补脾润肺,相须为用,使脾肺之气得补,气血津液得生,虚损诸证自解。临床多用于治疗脾气不足所致的各种病证[22]。

7. 甘草配大黄具泻火解毒、消肿止痛之功

大黄味苦,性寒,入脾、胃、大肠、心包、肝经,沉降下行,力猛效灵,功能清热泻火,攻积导滞,利胆退黄,逐瘀通经。甘草味甘,性平力缓,入十二经,既能清热解毒泻火,又能补脾胃之不足,调和药物之性能。两药相伍,大黄以泻为主,甘草以补为要。大黄得甘草之佐,攻下之力缓,而清热和胃之功增;下行之力减,而活血化瘀之效强。甘草伍大黄,使脾气得补,攻积导滞而不伤正,可助其功而杜其弊。主治胃肠实热、大便秘结所引起的食入即吐症[23]。

8. 甘草配牛蒡子具解毒利咽之功

牛蒡子可升可降,有疏散风热、解毒利咽之功;生甘草可清可解,有清热解毒、润肺止咳之力。二药合用,一散一和,一清一补,相反相成,共同治疗咳嗽日久未愈、伤及肺之气阴者。既大增清肺疏风、解毒利咽的功效,又可缓牛蒡子之性冷滑利而固护脾胃,故善治肺经风热或郁火、热毒上炎的咽喉肿痛、声嘶音哑等。肺为娇脏,余邪未清,正气已损,用补则留余邪,用清则伤气津。《用药法象》谓"寒热相杂者,用之其平",故用牛蒡子利咽疏风以清余邪,配炙甘草补虚润肺而止咳嗽。两者相伍,既不攻之太过,又不补之太甚,着意平调,则咳嗽自止。其临床特征为咳而痰少,咽喉干燥,发痒,尤以咳

嗽入夜为甚是使用要点[24]。

9. 甘草配黄芪具补中益气、补虚托毒之功

黄芪补脾肺、升清阳，甘草补脾胃、益中气。二药相须，取甘以守中，则补中益气之力大增，二药合用，共奏补虚托毒、排脓解毒之效，治疗气血不足、疮疡内陷、久不收口之证尤宜[25]。

10. 甘草配金银花具泻火解毒之功

金银花泻火化毒，生甘草清热解毒。二药配伍，清热解毒之力倍增，而无伤胃之弊端。广泛用于外科疮疡毒肿的治疗，有泻火解毒、消肿止痛之功。如《医方集解》中的金银花酒方。此二味为药对，可治一切痈疽恶疮，单用此药对药力偏弱，对热毒炽盛者，须与其他清热解毒之品配伍，方能进一步提高疗效[26]。

11. 甘草配乌梅具生津止渴之功

乌梅味酸而涩，配甘草之甘，则酸甘化阴，能滋阴养阴而生津止渴，善治虚热消渴诸证，同时，乌梅酸涩收敛，可收敛肺气，配甘草润肺祛痰，能治久咳肺气浮散之症[27]。此外，乌梅能酸涩固肠，配甘草之补脾缓急，还可治疗脾虚久泻、大肠滑泄不止等症。

12. 甘草配小麦、大枣具宁心安神之功

小麦味甘、性凉，归心经，具有补心安神的作用。甘草、小麦和大枣均为甘润之品，三药相合，相须为用，共奏养心安神、和中缓急之功。《黄帝内经》中有"肝苦急，急食甘以缓之""心病者，宜食麦"的原则，以甘草、小麦、大枣三药甘平之味健脾和中，缓肝之急，重用小麦养心安神[28]。可用于治疗脏躁病、神经衰弱、癔病、精神分裂症等疾病，方如甘麦大枣汤。

参考文献

[1] 马继兴.神农本草经辑注[M].北京：人民卫生出版社，1995：48.

[2] 陶弘景.名医别录（辑校本）[M].北京：人民卫生出版社，1986：28.

[3] 张仲景.伤寒论[M].熊曼琪，编校.北京：人民卫生出版社，2000：938.

[4] 李杲，贾成文.脾胃论白话解[M].西安：三秦出版社，2000：65－157.

[5] 杜文燮.药鉴[M].上海：上海人民出版社，1975：50.

[6] 国家药典委员会.中华人民共和国药典·一部[M].北京：中国医药科技出版社，2015.

[7] 吴萍，张志国，郭爱枝，等.炙甘草历代炮制方法考证[J].中华中医药杂志，2019，34（12）：5824-5828.

[8] 王奇.《伤寒论》方中炙甘草炮制方法探析[J].河北中医，2013，35（11）：1654-1655.

[9] 许慎.说文解字[M].北京：中华书局，1978：17.

[10] 孙思邈.千金翼方[M].彭建中，魏嵩有，等，点校.沈阳：辽宁科学技术出版社，1997：6-207.

[11] 太平惠民和剂局.太平惠民和剂局方[M].刘景源，点校.北京：人民卫生出版社，1985：8.

[12] 孙琪华，白权.论甘草的炮制[J].川北医学院学报，1994，9（3）：41.

[13] 高晓娟,赵丹,赵建军,等.甘草的本草考证[J].中国实验方剂学杂志,2017,23(2):193-198.

[14] 宋杨.甘草、桔梗"药对"药效学环节之配伍机理研究(Ⅰ)[D].北京:中国协和医科大学,2006.

[15] 吕建军,郝瑞春,门九章等.基于数据挖掘探讨含"桔梗-甘草"药对成方制剂的证治规律[J].中国药房,2018,29(20):82-85.

[16] 吕景山.施今墨对药[M].4 版,北京:人民军医出版社,2013:47.

[17] 张玉梅,赵娜娜.芍药甘草汤的临床研究及药理作用[J].吉林中医药,2010,30(5):439-441.

[18] 凤良元,鄢顺琴,吴愫清等.芍药甘草汤镇痛作用及机理的实验研究[J].中国实验方剂学杂志,2002,8(1):23-25.

[19] 张媛媛,马拯华.浅析《伤寒论》中桂枝配甘草的意义[J].河北中医,2008,30(1):77-78.

[20] 张锡纯.医学衷中参西录[M].河北新医大学《医学衷中参西录》修订小组,修订.石家庄:河北人民出版社,1977:74.

[21] 黄元御.四圣心源[M].北京:人民军医出版社,2010:88.

[22] 杨柏灿.论甘草之补[J].中医杂志,2016,57(6):458-462.

[23] 翟冠钰.甘草与大黄配伍主要化学成分在体外及体内相互作用研究[D].唐山:华北煤炭医学院,2010.

[24] 常连更.牛蒡甘草散治急性咽炎[J].山西中医,1999,15(3):8.

[25] 陈其华.黄芪甘草汤为主治疗尖锐湿疣 150 例[J].中国性科学,2005,14(6):27-39.

[26] 吴韵玉.甘草银花煎剂的临床应用[J].江苏中医杂志,1980,12(4):61.

[27] 夏云,王静蓉,申晋艳,等.甘草乌梅配伍化学变化的研究[J].中华现代内科学杂志,2006,3(5):487-490.

[28] 卓新凤.甘草小麦大枣汤的配伍分析和临床应用[J].中国医药指南,2009,7(12):77-78.

下 篇
甘草方剂

第一章 特色方

第一节 治疗疫病

1. 干姜汤

【方源】《圣济总录》卷三十八

【组成】 干姜(炮)、甘草(炙)、桂(去粗皮)、附子(炮裂,去皮脐)、草豆蔻(去皮)、肉豆蔻(去壳,面裹煨)、木香、高良姜(炒)、干木瓜各半两

【主治】 霍乱吐利,心腹疞痛,气逆,手足冷。

【用法】 上药锉,如麻豆大。每服三钱匕①,水一盏,煎至七分,去滓温服。

2. 干姜散

【方源】《圣济总录》卷三十八

【组成】 干姜(炮)、诃黎勒(去核)、白矾(烧汁尽)、丁香、甘草(炙)各半两

【主治】 脾脏有积,霍乱吐逆。

【用法】 上为细散。每服一钱匕,饭饮调下,不拘时候。

3. 开邪散

【方源】《辨证录》卷八

【组成】 白术五钱②　茯苓五钱　前胡一钱　柴胡一钱　甘草五分③　猪苓二钱　人参一钱　青皮一钱　枳壳一钱　白豆蔻三分　山楂一钱　半夏一钱

【主治】 发疟先腰痛头疼且重,寒从背起,先寒后热,热如火炽,热止汗出,不能即干,遍身骨节无不疼痛,小便短赤,证属太阳膀胱经之疟者。

【用法】 水煎服。

4. 不二饮

【方源】《明医指掌》卷四

---

① 钱匕:古代量取药末的器具。古人用钱(五铢钱)来量取药末,不散落为一钱匕,为 1.5～1.8 g。

　钱五匕:约合今一分四厘,合 0.437 5 g(为一钱匕的四分之一)。

　半钱匕:约合今二分八厘,合 0.875 g。

　一钱匕:约合今五分六厘。

　(参见:古代中药计量单位简介.自学中医保健网[2013-02-07])

② 钱:一钱≈3.12 g。

③ 分:一分＝10 厘＝0.312 5 g。

【组成】 柴胡　黄芩　常山　槟榔　知母　芍药　青皮　甘草

【主治】 阴疟、老疟,脉来浮大弦滑者。

【用法】 用白酒二钟①,煎八分,发前五个时辰服。忌热茶、汤、饭一日,只可食温凉者。脉来沉细涩微者,慎之。

5. 不二散

【方源】 《普济方》卷一九七

【组成】 紫河车二钱　绿豆粉半两　甘草一钱　薄荷二钱　信石一钱

【主治】 疟疾。

【用法】 上为末。星月上时,用无根井水调,大人一钱,小儿半钱。忌毒物。

6. 木瓜汤

【方源】 《三因》卷十一

【组成】 木瓜干一两　吴茱萸(汤浸七次)半两　茴香一分　甘草(炙)一钱

【主治】 ①《三因》:霍乱,吐下不已,举体转筋,入腹则闷绝。②《保命歌括》:或因饮冷,或冒寒,或失饥,或大怒,或乘车船。伤动胃气。令人上吐下泻不止,头旋眼花,手足转筋,四肢逆冷。

【用法】 上为散。每服四大钱,水一盏半,加生姜三片,紫苏十叶。煎七分,去滓,食前服。

7. 木香散

【方源】 《圣济总录》卷三十八

【组成】 木香、丁香、白术(炒)、菖蒲、山姜子、桂(去粗皮)、甘草(炙)、人参、吴茱萸(洗净,炒)、白豆蔻仁、陈橘皮(汤洗,去白,焙)、肉豆蔻(去皮,炮)、高良姜、草豆蔻(去皮)各等分

【主治】 霍乱,下利气胀,饮食不消。

【用法】 上为细散。每用四钱匕,木瓜汤调下。

8. 升麻汤

【方源】 《圣济总录》卷三十七

【组成】 升麻、柴胡(去苗)各四两　桂(去粗皮)、人参、常山、甘草(炙)各二两大黄(炮)半两

【主治】 疟病发热,身体皆黄,小便不利

【用法】 上为粗末。每服三钱匕,水一盏,煎八分,去滓温服,不拘时候。

9. 升麻葛根汤

【方源】 《鸡峰》卷二十四

【组成】 干姜、升麻、芍药、甘草、葛根各等分

---

① 汉制单位,一钟相当于现在的 300 ml～400 ml。

【主治】 伤寒、瘟疫,风热头痛,肢体痛,疮疹已发未发。

【用法】 上为粗末。每服四钱,水一盏半,煎至一盏,不拘时候,温服。

10. 升麻葛根汤

【方源】 《便览》卷四

【组成】 人参 紫苏 前胡 半夏 葛根 茯苓 枳壳 桔梗 陈皮 甘草

【主治】 大人小儿时气,瘟疫发热,肢体烦痛,及疮疹未发,疑似之间。

【用法】 加生姜,水煎服。气盛,去人参;咳嗽,加桑白皮、杏仁;头痛,加羌活、川芎。

11. 乌梅丸

【方源】 《医方类聚》卷一二一引《千金月令》

【组成】 乌梅(熬)八分 肉苁蓉、恒山、甘草各六分 杏仁(熬,去皮尖) 桂心 知母 鳖甲(炙) 桃仁(熬,去皮尖)四十九枚

【主治】 疟疾,久不愈者。

【用法】 上为末,炼蜜为丸。每服二十五丸,空腹饮送下,加至三十五丸。忌菘菜、人苋、生葱、油腻、热面。

12. 平胃汤

【方源】 《圣济总录》卷三十八

【组成】 干姜(炮)二两 附子(炮裂,去皮脐)半两 人参、甘草(炙)、白茯苓(去黑皮)各三两

【主治】 霍乱,脐上筑悸。

【用法】 上锉,如麻豆大。每服三钱匕,水一盏,煎至七分,去滓温服,一日三次。

13. 平疟养脾丸

【方源】 《幼科发挥》卷三

【组成】 人参、白术、白茯苓、甘草(炙)、当归、川芎、陈皮、半夏曲、苍术(米泔浸,炒)、厚朴(姜汁炒)、柴胡、黄芩、猪苓、泽泻、草果、常山、青皮、辣桂、九肋鳖甲(酥炙)各等分

【主治】 ①《幼科发挥》:疟疾不问新旧。②《幼幼集成》:久疟体虚者。

【用法】 上为末,酒煮曲糊为丸,如麻子大。陈米汤送下。

14. 平胃煮散

【方源】 《普济方》卷二十二引《卫生家宝》

【组成】 苍术(洗净,锉细作片子,先以米泔浸一宿,漉出,复用清水浸一宿,漉出,焙干,或晒干用)四两 白术二两 橘皮(去白)二两 枣(锉碎)四两 厚朴(去粗皮,先以生姜自然汁浸一宿,火上炙令香,锉细)四两 生姜(切作片)四两 甘草(锉作半寸许)二两

【主治】 霍乱吐泻,时气岚瘴诸病。或酒食后,尤宜进之。

【用法】 上药依数修合事了。以瓷锅或铫或瓶,入药在内,以水淹浸约二三寸许,

文武火煮,乃不紧不慢火候,煮药伺干,将出火焙燥,为细末。每服二钱,水一盏,加生姜二片,大枣二枚,同煎至八分服,白水煎亦得,或沸汤点服,并宜早晨空心常进一服。

15. 平安如意灵丹

【方源】《经验汇抄良方》卷上

【组成】 真蟾酥二两　茅术(米泔浸,晒)三两　明天麻(蒸晒)、麻黄(去根节,晒)、雄黄(水飞)、朱砂(水飞)各三两六钱　锦纹大黄(六两)、甘草(去皮)二两四钱　丁香六钱　当归三钱

【主治】 霍乱吐泻,中暑头晕,绞肠腹痛,心口迷闷及胃气疼痛,寒热疟痢。

【用法】 上为细末,先用火酒化开蟾酥,略加糯粥薄浆泛为丸,如萝卜子大,朱砂为衣。孕妇忌服。

16. 甘草汤

【方源】《圣济总录》卷四十

【组成】 甘草(炙,锉)、半夏(汤洗七遍去滑)、人参、陈橘皮(汤浸去白,焙)各二两

【主治】 霍乱,烦躁不得安。

【用法】 上为粗末。每服五钱匕,水一盏半,加豉半合①,生姜五片,煎至八分,去滓温服,一日二次。

17. 甘桂汤

【方源】《幼幼新书》卷十四引《庄氏家传》

【组成】 甘草(炙)、官桂(去皮)、五味子、黄芩各一两半　柴胡四两

【主治】 春间疫气欲作,气壅畏风,痰嗽头昏,鼻塞困闷。

【用法】 上咬咀。每服三钱,水一盏,加生姜五片,煎七分,去滓温服。以二服滓再合煎一服。

18. 石膏汤

【方源】《圣济总录》卷二十二

【组成】 石膏(碎)一两　葛根(锉)三分　芍药、贝母(去心)、百合、升麻各半两栀子仁、甘草(炙)各一分

【主治】 时行疫疠病,壮热头痛,唇干。

【用法】 上为粗末。每服三钱匕,水一盏半,加豆豉五十粒,葱白三寸,同煎至一盏,去滓温服。

19. 石膏建中汤

【方源】《医林绳墨大全》卷一

【组成】 芍药　官桂　石膏　甘草

---

① 合:古代容量的计量方法。汉朝时期,1合＝20 mL;唐朝时期,1合＝60 mL;明清时期,1合＝100 mL。

【主治】 霍乱,表虚自汗,风暑合病。

【用法】 水二钟,加生姜五片,大枣二枚,煎一钟,食前服。

20. 左金汤

【方源】 《霍乱论》卷下

【组成】 川连(或生或炒随酌) 吴茱萸(汤泡) 制半夏 茯苓 陈皮 甘草 枳壳 竹茹 藿香

【主治】 霍乱吐泻转筋,手足寒,心烦热渴。

21. 龙骨汤

【方源】 《千金翼》卷十八。

【组成】 龙骨、黄连、干姜、赤石脂、当归各三两 枳实(炙)五枚 半夏(洗)一升 附子(炮,去皮,破)、人参、桂心、甘草(炙)各二两

【主治】 霍乱吐痢呕逆。

【用法】 上咬咀。以水九升,煮取三升,分三次服。

22. 龙骨汤

【方源】 《圣济总录》卷三十八

【组成】 龙骨(白者,碎)、附子(炮裂,去皮脐)各一两 干姜(炮)、甘草(炙)、人参各一两半

【主治】 霍乱吐利,手足逆冷。

【用法】 上锉,如麻豆大。每服三钱匕,水一盏,煎至七分,去滓温服。

23. 龙骨汤

【方源】 《圣济总录》卷四十

【组成】 龙骨、当归(切,焙)、干姜(炮裂)、甘草(微炙)、人参各一两 附子(炮裂,去皮脐)半两

【主治】 霍乱后虚冷腹痛,下利不止。

【用法】 上锉,如麻豆大。每服五钱匕,水一盏半,煎至八分,去滓热服,一日三次。

24. 龙虎二仙汤

【方源】 《时疫白喉捷要》

【组成】 龙胆草二钱 大生地一两 生石膏一两 川黄连三钱 真犀角八钱 黑栀仁三钱 板蓝根四钱 鼠粘子(牛蒡子)四钱 知母四钱 僵蚕五钱 木通四钱 元参四钱 甘草一钱 黄芩五钱 马勃四钱(用绢包煎) 大青叶五钱

【主治】 白喉极险者。

【用法】 粳米二合为引,日服三四剂。

25. 四圣散

【方源】 《仙拈集》卷一

【组成】 番木鳖(即马钱子,去壳荚,炒至黑色)一两 雄黄、朱砂、甘草各一钱

【主治】 疟疾不问新久虚实寒热。

【用法】 上为细末,每服四分,其疟将发,预先吃饭一碗,将药水酒调服。被盖卧即愈。

26.四疟散

【方源】 《辨证录》卷八

【组成】 熟地二两　白术一两　甘草一钱　山茱萸一两　人参五钱　白芥子三钱　柴胡三分　荆芥(炒黑)一钱

【主治】 四日两发之疟。发疟之时,寒热俱盛,腰痛脊强,口渴,寒从下起,先脚冷,后由脚冷至脐,由脐冷至手而止,其颈以上则不冷。

【用法】 水煎服。

27.四神散

【方源】 《杏苑》卷四

【组成】 常山二钱五分(虚人量减)　白茯苓、槟榔各一钱五分　甘草一钱二分

【主治】 痎疟三日一发者,及虚疟。

【用法】 上咬咀。隔夜先用好酒一小盏拌一宿,临发日早入水煎,五更时服。

28.四将军饮

【方源】 《医方大成》卷三引《澹寮》

【组成】 附子　诃子　陈皮　甘草

【主治】 疟疾作后仆倒,手足俱冷,昏不知人。

【用法】 上咬咀。为四服,每服水一盏半,加生姜七片,大枣七枚,煎取一半,令热,灌病者。

29.四君加味汤

【方源】 《证因方论集要》卷三

【组成】 人参　茯苓　白术(土炒)　甘草(炙)　炮姜　附子(制)　厚朴(姜汁炙)

【主治】 霍乱,中气弱者。

30.仙灵散

【方源】 《普济方》卷一九七

【组成】 常山二钱　甘草一钱半　槟榔二个　黑豆四十九粒

【主治】 一切疟疾。

【用法】 上为末。先用酒一小盏煎干后,用水一大盏,煎八分,露一宿,早晨温服。吐不妨。忌鸡鱼。

31.冬瓜汤

【方源】 《圣济总录》卷三十四

【组成】 常山(细锉)一两 甘草(炙,锉)半两

【用法】 上为粗末。每服二钱匕,用冬瓜汁一盏,煎七分,放温,末发前服。

【主治】 温疟,寒少热多。

32. 冬疫五仙膏

【方源】 《理瀹》

【组成】 干姜二两 大黄四两 麻黄、白芷、细辛、甘草各三两

【主治】 冬疫。

【用法】 麻油熬,黄丹收,滑石六两搅匀,或加绿豆。贴肾俞处。

33. 白术汤

【方源】 《圣济总录》卷三十八

【组成】 白术三两 甘草(炙)、附子(炮裂,去皮脐)、人参各一两 桂(去粗皮)、当归(切,焙)、陈橘皮(去白,焙)各二两

【主治】 霍乱吐利。

【用法】 上锉如麻豆大。每服五钱匕。煮小麦汁一盏半,加竹叶一握,生姜半分(拍碎),煎至八分,去滓温服,一日三次。

34. 白术汤

【方源】 《圣济总录》卷三十九

【组成】 白术(锉)、木瓜(去瓤,切,焙)、人参各一两 甘草(炙)、干姜(炮)各半两

【主治】 中恶,霍乱吐利,手足麻痹或转筋。

【用法】 上为末。每服三钱匕,水一盏,加生姜三片,大枣一个(擘),同煎七分,去滓温服,不拘时候。

35. 白术汤

【方源】 《圣济总录》卷四十

【组成】 白术、厚朴(去粗皮,涂生姜汁炙三遍)、当归(切,焙)、人参、干姜(炮裂)、甘草(微炙)各二两

【主治】 霍乱下利不止而渴者。

【用法】 上为末。每服五钱匕,水一盏半,煎至七分,去滓温服,如人行五六再服。

36. 白芍汤

【方源】 《麻科活人》卷四

【组成】 白芍药 炙甘草 莲肉 山药 扁豆 龙眼肉 青黛 麦冬

【主治】 麻后元气不复,脾胃虚弱,羸瘦,身无潮热者。

【用法】 合三四剂,水煎服。

37. 白虎加桂枝汤

【方源】 《金匮》卷上

【组成】 知母六两　甘草（炙）二两　石膏一斤　粳米二合　桂（去皮）三两

【主治】 温疟。其脉如平，身无寒但热，骨节疼烦，时呕。

【用法】 上锉。每服五钱，水一盏半，煎至八分，去滓温服，汗出愈。

38. 白虎桂枝柴胡汤

【方源】 《四圣心源》卷七

【组成】 石膏三钱　知母三钱　甘草二钱　粳米半杯　桂枝三钱　柴胡三钱

【主治】 温疟先热后寒，热多寒少，或但热不寒者。

【用法】 煎大半杯，热服。覆衣。

39. 白虎加青萍地黄汤

【方源】 《四圣悬枢》卷四

【组成】 浮萍三钱　生地三钱　石膏二钱　知母一钱　甘草（生）一钱　粳米半杯

【主治】 温疫热邪传腑，表证未解者。

【用法】 流水煎半杯，热服。

40. 立效汤

【方源】 《仙拈集》卷一。

【组成】 常山、槟榔、茯苓、官桂、甘草各三钱　小黑豆四十九粒

【主治】 疟，不论久近。

【用法】 酒、水共四碗，慢火煎两碗，当晚以一碗先服，盖暖而睡，留一碗至次日将发两个时辰前，顿热服。盖暖卧，待疟至，即至亦轻，亦有当日即愈者。忌荤。

41. 加减消毒饮

【方源】 《慈航集》卷下

【组成】 羌活八分　葛根二钱　防风一钱　桔梗二钱　生甘草八分　荆芥一钱　薄荷八分　牛蒡子（研）三钱　白僵蚕（炒）三钱　连翘（去心）一钱五分　马勃三分　靛根三钱

【主治】 大头天行，头面颗颊颐肿，初病恶寒发烧，大便结燥，胸口不宽。

【用法】 初病恶寒发烧，一服盖暖，出汗即松；第二日加蝉蜕一钱；第三日加炒柴胡八分；第四日加元参四钱，四服全愈。

42. 加味四君子汤

【方源】 《赤水玄珠》卷十六

【组成】 人参、白术、茯苓各二钱　甘草（炙）、芍药、良姜各一钱

【用法】 加生姜三片，大枣二枚，水煎服。

【主治】 霍乱转筋吐泻，腹中痛，体重，脉沉而细。

43. 加减不换金正气散

【方源】 《保命歌括》卷十九

【组成】 藿香、苍术、厚朴、陈皮、砂仁、白芷、半夏、茯苓、甘草(炙,减半)、人参、神曲(炒)各等分

【用法】 上㕮咀。加生姜大枣,水煎服。

【主治】 霍乱吐泻。

【加减】 寒加干姜,寒甚加熟附子。

44. 林檎散

【方源】 《局方》卷二

【组成】 麻黄(去节)、肉桂(去粗皮)、苍术(去皮)、川大黄、干葛、石膏、山栀子(去皮)各一两半　木通、瞿麦、甘草(炙)、前胡、川芎各一两　藿香(用叶)、川乌头(炮、去皮脐)各半两

【主治】 伤寒及时行疫疠,头痛项强,壮热恶寒,腰背四肢拘急烦疼,面赤咽干,呕逆烦渴。

【用法】 上为粗末。每服二钱,水一盏,入林檎糁十数片,新者亦得,煎至七分,去滓,稍热服,不拘时候。相次再服,衣被盖覆,汗出为度。

45. 松萝饮

【方源】 《圣济总录》卷三十五

【组成】 松萝三分　甘草(生)半两　常山(细锉)半两　鳖甲(去裙襕,醋浸,炙令黄色)三分　竹叶(切)半两

【主治】 疟久不愈,发无歇时,渐至黄黑,枯瘁成劳。

【用法】 上为粗末,每服五钱匕,以水一盏半,煎至一盏,去滓,未发前空心温服。以吐为愈。

46. 败毒荆防汤

【方源】 《麻症集成》卷三

【组成】 力子　连翘　前胡　桔梗　江枳壳　银花　荆芥　防风　甘草

【主治】 麻疹见标。

47. 知母丸

【方源】 《圣济总录》卷三十五

【组成】 知母(焙)、乌梅肉(炒)各二两半　肉苁蓉(切,焙)、常山、豉(炒)各二两甘草(炙,锉)、人参、桂(去粗皮)各一两半

【用法】 上为末,炼蜜为丸,如梧桐子大。每服二十丸,温酒送下。

【主治】 诸疟。

48. 乳香汤

【方源】 《施圆端效方》引于四嫂方(见《医方类聚》卷一七九)

【组成】 大黄、甘草各一两　乳香一字①

【用法】 上将前二味为粗末。每服四钱,水一盏半,煎至六分,去滓,化乳香温服,不拘时候。

【主治】 时疫疙瘩,喉咽肿痛。

49. 枳壳前胡汤

【方源】 《麻科活人》卷三

【组成】 枳壳　前胡　防风　赤茯苓　苏梗　桔梗　甘草

【用法】 水煎服。气急者,以沉香磨水兑服。

【主治】 麻疹后咳嗽气急。

50. 荆防败毒散

【方源】 《直指·附遗》卷三引《伤寒蕴要全书》。

【组成】 独活、前胡、人参、茯苓、川芎、枳壳、桔梗、甘草、荆芥、牛蒡子、薄荷各一钱　防风一钱半　羌活一钱

【用法】 上咬咀。水煎服。

【主治】 瘟疫。

51. 荆防透疹汤

【方源】 《医学摘粹》

【组成】 芥穗三钱　防风三钱　当归三钱　白芍三钱　川芎三钱　杏仁三钱甘草二钱

【主治】 温疫斑疹初出,应温散者。

52. 草果饮

【方源】 《局方》卷三(绍兴续添方)。

【组成】 紫苏叶、草果仁、川芎、白芷、高良姜(炒)、青橘皮(去白,炒)、甘草(炒)各等分

【主治】 疟疾

【用法】 上为末。每服二大钱,水一盏,煎至七分,去滓热服,二滓并煎,当发日连进三服。

53. 草果饮

【方源】 《医学纲目》卷三十九引汤氏方

【异名】 草果散(《幼科类萃》卷七。

---

① 字:古以唐"开元通宝"钱币抄取药末,将药末填满钱面四字中一字之量,即称一字,约合今之 0.4 g。

【组成】 厚朴(姜汁制)、青皮、草果、藿香、甘草(炙)、丁皮、神曲、良姜、半夏曲各等分

【主治】 疟疾,寒多热少,手足厥冷,遍身浮肿,肚腹疼痛。

【用法】 上咬咀。加生姜、大枣,水煎,空心服。

54. 草果饮

【方源】 《朱氏集验方》卷二

【组成】 常山、柴胡各一两　甘草、槟榔各半两　白姜七钱　乌梅(随意加减)

【主治】 实疟。

【用法】 上咬咀。每服四钱,半水半酒,加生姜一块、乌梅一个煎,未发前服,再发再服。

55. 草果饮

【方源】 《普济方》卷一九八

【组成】 草果、常山、槟榔、甘草、黑豆各等分

【主治】 脾寒疟。

【用法】 上咬咀,水二盏,煎一盏,去滓,露一宿,空心未发前温服。

56. 草果饮

【方源】 《赤水玄珠》卷八

【组成】 草果　苍术　厚朴　陈皮　半夏　甘草　乌梅(去核)

【主治】 内伤饮食作疟,胸腹饱闷。

【用法】 加生姜、大枣,水煎服。

57. 草豆蔻散

【方源】 《圣惠》卷四十七

【组成】 草豆蔻(去皮)一两　木香半两　桂心半两　人参(去芦头)一两　甘草(炙微赤,锉)半两　白术半两　干姜半两　陈橘皮(汤浸,去白瓤,焙)一两

【主治】 霍乱吐泻,脐下气筑,心悸妨闷。

【用法】 上为散。每服二钱,以水一中盏,煎至六分,去滓热服,不拘时候。

58. 草豆蔻散

【方源】 《鸡峰》卷十四

【组成】 知母二斤　常山(用川者)二斤　乌药(捶碎)一斤　草果二斤　甘草(炙)二斤　高良姜二十两

【主治】 疟疾因外邪客于风府,生冷之物内伤脾胃,或先寒后热、先热后寒,或寒热独作,或连日发,或间日一发,寒则肢体颤抖,热则举身如烧,头疼恶心,烦渴引饮,气息喘急,口苦咽干,脊膂痠疼,肠鸣腹痛,诸药不效,渐成劳疟。

【用法】 上为粗末。每服三钱,水一盏,加生姜五片,大枣五个,煎至七分,去滓

温服。

59. 草豆蔻散

【方源】 《普济方》卷一九七引《卫生方》

【组成】 草豆蔻、当归、杏仁、厚朴、木香、麻黄、猪苓、半夏、良姜、藿香、甘草、吴茱萸各一两

【主治】 一切疟。

【用法】 上为饮子。分一半面裹炮之。每剂七钱，煨姜三片，同煎，寒时热吃，热时放冷吃。

60. 草果子汤

【方源】 《卫生总微》卷十六。

【组成】 草果子三个　甘草五寸　大枣七个

【主治】 脾寒发疟。

【用法】 上锉。分三服，水一盏，煎至半盏，放温服，更量大小加减。

61. 草果饮子

【方源】 《杨氏家藏方》卷三。

【组成】 草果子仁四枚　人参(去芦头)半钱　半夏(中样者,沸汤浸洗七次)十三枚　甘草(炙)半钱　大枣三枚　乌梅三枚　生姜(三寸)一块

【用法】 上㕮咀。用水一大碗，煎至半碗，去滓，食前温服。

【主治】 疟疾。寒热往来，烦渴头痛，或但寒但热。

62. 草果饮子

【方源】 《医方类聚》卷一二二引《定斋未病方》

【组成】 草果仁、苍术(泔浸)、厚朴(姜制)、陈皮、半夏曲、甘草、乌梅各等分

【主治】 疟疾。

【用法】 上㕮咀。每服半两，水盏半，加生姜五片，大枣二个，同煎七分，不拘时候。

63. 祛疟饼子

【方源】 《杨氏家藏方》卷三

【组成】 砒(别研细,放露下三宿)二钱半　白茯苓(去皮)、绿豆粉、石菖蒲、甘草(四味并生用)各一两

【用法】 上为细末，研匀，煮面糊为丸，作一百二十饼子，每饼子用竹刀切十字，不可切断，晒干，每服一饼子，先用冷茶清半盏，浸饼子在内，临卧时调匀服。

【主治】 久新疟疾，不问先寒后热、先热后寒。

64. 神术汤

【方源】 《伤寒大白》卷四

【组成】 防风　熟苍术　石膏　甘草

【主治】 疫病湿热在表。

65. 神术散

【方源】 《杨氏家藏方》卷三

【组成】 苍术(米泔浸一宿)五两　藁本(去土)、香白芷、羌活(去芦头)、细辛(去叶土)、甘草(炙)、川芎各一两

【主治】 ①《杨氏家藏方》:四时瘟疫,头痛项强,发热憎寒,身体疼痛;及伤风鼻塞声重,咳嗽头昏。②《张氏医通》:风木之邪,内干湿土,泄利下血,色清稀。

【用法】 上为细末。每服三钱,水一盏,加生姜三片,葱白三寸,同煎至七分,温服,不拘时候;微觉伤风鼻塞,只用葱茶调下。

66. 神术散

【方源】 《医学正传》卷二引罗太无方

【组成】 陈皮二钱　苍术、厚朴各一钱　甘草、藿香、石菖蒲各一钱五分

【主治】 山岚瘴气,四时瘟疫,头痛项强,憎寒壮热,身痛者。

【用法】 上细切,作一服。加生姜三片,大枣一枚,水一盏半,煎至一盏,去滓温服。

67. 桂枝黄芩汤

【方源】 《三因》卷六

【组成】 桂枝(去皮)、芍药、黄芩各半两　甘草(炙)一两

【主治】 风疫,证如太阳伤风,相传染为异,脉浮数而不弱,头项疼,腰脊痛,发热恶风。

【用法】 上为散。每服五钱,水一盏半,加生姜三片,大枣一枚,煎至七分,去滓,食前服。

68. 桂苓理中汤

【方源】 《四圣心源》卷七

【组成】 人参一钱　茯苓二钱　甘草二钱　干姜三钱　桂枝三钱　白术三钱　砂仁一钱　生姜三钱

【主治】 霍乱。

【用法】 水煎大半杯,温服。

69. 秘方清脾丸

【方源】 《丹溪心法》卷二

【组成】 姜黄三钱　白术一两半　人参、槟榔、草果、莪术(醋炒)、厚朴各半两黄芩、半夏、青皮各一两　甘草三钱

【主治】 疟,三日一发或十日一发。

【用法】 上为末,饭为丸,如梧桐子大。每服六十丸,食远以白汤送下,一日二次

70. 健脾化痰汤

【方源】《何氏济生论》卷三

【组成】 白术　陈皮　柴胡　当归　鳖甲　茯苓　人参　贝母　知母　黄芪　半夏(制)　黄芩　甘草　白芍

【主治】 疟疾。

71. 射干消毒饮

【方源】《张氏医通》卷十五

【组成】 射干、黑参(玄参)、连翘、荆芥、鼠粘子(牛蒡子)各等分　甘草减半

【主治】 麻疹咳嗽声瘖,咽喉肿痛。

【用法】 水煎,温服。

72. 凉膈散

【方源】《疫疹一得》卷下

【组成】 连翘　生栀子　黄芩　薄荷　桔梗　甘草　生石膏　竹叶

【主治】 疫疹。心火上盛,中焦燥实,烦躁口渴,目赤头眩,口疮唇裂,吐血衄血,诸风瘾疹,胃热发狂,惊急搐风。

73. 凉膈散

【方源】《麻症集成》卷四

【组成】 连翘　栀炭　苏荷　甘草　黄芩　竹叶　枳壳　力子(牛蒡子也叫大力子)

【主治】 麻疹。火壅血燥,秘结甚,腹胀喘促,溺涩脐突,口疮唇裂;上中二焦火炽,胃热发斑。

74. 理中丸

【方源】《外台》卷六引《延年秘录》

【组成】 白术二两　干姜(炮)二两　人参二两　甘草(炙)二两　大麦蘖(炒黄)二两

【主治】 霍乱吐利,宿食不消。

【用法】 上为末,炼蜜为丸,如梧桐子大。每服十五丸,饮送下,一日二次,稍加至二十丸。

75. 理中丸

【方源】《千金翼》卷十八

【组成】 人参、白术、干姜、甘草(炙)各一两

【主治】 霍乱。

【用法】 上为末,炼蜜为丸,如弹子大。取汤和一丸服之,日十服。

76. 理中丸

【方源】《外台》卷六引《广济方》

【组成】 人参八分 白术八分 甘草(炙)八分 干姜六分 高良姜八分 桂心六分

【主治】 冷热不调,霍乱吐痢,宿食不消。

【用法】 上为末,炼蜜为丸,如梧桐子大。每服三十丸,空腹以饮送下,一日二次。渐加至四十丸,老小以意加减。

77. 理中丸

【方源】 《圣惠》卷四十七

【组成】 人参(去芦头)一两 干姜(炮裂,锉)一两 甘草(炙微赤,锉)半两 白术一两

【主治】 霍乱,或吐或泻,口干大渴,头疼体痛。

【用法】 上为末,炼蜜为丸,如弹子大。每服一丸,粥饮化下,不拘时候。

78. 正气汤

【方源】 《圣济总录》卷三十六

【组成】 藿香叶、陈橘皮(汤浸,去白,焙)、厚朴(去粗皮,生姜汁炙)、半夏(为末,生姜汁作饼,晒干)、甘草(炙)各一两

【主治】 胃疟不食,支满腹胀,时作寒热。

【用法】 上为粗末。每服三钱匕,水一盏,加生姜三片,煎至七分,去滓,未发时并两服。

79. 黄连泻心汤

【方源】 《医统》卷十四

【组成】 黄连、生地黄、知母各一钱半 甘草五分

【主治】 ①《瘟疫论》大头时疫。②《证治宝鉴》心脉实,舌干或破或肿者。

【用法】 水一盏半,煎八分,温服。

80. 黄连香薷饮

【方源】 《杂病源流犀烛》卷三

【组成】 黄连 香薷 扁豆 厚朴 甘草

【主治】 霍乱。身热烦渴气粗,口苦齿燥,小水短赤,因于暑也。

【用法】 水煎,冷服。

81. 正气散

【方源】 《普济方》卷三九

【组成】 陈皮 厚朴 苍术 槟榔 肉豆蔻 大腹皮 麦芽 香附子 草豆蔻 秦艽 甘草

【主治】 疟发后,脾胃虚弱,手足浮肿。

【用法】 上㕮咀。加姜钱①、苏叶,水煎服。

82.麻黄羌活汤
【方源】 《保命集》卷中。
【组成】 麻黄(去节)、羌活、防风、甘草(炙)各半两
【用法】 上为粗末。每服半两,以水一盏半,煎至一盏,温服。
【主治】 ①《保命集》:疟病,头痛项强,脉浮,恶风无汗者。②《金鉴》:寒疟。先寒后热,寒多热少,身无汗。

83.麻黄定喘汤
【方源】 《痘疹会通》卷五
【组成】 麻黄 杏仁 甘草 蝉蜕 赤芍 前胡 桑皮 瓜蒌霜
【主治】 麻疹。严冬腠理不密,虚喘气不清者。
【用法】 加淡竹叶,水煎服。

84.麻黄栀子汤
【方源】 《麻症集成》卷三
【组成】 麻黄 黄芩 石膏 连翘 蝉蜕 黑栀 川连 红花 力子 甘草
【主治】 麻疹标闭,火毒内郁,烦躁,或出或不出。

85.麻黄桂枝汤
【方源】 《保命集》卷中
【组成】 麻黄(去节)一两 甘草(炙)三钱 桃仁(去皮尖)三十个 黄芩五钱 桂枝三钱
【主治】 疟病,头痛项强,脉浮,恶风无汗。发于夜间者。
【用法】 上为细末。每服半两,水一盏半,煎至一盏。温服,迎发而服。

86.清和汤
【方源】 《会约》卷十五
【组成】 陈皮、半夏、茯苓、甘草、苍术、白芍、厚朴(姜炒)、黄柏(炒)各一钱
【主治】 湿热霍乱,或吐泻,或不吐泻,一切腹痛暴甚。
【用法】 水煎,热服。

87.清肺汤
【方源】 《麻科活人》卷三
【组成】 枯黄芩、贝母、桔梗各七分 防风、炙甘草各四分
【主治】 麻后咳甚。

---

① 姜钱:即姜片。

【用法】 水煎服。

88. 清毒饮

【方源】 《仙拈集》卷一引《锦囊》

【组成】 贯众三钱　葛根二钱　甘草一钱半　白僵蚕一钱

【主治】 大头瘟。

【用法】 上加黑豆十粒,水煎服。

89. 清脾汤

【方源】 《魏氏家藏方》卷五

【组成】 草果仁(炒)、厚朴(去粗皮,姜制,炙)、川姜(炮,洗)、甘草(炙)各一两
陈皮(去瓤)、木香(煨)各半两　麦蘖、神曲(炒)各二两 舶上茴香(炒)三分

【主治】 疟痢。

【用法】 上为细末。食后入盐沸汤点服。

90. 清脾汤

【方源】 《济生》卷一

【组成】 青皮(去白)、厚朴(姜制,炒)、白术、草果仁、柴胡(去芦)、茯苓(去皮)、半
夏(汤泡七次)、黄芩、甘草(炙)各等分

【主治】 ①《济生》:瘅疟脉来弦数,但热不寒,或热多寒少,膈满能食,口苦舌干,
心烦渴水,小便黄赤,大便不利。②《济阴纲目》:妊娠疟疾。

【用法】 上咬咀,每服四钱,以水一盏半,加生姜五片,煎至七分,去滓温服,不拘
时候。

91. 清咽滋肺汤

【方源】 《张氏医通》卷十五

【组成】 黑参、鼠粘子、荆芥、姜蕤、贝母(去心)、栝楼根、马兜铃、桔梗、麦门冬各
等分　甘草减半

【主治】 麻后余热,咳嗽声瘖。

【用法】 水煎,温服。

92. 葛根汤

【方源】 《疫痧草》

【组成】 葛根　牛蒡子　荆芥　蝉蜕　连翘　郁金　甘草　桔梗

【主治】 疫痧,身热神清,痧隐疏稀,舌白脉郁,而喉不甚腐者。

93. 紫苏石膏地黄汤

【方源】 《四圣悬枢》卷二

【组成】 苏叶三钱　桂枝三钱　杏仁三钱　甘草三钱　石膏三钱　生地三钱
麦冬三钱　丹皮三钱　生姜三钱　大枣(擘)三枚

【主治】 寒疫,太阳经病不解,血升鼻衄者。

【用法】 流水煎大半杯,热服。

94. 喝起散

【方源】 《三因》卷六

【组成】 苍术(泔浸)、麻黄(去节)、荆芥各二两 石膏(煅)三两 大黄一两半 栝楼根、干葛、芍药、白芷、甘草各一两

【主治】 诸疫。

【用法】 上为末。每服二钱,水一盏半,加生姜三片,葱白三寸,煎至七分,食前服。

95. 蜀漆丸

【方源】 《圣济总录》卷三十五

【组成】 蜀漆叶、牡蛎(烧赤)、黄芩(去黑心)各一两 大黄(生,锉)、甘草(炙,锉)、犀角屑各三分 知母(焙)半两

【主治】 痰逆多时,久疟不愈,及面目四肢黄肿。

【用法】 上为末,炼蜜为丸,如梧桐子大。每服二十丸,空心温水送下。

96. 蜀漆汤

【方源】 方出《圣惠》卷五十二,名见《普济方》卷二〇〇

【组成】 蜀漆半两 甘草半两 天灵(涂酥,炙令黄)盖一两 生黑豆一合 桃仁(汤浸,去皮尖双仁)半两 乌梅肉(微炒)七枚 竹叶一握。

【主治】 劳疟,发歇无常,日渐羸瘦。

【用法】 上锉细,以水三大盏,煎取一盏半。去滓,分为三服,空心一服,未发前一服,发时一服。

97. 辟瘟丹

【方源】 《痧证汇要》卷一

【组成】 生甘草、金银花、绿豆各四两 净黄土一斤

【功用】 辟瘟。

【用法】 上为末,水捣石菖蒲汁为丸,如梧桐子大。每服三钱,痧疫行时预服之以辟瘟;病中暑毒者,连进三服,皆陈皮汤下。

98. 辟瘟汤

【方源】 《圣济总录》卷三十三

【组成】 甘草、大黄各二钱 皂荚(并生用)一钱

【主治】 时疫瘟疠。

【用法】 上细锉,用水二盏,煎至一盏,去滓,空心热服。至晚下恶物为效。

99. 撩膈汤

【方源】《外台》卷五引《深师方》

【组成】 常山三两　甘草(炙)三两　松萝二两　乌梅十四枚　黄芩二两　瓜蒂十四枚　栀子仁(劈)十四枚

【主治】 疟疾。

【用法】 上切。以酒二升渍一宿,明旦以水四升煮取三升,分三服。忌海藻、生葱、生菜、菘菜。

100. 藿苓汤

【方源】《增补内经拾遗》卷三引《济世良方》

【组成】 藿香　厚朴　白术　赤茯苓　半夏　苍术　陈皮　甘草　猪苓　泽泻　肉桂

【主治】 霍乱,内外两伤,吐泻交作。

【用法】 水二钟,生姜三片,大枣二个,煎八分,不拘时候服。

101. 藿香散

【方源】《鸡峰普济方》卷十四

【组成】 厚朴、藿香叶、生姜、陈橘皮、半夏、甘草各一两

【主治】 疟吐下之后。

【用法】 上同杵令烂,焙干为末。每服三钱,水一盏,加生姜三片,大枣一个,煎至七分,去滓,食前服。

102. 藿薷散

【方源】《活人方》卷五

【组成】 香薷四两　藿香三两　陈皮二两　扁豆(炒)二两　干葛一两五钱　厚朴一两五钱　苏叶一两五钱　防风一两五钱　泽泻一两五钱　木瓜一两五钱　猪苓一两　青皮一两　砂仁五钱　甘草三钱

【主治】 霍乱。转筋吐泻,囊缩卷卧,肚腹绞痛。

【用法】 上为细末。每服三钱,姜汤调服。

103. 乌梅丸

【方源】《普济方》卷二〇〇引《肘后方》

【组成】 乌梅肉(炒)、甘草(炙、锉)、升麻、人参、桂(去粗皮)各半两　肉苁蓉(酒浸,切,焙)　桃仁(汤浸,去皮尖,炒,别研)、常山(锉)各三分　豉(微炒)一合

【主治】《普济方》引《肘后方》:积年劳疟不愈,颜色羸瘦无力。②《圣济总录》:寒疟。

【用法】 上除桃仁外为末,入桃仁再研匀,炼蜜为丸,如梧桐子大。每服二十丸,空腹温米饮送下,发前再服,渐加至三十丸。寒疟,未发前每服二十丸,空心温酒送下,

一日二次,加至三十丸。

104. 六和汤

【方源】 《医方考》卷一

【组成】 砂仁、半夏、杏仁、人参、甘草各一两　白术、藿香、木瓜、厚朴、扁豆、赤茯苓各二两

【主治】 夏月病人霍乱转筋,呕吐泄泻,寒热交作,倦怠嗜卧;伏暑烦闷,小便赤涩,或利或渴;中酒;胎产。

105. 升麻汤

【方源】 《圣济总录》卷三十七。

【组成】 升麻、柴胡(去苗)各四两　桂(去粗皮)、人参、常山、甘草(炙)各二两　大黄(炮)半两

【主治】 疟病发热,身体皆黄,小便不利。

【用法】 上为粗末。每服三钱匕,水一盏,煎八分,去滓温服,不拘时候。

106. 醇醨汤

【方源】 《外台》卷五引《备急》。

【组成】 大黄三分　甘草(炙)一分半　常山一分半

【主治】 间日疟。

【用法】 上以水三升,煮取一升,去滓;更水二升煮滓取一升。未发服醨,醨是后煮者;相次服醇,醇是先煮者。忌菘菜,海藻,生葱,生菜。

107. 白虎解毒汤

【方源】 《寿世保元》卷八

【组成】 石膏　知母　黄连　黄芩　黄柏　栀子　甘草

【主治】 麻疹已出,谵语烦躁,作渴者。

【用法】 上锉,水煎服。

108. 草果七枣汤

【方源】 《朱氏集验方》卷二

【组成】 草果、常山、贝母、鸡心槟榔、大枣、甘草、乌梅各等分　青蒿倍之

【主治】 瘴疟。

【用法】 每服四钱,用水一盏半,煎至七分,通口服,滓再煎服。

109. 解肌汤

【方源】 《外台》卷三引《延年秘录》

【组成】 干葛四两　麻黄(去节)三两　芍药二两　黄芩二两　甘草(炙)一两　大枣(擘)十二枚　桂心一两

【主治】 天行病二三日,头痛壮热者。

【用法】 上切。以水八升,煮取二升半,去滓,分三服。得汗愈。忌海藻、菘菜、生葱等。

110. 避岚气方
【方源】 《续本事》卷二
【组成】 苍术四两　荆芥、甘草各一两
【功用】 清头目,避岚气。
【用法】 上为细末。每服一钱,沸汤点,早晨服。凡入烟瘴之地,宜修合随行。

111. 大金丹
【方源】 《理瀹》
【组成】 甘草、黄芩、黄柏、栀子、黄连各二两
【主治】 疫疠心疼,一切热毒,不服水土等。
【用法】 加大黄三两,麻油熬,黄丹收,加雄黄、朱砂各五钱和匀。临用掺药末贴,亦可为丸,口服或磨敷。

112. 木香丸
【方源】 《圣济总录》卷三十六
【组成】 木香、附子(炮裂,去皮脐)、大黄(锉、炒)、厚朴(去粗皮,姜汁炙)、人参各一两　芍药、桂(去粗皮)、京三棱(煨)、独活(去芦头)、干姜(炮)、川芎、羌活(去芦头)、甘草(炙)各半两　陈橘皮(汤浸,去白,焙)、槟榔(锉)各一两
【主治】 脾疟。
【用法】 上为细末,炼蜜为丸,如梧桐子大。每服三十丸,未发前温水送下,一日三次。

113. 平胃汤
【方源】 《圣济总录》卷三十八
【组成】 干姜(炮)二两　附子(炮裂,去皮脐)半两　人参、甘草(炙)、白茯苓(去黑皮)各三两
【主治】 霍乱,脐上筑悸。
【用法】 上锉,如麻豆大。每服三钱匕,水一盏,煎至七分,去滓温服,一日三次。

第二节　解　毒　方

1. 解恶神丹
【方源】 《石室秘录》卷六
【组成】 金银花三两　生甘草五钱　白矾五钱　白芷三钱

【主治】 中恶。犯蛇毒之气与各虫之毒气,其症肚胀腹大,气满口喘,身如燥裂而不可忍之状,大便闭结,小便黄赤,甚则阴头胀大,疼痛欲死者。

【用法】 水煎服。

2. 牛黄散

【方源】 《医方大成》引《局方》(见《医方类聚》卷二四九)

【组成】 郁金、甘草(炙)、桔梗(去芦)、天花粉、葛粉各等分

【主治】 五种丹毒。

【用法】 上为末。每服一钱,薄荷汤入蜜调下。

3. 石刻方

【方源】 《医统》卷七十七引《夷坚志》

【组成】 五倍子二两 雄黄末一钱 甘草(炙)三钱 丁香、木香、麝香、轻粉各少许 糯米十粒

【主治】 蛊毒。

【用法】 用水一大碗,于砂锅内煮至七分,候药面生皱皮为熟,绢滤去滓,通口服。服毕平正仰卧,枕令头高,觉腹中有物冲心,不得动,若吐出,以盆盛之,如鱼鳔之状,乃是恶物。吐罢饮茶一盏,泻亦无妨,旋煮白粥补之,后服解毒丸三五丸。

【宜忌】 忌生冷、油腻、醋酱十日。

4. 白玉散

【方源】 《痘疹金镜录》卷一

【组成】 寒水石(煅存性,水飞)一两 朴硝一两 青黛三钱 甘草三钱 姜黄、当归各一两 柏末三钱

【主治】 赤游丹毒。

【用法】 上为末。芭蕉根汁加蜜调,以鹅翎扫上,干则再敷。

5. 佛手散

【方源】 《御药院方》卷十

【组成】 黄柏、大黄各一两 甘草半两 朴硝三两 粟米粉三两

【主治】 一切肿毒。

【用法】 上为末。每用水调如膏,涂于患处。

6. 金不换

【方源】 《外科方外奇方》卷一

【组成】 枳壳三钱六分 白丑、黑丑各一两 甘遂三钱 麝香一钱 甘草五分

【主治】 百种无名肿毒,未成即消,已成即溃。

【用法】 上为极细末。掺少许于膏药上贴之。

7. 金花散

【方源】《鬼遗·附录》

【组成】 郁金、黄芩、甘草、山栀、大黄、黄连、糯米各一两

【主治】 一切丹毒。

【用法】 上药生为末,用蜜和冷水调敷患处。

8. 独胜散

【方源】《直指》卷二十五

【组成】 大甘草节(以真麻油浸,年岁愈多愈妙)

【主治】 解药毒、蛊毒、虫蛇诸毒。

【用法】 取甘草嚼,或水煎服。

9. 洞庭汤

【方源】《传信适用方》卷四

【组成】 陈皮四两　檀香半两　甘草一两

【主治】 解诸毒,救危死。

【用法】 上为细末,入盐点服。

10. 甘豆汤

【方源】《千金》卷二十四

【组成】 大豆汁　甘草

【主治】 中乌头、巴豆毒。

11. 甘草汤

【方源】 方出《肘后方》卷二,名见《千金》卷九

【组成】 甘草、升麻各二分　当归、椒各一分　鳖甲一两

【主治】 阴毒,身重背强,蛰蛰如被打,腹中痛,心下强,短气呕逆,唇青面黑,四肢冷,脉沉细而紧数。

【用法】 以水五升,煮取二升半,分三服,温覆取汗;汗不出,汤煮更作也。

12. 甘草汤

【方源】《伤寒总病论》卷三

【组成】 甘草、鳖甲、升麻、当归、桂枝各二分　蜀椒一分　雄黄一分

【主治】 阴毒证。其病身重背强,腹中绞痛,咽喉不利,毒气攻心,心坚强,气不得息,呕逆,唇青面黑,四肢厥冷,其脉沉细而紧。

13. 甘草汤

【方源】《圣济总录》卷一四六

【组成】 甘草(生用)二两　白药一两

【主治】 中药毒,心膈烦闷,甚者如锥刺痛。

【用法】 上锉细。以水三盏,同煎至二盏,去滓,候冷顿服。以吐出恶物为度。吐了后再单煎甘草一味服,尤佳。

14. 甘草饮

【方源】 方出《千金》卷二十四,名见《普济方》卷二五一

【组成】 甘草、蜜各四分 粱米粉一升

【主治】 鸩毒,及一切毒药不止,烦懑。

【用法】 以水五升,煮甘草,取二升,去滓歇大热,纳粉汤中,搅令匀调,纳白蜜更煎,令熟如薄粥,适寒温饮一升佳。

15. 甘草饮

【方源】 《圣济总录》卷一四六

【组成】 甘草(生,锉)二两 葛粉(研)一两 白蜜半两

【主治】 中药毒,心痛烦闷。

【用法】 以水六盏,先煎甘草减半。纳葛粉并蜜,更煎三两沸,去滓,温,分三服。如食顷再服。

16. 甘草酒

【方源】 《圣济总录》卷一三六

【组成】 甘草(炙)、升麻、沉香(锉)、麝香(别研)各半两 豉一两半

【主治】 毒气肿,当头上如刺痛。

【用法】 上药除麝香外,为粗末,入麝香拌匀。每服五钱匕,酒一盏半,煎至八分,去滓,早、晚食前各一服。其滓热敷肿上。甚者取豉半升、栀子仁十四枚,葵菜二两,三味用水二升半,煎至一升,滤去滓,温分三服,空心、日午、晚间,服尽为度。

17. 甘草散

【方源】 方出《圣惠》卷三十九,名见《圣济总录》卷一四六

【组成】 甘草(生,锉)、贝齿、胡粉各一两

【主治】 食诸菜中毒。

【用法】 上为细散。每服二钱,水调下。

18. 甘粉散

【方源】 《杨氏家藏方》卷二十

【组成】 甘草(生)二两

【主治】 解一切药毒。

【用法】 上锉,用水三碗,煎一碗,去滓,入绿豆粉一合,打匀,再煎数沸,入蜜半两,温服。

19. 甘草豆方

【方源】 《养老奉亲》

【组成】 甘草一两　乌豆三合　生姜(切)半两

【主治】 ①《养老奉亲》:老人中风,热毒心闷,气壅昏倒。②《寿亲养老》:冬月小儿诸热毒。

【用法】 以水二升,煎取一升,去滓,冷渐食服之。

20. 解毒散

【方源】 《医方类聚》卷一六七引《经验秘方》。

【组成】 白矾(研)、甘草各等分

【主治】 ①《医方类聚》引《经验秘方》:毒蛇、射工、沙虱等伤著人,眼黑口噤,手足直强,毒气入腹。②《得效》:蛊毒。

【用法】 上为细末。每服二钱,冷水调下。

21. 解菌汤

【方源】 《辨证录》卷十

【组成】 生甘草二两　白芷三钱

【主治】 误食竹间之蕈,或吞树上之菌,遂至胸胀心疼,腹痛肠泻而死。

【用法】 水煎服。服后乃用鹅翎扫其咽喉,引其上吐,必尽吐出而愈。即或已过胃中,鹅翎探引不吐,亦必腹疼下泻,可庆安全。

22. 归麦榆草汤

【方源】 《辨证录》卷十

【组成】 生甘草二两　当归一两　麦冬一两　地榆五钱

【主治】 一时短见,服盐卤之毒,口咸作渴,腹中疼痛,身踡脚缩而死。

【用法】 水煎服。

23. 北地太守酒

【方源】 《千金》卷二十四

【组成】 乌头、甘草、川芎、黄芩、桂心、藜芦、附子各四两　白蔹、桔梗、半夏、柏子仁、前胡、麦门冬各六两

【主治】 万病蛊毒,风气寒热。

【用法】 用七月曲十斤,秫米一斛,如酝酒法。㕮咀上药,以绢袋盛之,沉于瓮底,酒熟去糟,还取药滓,青布袋盛之,沉着酒底,泥头,秋七日,夏五日,冬十日。空肚服一合,一日三次,以知为度。药有毒,故以青布盛之,服勿中止,二十日大有病出,其状如漆,五十日病悉愈。

24. 白矾散

【方源】 《圣济总录》卷一四八。

【组成】 白矾(生用)一两　甘草(生用)半两

【主治】 毒蛇并射工沙虱等伤,眼黑口噤,手脚强直,毒攻腹内,逡巡不救。

【用法】　上为细末。每服三钱匕,冷水调灌下。便以大蒜横切钱子贴疮口,以艾柱于蒜钱上灸之,不拘壮数,如蒜钱焦,即别换更灸,痛定即止。

25. 白扁饮

【方源】　方出《得效》卷十,名见《普济方》卷二五一

【组成】　白扁豆、青黛、甘草各等分　巴豆(去壳)一枚

【主治】　解砒毒。

【用法】　上为末,以沙糖一大块,水化开,调一盏饮之。毒随利去,却服五苓散之类。

26. 解毒饮

【方源】　《卫生鸿宝》卷六引《丹方汇编》

【组成】　大黑豆(或绿豆,一方小黑豆与绿豆并用)　生甘草

【主治】　金石、草木、鸟兽、百药之毒。

【用法】　上熬浓汁。冷服半盏,细细饮之。

27. 芒硝甘草汤

【方源】　《急救便方》

【组成】　芒硝　甘草

【主治】　一切毒,在下者。

【用法】　水煎服。

28. 解毒丸

【方源】　《三因》卷十

【组成】　板蓝根(干者,净洗,晒干)四两　贯众(锉,去土)一两　青黛(研)、甘草(生)各一两

【主治】　误食毒草并百物毒,暑毒。

【用法】　上为末,蜜为丸,如梧桐子大,以青黛为衣。如稍觉精神恍惚,恶心,即是误中诸毒,急取药十五丸,烂嚼,用新水送下,即解。用水浸炊饼为丸尤妙。如常服,可三五丸,大解暑毒。

29. 解毒汤

【方源】　《一盘珠》卷五

【组成】　苍术、陈皮、厚朴、甘草、大黄各二分　黄芩、芒硝、花粉各一钱

【主治】　便毒初起。

【用法】　灯心为引。

第二章 治疗内科疾病

第一节 治疗虚证

1. 天魂汤

【方源】 《四圣心源》卷四

【组成】 甘草二钱　桂枝三钱　茯苓三钱　干姜三钱　人参三钱　附子三钱

【主治】 ①《四圣心源》：阳虚。②《血证论·评释》：血证后期脾肾阳虚。

【用法】 煎大半杯,温服。

2. 天竺黄散

【方源】 《圣惠》卷二十七

【组成】 天竺黄、知母、川大黄(锉碎,微炒)、人参(去芦头)、犀角屑、黄芪(锉)、白茯苓、马兜铃、麦门冬(去心,焙)、生干地黄、鹿角胶(捣碎,微炒令黄燥)各一两　甘草(炙微赤,锉)半两

【主治】 虚劳,心肺烦热吐血。

【用法】 上为粗散。每服三钱,以水一中盏,煎至六分,去滓温服,不拘时候。

3. 吴茱萸散

【方源】 《圣惠》卷三十

【组成】 吴茱萸(汤浸七遍,焙干,微炒)三分　当归一两　桂心一两　白芍药一两　细辛三分　木通一两　甘草(炙微赤,锉)半两　白术一两

【主治】 虚劳四肢逆冷,脉厥绝,面无颜色。

【用法】 上为粗散。每服三钱,以水一中盏,加生姜半分、大枣三个,煎至六分,去滓温服,一日三四次。

4. 正元散

【方源】 《三因》卷十

【组成】 人参、白茯苓、白术各三两　黄芪一两半　甘草(炙)、乌药(去木)、山药(姜汁浸,炒)、附子(炮,去皮脐)、川芎、干葛各一两　桂心、乌头(炮,去皮尖)各半两　红豆(炒)、干姜(炮)、橘皮各三钱

【主治】 下元气虚,脐腹胀满,心胁刺痛,泄利呕吐,自汗,阳气渐微,手足厥冷;及

伤寒阴证,霍乱转筋,久下冷利,少气羸困,一切虚寒。

【用法】 上为末。每服二钱,水一盏,加生姜三片、大枣一个、盐少许,煎至七分,食前冷服。

5. 加减六君子汤

【方源】 《辨证录》卷七

【组成】 人参三钱　白术、茯苓各五钱　甘草、山楂、麦芽、厚朴各一钱　陈皮、枳壳各五分　神曲一钱

【主治】 气虚下陷,饮食停住于脾胃之间而成块者,久则其形渐大,悠悠忽忽,似痛不痛,似动不动,然其形虽大而内歉,按之如空虚之状者。

【用法】 水煎服。

6. 玉筵散

【方源】 《鸡峰》卷十五

【组成】 山药七两半　当归、桂、神曲、熟地黄、大豆卷各二两半　甘草、人参各一两七钱半　芎、白芍药、白术、麦门冬、杏仁、柴胡、白茯苓各一两八分　阿胶一两三分　干姜三分　白蔹半两　防风一两半　枣一百个　桔梗一两

【主治】 气虚有热,状如瘵瘵者。

【用法】 上为细末。每服三钱,食前温米饮调下。

7. 甘草丸

【方源】 《圣惠》卷二十七

【组成】 甘草(炙微赤,锉)一两　人参(去芦头)一两　生干地黄一两　乌梅肉(微炒)一两

【主治】 虚劳,口干舌燥。

【用法】 上为末,以枣瓤并炼蜜为丸,如弹子大。每服一丸,绵裹含咽津,一日四五次。

8. 甘草丸

【方源】 《圣济总录》卷九十一

【组成】 甘草(炙,锉)、当归(切,焙)、芍药各一两　干姜(炮)、川芎、人参、黄芩(去黑心)各半两

【主治】 虚劳脱营,羸瘦少气,精神毁减。

【用法】 上为末,炼蜜为丸,如弹丸大。每服一丸,温酒化下,空腹夜卧服。

9. 白术丸

【方源】 《圣济总录》卷八十八

【组成】 白术(锉,炒)一两一分　厚朴(去粗皮,生姜汁炙)、人参、陈橘皮(汤浸,去白,焙)、麦糵(炒)、桂(去粗皮)、紫菀(去苗土)、贝母(去心)、甘草(炙)各三分

【主治】 虚劳,脾胃气弱,饮食不消,胸膈满闷。

【用法】 上为末,炼蜜为丸,如梧桐子大。每服二十丸,米饮送下,一日三次。

10. 甘草汤

【方源】 《千金》卷十六

【组成】 甘草、生姜、五味子各二两　人参一两　吴茱萸一升

【主治】 虚羸惙惙,气欲绝。

【用法】 上五味,㕮咀。以水四升,煮茱萸令小沸,去滓纳药,煮取一升六合,分二服。服数剂佳。

11. 甘芍附子汤

【方源】 《医级》卷七

【组成】 甘草　白芍　附子

【主治】 汗出过多,阳虚营竭。

12. 石斛汤

【方源】 《圣济总录》卷八十九

【组成】 石斛(去根,锉)二两　苍术(米泔浸一宿,切,麸炒)四两　桔梗(锉,炒)、陈橘皮(去白,焙)、甘草(炙,锉)、麻黄(去节)、骨碎补(去毛)、桂(去粗皮)各二两

【主治】 虚劳,身体疼痛,发热羸瘦。

【用法】 上为粗末。每服三钱匕,水一盏半,加乌梅半个、生姜二片、大枣一枚(擘),同煎至八分,去滓,稍热服。

13. 石斛散

【方源】 《圣惠》卷五十三

【组成】 石斛(去根,锉)一两　肉苁蓉(酒浸一宿,刮去皱皮,炙干)一两　麦门冬(去心,焙)二两　白蒺藜(微炒)半两　甘草(炙微赤,锉)半两　干姜(炮裂,锉)三分桂心半两　熟干地黄二两　续断一两　黄芪(锉)三分

【主治】 大渴后,虚乏脚弱,小便数。

【用法】 上为散。每服四钱,以水一中盏,煎至六分,去滓,食前温服。

14. 石斛散

【方源】 《袖珍》卷三

【组成】 柴胡、防风、北五味、黄芪、小草(远志)、官桂、白术(麸炒)、石斛、甘草(炙)、茯苓各等分

【主治】 虚盗汗。

【用法】 上㕮咀。每服一两,水二盏,加生姜三片,煎至一盏,去滓,食前温服。

15. 石膏散

【方源】 方出《肘后》卷二,名见《医心方》卷十二引《录验方》

【组成】 甘草二两　石膏二两

【主治】 大病愈后多汗,湿温多汗。

①《肘后方》:大病愈后多虚汗。②《圣济总录》:金疮烦闷。③《伤寒总病论》:湿温多汗,妄言烦渴。

【用法】 上为末。每服方寸匕,以浆送下,一日二次。忌海藻、菘菜。

16. 石膏散

【方源】 《圣惠》卷二十三

【组成】 石膏(研)一两　甘草(炙微赤,锉)一两　苍术(锉,炒微黄)一两　麻黄根一两

【主治】 风虚汗出不止。

【用法】 上为细散。每服二钱,不拘时候,以温浆水调下。

17. 白术汤

【方源】 《圣济总录》卷八十八

【组成】 白术、陈橘皮(汤浸,去白,炒)、桂(去粗皮)、白茯苓(去黑皮)、前胡(去芦头)各一两　枳实(麸炒)、半夏(汤洗,去滑七遍)、附子(炮裂,去皮脐)各三分　甘草(炙)半两

【主治】 虚劳,胸中气满,痰饮癖结,或时呕逆,不欲饮食。

【用法】 上锉,如麻豆大。每服三钱匕,以水一盏半,加生姜半分,煎至一盏,去滓温服,不拘时候。

18. 龙角散

【方源】 《圣惠》卷三十

【组成】 龙角(赤锦纹者)一两　干姜(炮裂,锉)三分　甘草(炙微赤,锉)三分　桂心三分

【主治】 虚劳失精。

【用法】 上为细散。每服一钱,食前以温酒调下。

19. 龙齿散

【方源】 《圣惠》卷四

【组成】 龙齿一两　远志(去心)半两　茯神一两　防风(去芦头)半两　甘草(炙微赤,锉)半两　人参(去芦头)三分　麦门冬(去心)三分　羚羊角屑三分

【主治】 心脏风虚,惊悸失常,或喜或怒,神思不安。

【用法】 上为粗散,每服三钱,以水一中盏,加生姜半分,大枣三枚,煎至六分,去滓,不拘时候温服。

20. 龙齿散

【方源】 《圣惠》卷二十七

【组成】 龙齿一两　甘草(炙微赤,锉)半两　黄芪(锉)一两　麦门冬(去心)一两　熟干地黄一两　人参(去芦头)一两　桂心半两　干姜(炮裂,锉)半两　阿胶(捣碎,炒令黄燥)一两

【主治】 虚劳,不汗出而闷,心悸虚烦,脉结。

【用法】 上为散。每服四钱,以水一中盏,加大枣三枚,煎至六分,去滓,不拘时候温服。

21. 龙骨散

【方源】 《圣惠》卷十四

【组成】 龙骨、白薇、牡蛎(烧为粉)、白芍药各一两　甘草(炙微赤,锉)半两　附子(炮裂,去皮脐)三分

【主治】 伤寒后虚损,夜梦失精,头目眩疼,四肢羸劣。

【用法】 上为粗散。每服五钱,以水一大盏,加生姜半分,大枣三枚,煎至五分,去滓,食前温服。

22. 龙骨散

【方源】 《圣惠》卷三十

【组成】 白龙骨二两　甘草(炙微赤,锉)半两　续断一两　泽泻一两　牡蛎粉三分　附子(炮裂,去皮脐)一两　覆盆子三分　棘刺(微炒)三分　白芍药一两

【主治】 虚劳梦中失精,心悸,小腹急痛,阴间寒,目眶疼痛,头发脱落。

【用法】 上为粗散。每服三钱,以水一中盏,加生姜半分,大枣三枚,煎至六分,去滓,食前温服。

23. 龙胆丸

【方源】 《圣济总录》卷九十三

【组成】 龙胆一两一分　黄柏(厚者,去粗皮)、黄芩(去黑心)、人参、栀子仁、黄连(去须)、白芍药、甘草(炙)各一两

【主治】 虚劳骨蒸身热,手足烦疼,心胸懊恼,羸困不能下食。

【用法】 上为末,炼蜜为丸,如梧桐子大。每服十五丸,粥饮送下,空心、夜卧各一服,以知为度。

24. 龙齿补心汤

【方源】 《直指》卷十

【组成】 龙齿(煅,别研)、人参、当归(酒浸一宿,焙)、熟地黄(洗,焙)、北梗(焙)、酸枣仁(炒)、白茯苓、白茯神(去木)、远志(水浸,取肉,晒,姜汁淹,焙)、枳壳(去瓤,麸炒)、麦门冬(去心)、半夏曲、白术、甘草(炙)各半两　肉桂二钱半　绵黄芪(蜜炙)七钱半

【主治】 诸虚不足,虚热潮来,心神惊惕,睡卧不宁,小便油浊。

【用法】 上为粗末。每服三钱,水一盏半,加生姜五片,粳米一小撮,同煎,不时服,临卧服。

25. 归柴饮

【方源】 《景岳全书》卷五十一

【组成】 当归一两 柴胡五钱 炙甘草八分

【主治】 营虚不能作汗及真阴不足,外感寒邪难解者。

【用法】 水一钟半,煎服。

26. 归养心肾丸

【方源】 《理虚元鉴》卷下

【组成】 生地 熟地 黄芪 白术 山药 芡实 茯神 枣仁 归身 萸肉 五味 甘草

【主治】 虚劳。

【用法】 陈蜜为丸。每服三钱,空心白汤送下。

27. 四阴煎

【方源】 《景岳全书》卷五十一

【组成】 生地二三钱 麦冬二钱 白芍药二钱 百合二钱 沙参二钱 生甘草一钱 茯苓一钱半

【主治】 阴虚劳损,相火炽盛,津枯烦渴,咳嗽,吐衄,多热。

【用法】 水二钟,煎七分,食远服。

28. 四维散

【方源】 《景岳全书》卷五十一

【组成】 人参一两 制附子二钱 干姜(炒黄)二钱 炙甘草一二钱 乌梅五分或一钱(酌其味之微甚,随病人之意而用之)

【主治】 脾肾虚寒滑脱之甚,或泄痢不能止,或气虚下陷,二阴血脱不能禁者。

【用法】 上为末,和匀,用水拌湿,蒸一饭顷,取起烘干,再为末。每服一二钱,温汤调下。

29. 四君子汤

【方源】 《回春》卷二

【组成】 人参(去芦)、白术(去芦)一钱三分 茯苓(去皮)、陈皮、厚朴(姜汁炒)、砂仁、苏子、桑白皮各六分 当归八分 沉香、木香(另磨水)各五分 甘草(炙)一钱

【主治】 短气。

【用法】 上锉一剂。加生姜一片,大枣二枚水煎,磨沉香调服。

30. 四君子汤

【方源】 《回春》卷三

【组成】 人参(去芦)、白术(去芦)、砂仁、茯苓(去皮)、陈皮、厚朴(姜汁炒)、当归、甘草各等分

【主治】 气虚。

【用法】 上锉一剂。加生姜一片,大枣二枚,水煎,不拘时服。

31. 生地黄丸

【方源】 《圣惠》卷二十七

【组成】 生干地黄、知母、栝楼根、乌梅肉(微炒)、麦门冬(去心,焙)、土瓜根、五味子各一两 甘草(炙微赤,锉)半两

【主治】 虚劳烦渴,津液竭绝。

【用法】 上为末,炼蜜为丸,如小弹子大。食后及夜卧时以绵裹含一丸,咽津。

32. 生地黄汤

【方源】 《圣济总录》卷九十二

【组成】 生干地黄三两 石膏(碎)、大黄(锉,炒)、芍药、甘草(炙)各半两

【主治】 虚劳,羸瘦不足。

【用法】 上锉,如麻豆大。每服五钱匕,用水一盏半,大枣(去核)二枚,生姜三片,煎至一盏,去滓温服。未利再服。

33. 白术散

【方源】 《圣惠》卷二十七

【组成】 白术一两 白芍药三分 人参(去芦头)一两 甘草(炙微赤,锉)半两 当归一两 半夏(汤浸七遍去滑)半两 桂心三分 附子(炮裂,去皮脐)一两 黄芪(锉)一两

【主治】 虚劳里急,四肢不和,身体疼痛,不欲吃食。

【用法】 上为粗散。每服三钱,以水一中盏,加生姜半分,大枣三个,煎至六分,去滓,食前温服。

34. 白芩汤

【方源】 《医统》卷五十一

【组成】 黄芪(炙)、防风、白茯苓、白术各一钱 麻黄根、甘草、牡蛎各五分 小麦五粒

【主治】 因虚盗汗。

【用法】 水盏半,煎八分,食远服。

35. 白薇散

【方源】 《千金翼》卷十八

【组成】 白薇、干姜、甘草各一两 栝楼二两 硝石三两

【主治】 虚烦。

【用法】　上药各为末。先纳甘草白中,次纳白薇,次纳干姜,次纳栝楼,次纳硝石,治下筛。每服方寸匕,冷水下,一日三次。

36. 白石英汤

【方源】　《鸡峰》卷十一

【组成】　白石英(杵细者,绵裹)一分　五味子、白茯苓、附子、人参各半钱　甘草一字

【主治】　肺虚少气。

【用法】　上㕮咀,用水五大盏,银石器中煮石英至三盏,投药再煎至一盏半,去滓,分两服,空心、晚食前或鸡鸣拂旦服。

37. 瓜子散

【方源】　《千金翼》卷五

【组成】　瓜子一升　白芷(去皮)、当归、川芎、甘草(炙)各二两(一方有松子二两)

【主治】　头发早白,虚劳,脑髓空竭,胃气不和,诸脏虚绝,血气不足,故令人发白,少而笄发及忧愁早白。远视䀮䀮,风泪出,手足烦热,恍惚忘误,连年下痢。

【用法】　上为散。每服方寸匕,食后用酒浆或汤饮调下,一日三次。

38. 加剂除湿汤

【方源】　《直指》卷三

【组成】　苍术(炒)、白术、甘草(炙)各一两　干姜(炮)、茯苓各二两　橘红、辣桂、厚朴(制)各半两

【主治】　气虚伤湿,身重腰疼,四肢微冷,或呕逆,或溏泄。

【用法】　上锉。每服三钱,加生姜、大枣,水煎服。

39. 加减益气汤

【方源】　《寿世保元》卷五

【组成】　黄芪(蜜炒)、人参、白术(去芦)、陈皮、当归各一钱　升麻、柴胡、木香各五分　香附、青皮(去瓤)、川芎各七分　桂枝、甘草各三分

【主治】　气虚麻木。

【用法】　上锉一剂。加生姜、大枣,水煎服。

40. 加味大建中汤

【方源】　《朱氏集验方》卷八

【组成】　白芍药、官桂、黄芪(蜜炙)、附子(炮)、五味子、干姜(炮)、人参、鹿茸(酒蒸)、白茯苓(去皮)、川芎、半夏、当归(酒浸)、陈皮各一两　甘草半两

【主治】　补诸虚。

【用法】　上为粗末。每服四钱,水一盏半,加生姜七片,大枣一枚,煎六分,去滓,空心服。

41. 加减六君子汤

【方源】 《幼科直言》卷五

【组成】 人参　白术(炒)　白茯苓　白芍(炒)　陈皮　甘草　扁豆(炒)　薏仁　柴胡

【主治】 元气亏损,真气有伤,肚腹虚胀。

【用法】 生姜一片,大枣一个为引。

42. 地骨皮汤

【方源】 《圣济总录》卷八十九

【组成】 地骨皮、细辛(去苗叶)各半两　柴胡(去苗)一两　甘草(炙,锉)、人参、白茯苓(去黑皮)各半两

【主治】 虚劳,肢体疼痛,头目昏眩,急惰少力,饮食无味,心忪烦渴,口苦咽干,夜多盗汗。

【用法】 上为粗末。每服三钱匕,水一盏,煎至七分,去滓温服,一日三次。

43. 地骨皮汤

【方源】 《圣济总录》卷九十三

【组成】 地骨皮、白茯苓(去黑皮)、麦门冬(去心,焙)、柴胡(去苗)各一两半　赤芍药、甘草(炙令赤)各一两

【主治】 虚劳五蒸。

【用法】 上为粗末。每服五钱匕,用水一盏半,煎至一盏,去滓,食后分二次温服。

44. 地骨皮散

【方源】 《圣惠》卷二十七

【组成】 地骨皮二两　麦门冬(去心)二两　甘草(炙微赤,锉)一两

【主治】 虚劳,口中苦渴,骨节烦疼。

【用法】 上为散。每服三钱,以水一中盏,加小麦一百粒,煎至六分,去滓温服,不拘时候。

45. 芍药汤

【方源】 《圣济总录》卷八十八

【组成】 芍药、黄芪(锉)、桂(去粗皮)各一两　甘草(炙)、干姜(炮)各半两　熟干地黄(焙)一两　阿胶(炒燥)半两

【主治】 虚劳少气,胁下妨闷,腹中拘急,少腹痛,唇干口燥,不能饮食。

【用法】 上为粗末。每服五钱匕,水一盏半,煎至一盏,去滓,加饴糖少许,再煎一二沸,食后分二次温服,夜卧再服。

46. 芍药汤

【方源】 《圣济总录》卷九十一

【组成】 芍药三两　黄芪(去芦头)、干姜(炮裂)各二两　甘草(炙,锉)、桂(去粗皮)各一两　当归(去芦头,切,焙)二两

【主治】 虚劳里急,少腹发痛,气引胸胁,或心痛短气。

【用法】 上为粗末,每服三钱匕,水一盏,加生姜一分(拍碎),大枣(去核)两枚,煎至七分,去滓,加饴糖一分,再煎令沸,空腹温服,日午、夜卧再服。

47. 枇杷叶散

【方源】 《圣惠》卷二十八

【组成】 枇杷叶(拭去毛,炙微黄)半两　前胡(去芦头)一两　半夏(汤洗七遍去滑)三分　人参(去芦头)三分　大腹皮(锉)半两　桂心半两　白茯苓一两　白术一两　陈橘皮(汤浸,去白瓤,焙)三分　木香半两　甘草(炙微赤,锉)半两

【主治】 虚劳。

【用法】 上为粗散。每服三钱,以水一中盏,加生姜半分,煎至六分,去滓稍热服,不拘时候。

48. 固金养荣汤

【方源】 《理虚元鉴》卷下

【组成】 桔梗　桑皮　川贝　茯苓　百合　杏仁　陈皮　甘草

【主治】 血虚痰火。

【用法】 上用生地四两,荷叶汤煮烂捣膏,同蜜为丸服。

49. 枳壳散

【方源】 《直指》卷九

【组成】 枳壳(制)五两　甘草(炙)一两半　杏仁(去皮,炒)、阿胶(炒酥)、生地黄各一两

【主治】 虚劳,大便秘涩。

【用法】 上细锉。每服三线,加生姜五片,蜜三匙,乌梅一个同煎,空腹服。

50. 封髓丹

【方源】 《御药院方》卷六

【组成】 黄柏三两　缩砂仁一两半　甘草二两

【主治】 虚损。

【用法】 上为细末,水煮面糊为丸,如梧桐子大。每服五十丸,空心、食前用苁蓉半两切作片子,酒一大盏,浸一宿,次日煎三四沸,去滓服。

51. 芍药饮

【方源】 《圣济总录》卷八十六

【组成】 芍药、牡丹皮各三分　熟干地黄(炮)、黄芪、甘草(炙)、白茯苓(去黑皮)、青葙子、白附子、防风(去叉)、山栀子仁(炒)各一两半　细辛(去苗叶)半两　枳实(去

瓢,麸炒)、荆芥穗各三分

【主治】 肝劳不足。

【用法】 上锉,如麻豆大,每服五钱匕,水一盏半,加竹叶七片,煎至八分,去滓,空腹温服,食后、夜卧再服。

52. 萎蕤汤

【方源】 《圣济总录》卷九十

【组成】 萎蕤、百部各一分 麦门冬(去心,焙)、阿胶(炒令燥)、马兜铃各半两 白茯苓(去黑皮)、人参、甘草(炙,锉)、桑根白皮(锉)各一两

【主治】 虚劳咳嗽,咯唾脓血。

【用法】 上为粗末。每服三钱匕,水一盏,加乌梅一个,生姜二片,同煎至六分,去滓温服,不拘时候。

53. 黄芩调元汤

【方源】 《片玉痘疹》卷十二

【组成】 黄芩 人参 麦门冬 炙甘草 当归

【主治】 元气素虚,痘收靥,热一向不已,脉迟形怯,热而喜睡者。

【用法】 水煎服。

54. 清晕化痰汤

【方源】 《回春》卷四

【组成】 陈皮(去白)、半夏(姜汁炒)、茯苓(去皮)各一钱半 甘草三分 川芎八分 白芷、羌活各七分 枳实(麸炒)一钱 南星(姜汁炒)、防风、细辛各六分 黄芩(酒炒)八分

【主治】 肥人气虚痰湿,头目眩晕。

【用法】 上锉一剂。加生姜三片,水煎,温服。以此作丸亦可。

55. 清热保金汤

【方源】 《会约》卷九

【组成】 生地二钱 熟地三钱 麦冬一钱半 白芍一钱半 百合二钱 元参二钱 桔梗一钱 茯苓一钱五分 甘草一钱 沙参二钱

【主治】 阴虚火炎,咳嗽吐衄,烦渴多热,脉与症俱有火。

【用法】 水煎服。

56. 清热养荣汤

【方源】 《理虚元鉴》卷下

【组成】 柴胡 丹皮 地骨皮 生地 当归 白芍 元参 茯苓 麦冬肉 生甘草

【主治】 虚劳,内热骨蒸。

【用法】 上加灯心三十寸,河水煎服。

57. 清金加减百合固金汤

【方源】 《理虚元鉴》卷下

【组成】 百合 桔梗 川贝 桑皮 杏仁 花粉 麦冬 茯苓 陈皮 生甘草

【主治】 虚劳久嗽。

58. 续断汤

【方源】 《圣济总录》卷八十九

【组成】 续断、黄芪(锉)、人参、牡蛎粉、五味子(微炒)各一两 陈橘皮(汤浸去白,焙)半两 甘草(炙,锉)半两 桂(去粗皮)一分

【主治】 虚劳盗汗不止。

【用法】 上为粗散。每服三钱匕,水一盏,加麦门冬二十粒,生姜三片,同煎至六分,去滓温服,不拘时候。

59. 解劳散

【方源】 《杨氏家藏方》卷十

【组成】 白芍药一两半 柴胡(去苗)、鳖甲(醋浸,炙黄)、枳壳(去瓤,麸炒)各一两 甘草(炙)半两 赤茯苓(去皮)半两

【主治】 虚劳,积气坚硬,噎塞,胸胁引背彻痛。

【用法】 上㕮咀。每服五钱,水一盏半,入生姜三片,枣子一枚,煎至七分,食后温服。

60. 藿香汤

【方源】 《圣济总录》卷八十八

【组成】 藿香叶、人参、白茯苓(去黑皮)、桔梗(去芦头,炒)、桂(去粗皮)、木香、白术、甘草(炙)、杏仁(汤浸,去皮尖,麸炒)、半夏(汤洗七遍,去滑,炒令黄)各半两 枇杷叶(拭去毛,炙)十片

【主治】 虚劳。脾胃久虚,吐逆不下食。

【用法】 上为粗末。每服五钱匕,水一盏半,加生姜五片,同煎至七分,去滓,稍热服,不拘时候。

61. 滋肺饮

【方源】 《幼科直言》卷五

【组成】 山药 苡仁 茯苓 白扁豆(炒) 桑皮 丹皮 归尾 甘草梢 百合

【主治】 脾肺虚弱。虚火上炎,鼻常流血水者。

【用法】 柿蒂三枚为引。

62. 白茯苓散

【方源】 《圣惠》卷四十七

【组成】 白茯苓二两　人参(去芦头)三两半　干姜(炮裂,锉)一两　桂心一两
远志一两　甘草(炙微赤,锉)一两

【主治】 上焦虚寒,精神不守,泄下便利,语声不出。

【用法】 上为散。每服三钱,以水一中盏,加生姜半分,煎至五分,去滓温服,不拘
时候。

63. 四物二陈汤

【方源】 《济阳纲目》卷三十七

【组成】 当归　川芎　白芍药　熟地黄　陈皮　半夏　茯苓　甘草　桔梗
瓜蒌

【主治】 血虚挟火,遇劳则发,心下不快。

【用法】 上锉。加生姜三片,水煎服。

64. 生脉建中汤

【方源】 《伤寒大白》卷四

【组成】 人参　麦冬　五味子　白芍药　桂枝　甘草

【主治】 误下太过,中气损伤,津液内耗,小便不利者。

第二节　治疗热证

1. 土瓜根汤

【方源】 《圣济总录》卷二十三

【组成】 土瓜根、甘草(炙)各半两　豉半合

【主治】 伤寒后,毒气上攻,津液燥少,大渴引饮。

【用法】 上锉细,分作三服。每服用水一盏半,加大枣二枚(擘破),同煎至七分,
去滓,食后温服。

2. 天门冬丸

【方源】 《圣济总录》卷五十四

【组成】 天门冬(去心,焙)二两　地骨皮、人参、甘草(炙,锉)、黄芪(炙,锉)、枸杞
子(焙)、甘菊花(拣)、防风(去叉)、黄芩(去黑心)、赤芍药各一两　生干地黄(焙)二两

【主治】 上焦热结,口燥咽干,脏腑秘滞,面赤心烦。

【用法】 上为末,炼蜜为丸,如鸡子黄大。每服一丸,以水一盏,煎至七分,食后、
临卧和滓温服。

3. 天仙藤汤

【方源】 《圣济总录》卷八十九

【组成】 天仙藤(洗,锉)、鳖甲(去裙襕,醋浸,慢火炙)、黄芪(锉,炒)、牛膝(酒浸,切,焙)、柴胡(去苗)、甘草(炙)各三两　乌药(锉)六两　五加皮(锉)、芍药各二两　木香一两

【主治】 五劳骨节痠疼,五心烦热,口苦舌干,不思饮食,咳嗽虚汗,渐瘦无力。

【用法】 上为粗末。每服三钱匕,水一盏半,加乌梅、大枣各半枚,煎至七分,去滓热服,不拘时候。

4. 天仙藤散

【方源】 《魏氏家藏方》卷四

【组成】 天仙藤、甘草(炙)、桔梗(炒)、青皮(去瓤)各一两　香附子、天台乌药、川白芷、陈皮(去白)各二两

【主治】 蒸热劳气,百骨痠痛,腹背拘急,小便赤黄,脚手沉重,胸中不快。

【用法】 上为末。每服二钱,水一盏,加生姜三片,乌梅一个,煎至七分时,通口服。

5. 不灰木散

【方源】 《圣济总录》卷二十三

【组成】 不灰木二两　滑石(研)、凝水石(煅,研)、板兰根、甘草(生用)各一两

【主治】 伤寒大热,烦躁闷乱。

【用法】 上为散。每服三钱匕,用生米泔化乳糖一枣大调下。

6. 木郁丹

【方源】 《医方类聚》卷二十四引《烟霞圣效》

【组成】 白药子二两　细辛半两　藿香叶一两　赤茯苓、甘草各半两

【主治】 风热痰壅。

【用法】 上为细末,入糖一两和匀,水浸蒸饼为丸,如弹子大,蛤粉为衣。每服一丸,细嚼,热水送下。

7. 木乳散

【方源】 《太平圣惠方》卷三十一

【组成】 木乳(涂酥炙令黄)一两　麻黄(去根节)三分　栀子仁三分　甘草(炙微赤,锉)半两　贝母(煨,炙微黄)三分　百合三分　杏仁(汤浸,去皮尖双仁,麸炒微黄)三分　桑根白皮(锉)二两　款冬花三分　紫菀(洗去苗土)三分

【主治】 骨蒸劳热,咳嗽,涕唾稠黏。

【用法】 上为粗散。每服三钱,以水一中盏,加生姜半分,煎至六分,去滓温服,不拘时候。

8. 木通散

【方源】 《太平圣惠方》卷三十七

【组成】 木通(锉)一两　麦门冬(去心)一两半　赤茯苓一两　白前一两　石膏一两　桑根白皮(锉)一两　犀角屑半两　杏仁(汤浸,去皮尖双仁,麸炒微黄)一两　甘草(炙微赤,锉)半两

【主治】 肺脏积热,两颊时赤,皮肤枯燥,鼻干无涕,头目多疼。

【用法】 上为散。每服三钱,以水一中盏,煎至六分,去滓,每于食后温服。

9. 牛黄散

【方源】 《圣济总录》卷三十

【组成】 牛黄(研)、朴硝(研)、甘草(炙,锉)各一两　升麻、山栀子(去皮)、芍药各半两

【主治】 伤寒咽喉痛,心中烦躁,舌上生疮。

【用法】 上药各为细散,再同研令匀。每服一钱匕,食后煎姜、蜜汤,放冷调下。

10. 牛黄膏

【方源】 《幼幼新书·拾遗方》引茅先生方

【组成】 川郁金(皂角三寸,巴豆七粒、水一碗煮)半两　马牙硝、甘草(炙)各半两　朱砂一钱　硼砂、寒水石各一分　脑麝随意

【主治】 膈热及诸热。

【用法】 上为末,炼蜜为青膏,每服如鸡头子大。麦门冬汤化下。

11. 牛黄金露丸

【方源】 《圣济总录》卷一二三

【组成】 牛黄(研)、龙脑(研)各一钱　人参末二两　甘草(生,为末)半两　丹砂(研,水飞)一两　甜硝(研)半两

【主治】 风热毒气上攻,咽喉、舌颊肿痛生疮,噎闷。

【用法】 上为细末,以软糯米饭为丸,如鸡头子大。每服一丸,含化咽津。

12. 升麻汤

【方源】 《圣济总录》卷一八三

【组成】 升麻、前胡(去芦头)、甘草(炙)各二两　黄芩(去黑心)、生地黄(切,焙)各三两　枳壳(去瓤,麸炒)、黄连(去须)、栝楼根(锉,焙)各一两　栀子仁十四枚

【主治】 乳石发热如火,头痛烦闷,寒热呕逆。

【用法】 上为粗末。每服四钱匕,水二盏,加豉一合(绵裹),同煎至一盏,去滓温服,早晨、日午各一次。

13. 平阳汤

【方源】 《辨证录》卷一

【组成】 桂枝二分　麻黄一钱　甘草一钱　青蒿三钱　天花粉一钱

【主治】 素有阳明胃火,冬月伤寒,身热一日,即发谵语。

【用法】 水煎服。

14. 玉泉散

【方源】 《仁斋直指方》卷十七

【组成】 麦门冬(去心,晒)、人参、茯苓、黄芪(半生,半蜜炙)、乌梅肉(焙)、甘草各一两　瓜蒌根、干葛各一两半

【主治】 烦渴口干。

【用法】 上为末,炼蜜为丸,如弹子大。每服一丸,温汤嚼下。

15. 玉饼子

【方源】 《诚书》卷八

【组成】 茯苓、芒硝、寒水石(煅)、山药(瓦焙)、炙甘草、麦冬(去心)各五钱　朱砂三钱　龙脑一字①

【主治】 心虚疳热,面黄颊赤,啼叫恍惚。

【用法】 上为末,炼蜜为丸。砂糖汤送下。

16. 甘豆汤

【方源】 《仁斋直指方》卷十五

【组成】 黑大豆二合　甘草二钱

【主治】 诸热烦渴,大小便涩;及内蓄风热入肾,腰痛,大小便不通;血淋,诸淋。

【用法】 加生姜七片,井水煎汁服。

17. 甘草丸

【方源】 《外台秘要》卷二十二引《删繁方》

【组成】 甘草(炙)六分　人参六分　半夏(洗)六分　乌梅肉六分　枣膏十分

【主治】 口热干燥。

【用法】 上五味,捣筛四味,枣膏相和,入蜜为丸,如弹子大。含之。

18. 甘草丸

【方源】 《太平圣惠方》卷三十六

【组成】 甘草(炙微赤,锉)三分　人参(去芦头)三分　麦门冬(去心,焙)一两半乌梅肉(微炒)三分　栝楼根三分　寒水石一两

【主治】 口舌干燥烦热。

【用法】 上为末,炼蜜为丸,如弹子大。每服一丸,含咽津。

19. 甘草丸

【方源】 《圣济总录》卷一一七

---

① 古代中药计量单位,即以古代穿眼铜币(如开元通宝钱币,币上有"开元通宝"四字分列四周)抄取药末,填去钱面一字之量,即称一字。(王振国《古方药量考证》)

【组成】　甘草(炙,锉)、人参、乌梅肉(炒)、枣肉(焙)、石膏(碎)各一两　半夏(汤洗去滑,生姜汁制)一分

【主治】　口干心热。

【用法】　上为末,炼蜜为丸,如弹丸大。每服一丸,含化,不拘时候。

20. 甘草汤

【方源】　方出《千金》卷十,名见《普济方》卷一九八

【组成】　甘草一两　蜀漆三两　常山四两　石膏五两　鳖甲四两　香豉一升　栀子、乌梅各三七枚　淡竹叶(切)二升

【主治】　心热为疟不止,或止后热不歇,乍来乍去,令人烦心,甚欲饮清水,反寒多不甚热者。

【用法】　上咬咀。以水九升,煮取三升,分三服。

21. 甘草汤

【方源】　《圣济总录》卷三十五

【组成】　甘草(炙)三分　蜀漆叶半两　天灵盖(酥炙)一两　黑豆(生)、桃仁(汤浸,去皮尖,研)、乌梅肉(炒)各一分

【主治】　劳疟,寒热萎黄,渴躁烦闷。

【用法】　上为粗末。每服三钱匕,水一盏,加竹叶三片,煎至七分,去滓,空腹未发前一服,临发时再服。

22. 甘草汤

【方源】　《圣济总录》卷五十九

【组成】　甘草(炙,锉)、栝楼根各二两　麦门冬(去心,焙)二分　半夏(汤洗去滑七遍,晒干,麸炒)二两半

【主治】　胃热干渴。

【用法】　上为粗末。先以水二盏,淘小麦半合,煎至一盏半,去麦,下药末五钱匕,加大枣二枚(擘破)、生地黄半钱、生姜一枣大(拍破),再煎至八分,去滓温服,一日二次。

23. 甘草汤

【方源】　《观聚方要补》卷六引《经验方》

【组成】　白药煎、白干葛各二钱　乌梅、五味子、天花粉各二钱　甘草半钱

【主治】　烦渴口干。

【用法】　水煎服。

24. 甘草饮

【方源】　《圣济总录》卷六十五

【组成】　甘草(半炙半生)半两　黑豆(半炒半生)一百粒　生姜(半煨半生)半两　乌梅肉(半炒半生)一枚

【主治】　暴患热嗽。

【用法】 以酒、水各一盏,同入银石器内,煎至一盏,去滓,更入蜜一匙,重煎至一盏,食后、临卧放温细呷。

25. 甘桔汤

【方源】 《普济方》卷三八四引《钱氏方》

【组成】 桔梗(末,浸一宿,焙干用)一两 甘草(炒)二两

【主治】 ①《普济方》引《钱氏方》:上焦热,咽痛。②《医学纲目》:嗽脓血。

【用法】 上为细末。每服二三钱,水一盏,加阿胶半片(炮过),煎五分,食后温服。

26. 甘桔汤

【方源】 《杏苑》卷三

【组成】 薄荷、贝母、黄芩各一钱 山栀子、连翘各七分 甘草五分 桔梗一钱五分

【主治】 重衣厚被,或过食煎煿热物,致项热头重,喉音不清,咳嗽口燥。

【用法】 上㕮咀。用水煎熟,食后温服。

27. 甘露丸

【方源】 《太平圣惠方》卷三十六

【组成】 寒水石(烧令通赤,摊于地上出毒一宿)二斤 铅霜(细研)三分 马牙硝(细研)三两 龙脑(细研)三分 甘草(炙微赤,锉)三分

【主治】 ①《太平圣惠方》:口舌干燥。②《太平惠民和剂局方》:风壅痰热,心膈烦燥,夜卧不安,谵语狂妄,目赤鼻衄,口燥咽干;中暑。

【用法】 上为末。再入乳钵内,研令极细,用糯米饭为丸,如弹子大。每服半丸,食后以新汲水磨下。

28. 甘露汤

【方源】 《丹溪心法附余》卷十三引《经验方》

【组成】 百药煎、白干葛各三钱 乌梅、五味子、天花粉各二钱 甘草半钱

【主治】 烦渴口干。

【用法】 上㕮咀。水煎服。

29. 甘露饮

【方源】 《得效》卷十一

【组成】 寒水石、石膏、郁金、甘草、薄荷各等分

【主治】 潮热乍来乍去,心烦面赤,口干如疟状。

【用法】 上为末。每服一钱,食后薄荷汤调下。

30. 甘露饮

【方源】 《医方简义》卷二

【组成】 大生地五钱 鲜生地六钱 天冬、麦冬(去心)各三钱 鲜石斛四钱 黄芩(炒)一钱 银花三钱 川贝母一钱 生炙甘草各五分

【主治】 温热病。

【用法】 加竹茹一团,姜汁炒。

31. 甘露散

【方源】 《太平圣惠方》卷四

【组成】 甘草半斤 不灰木半斤

【主治】 心胸烦热,不得安定。

【用法】 上药须是腊月内预办,修合取冰雪水浸泡,阴干,又投入水中,如此三二十度后,阴令极干,为细散。每服一钱,以新汲水调下,不拘时候。

32. 甘草饮子

【方源】 《太平圣惠方》卷十七

【组成】 甘草(炙微赤)一两 陈橘皮(汤浸,去白瓤,焙)一两 川升麻一两 生姜一两 葛根一两 人参(去芦头)一两

【主治】 热病,毒气攻胃,呕哕不止。

【用法】 上锉细,和匀。每服半两,以水一大盏,煎至五分,去滓温服,不拘时候。

33. 石膏丸

【方源】 《太平圣惠方》卷四

【组成】 石膏(细研,水飞过)一两 栝楼根一两 乌梅肉一两 葛根(锉)一两 牡蛎粉一两 麦门冬(去心,焙)一两半 天竺黄(细研)一两 麻黄根一两 甘草(炙微赤,锉)半两

【主治】 心脏壅热,口舌干燥,常多汗出。

【用法】 上为细末,入研了药令匀。炼蜜为丸,如梧桐子大。每服二十丸,以新汲水送下,不拘时候。

34. 石膏汤

【方源】 《圣济总录》卷二十二

【组成】 石膏(碎)二两 葛根(锉)、栀子仁、柴胡(去苗)、赤芍药各一两 甘草(炙,锉)半两

【主治】 时气头痛壮热。

【用法】 上为粗末。每服五钱匕,水一盏半,加生姜一枣大(拍碎),煎至八分,去滓温服,不拘时候。

35. 石膏汤

【方源】 《普济方》卷二六一

【组成】 石膏八两 茯神、葳蕤、黄芩各四两 橘皮、干蓝、五味子、麻黄(去根节)、甘草(炙)、犀角屑各二两 杏仁(汤浸,去皮尖,锉碎)、栀子各三两

【主治】 心忪热,烦闷如火,气上。

【用法】 上切。以水八升,煮取三升,分服之,愈。

36. 石膏散

【方源】 《太平圣惠方》卷三

【组成】 石膏二两 枳壳(麸炒微黄,去瓤)一两 黄芩一两 麦门冬(去心)一两 前胡(去芦头)一两 甘菊花一两 地骨皮一两 羚羊角屑一两 甘草(炙微赤,锉)一两

【主治】 肝脏壅热,上攻头目不利,心烦口干。

【用法】 上为散。每服三钱,以水一中盏,煎至六分,去滓,食后温服。忌炙煿。

37. 石膏散

【方源】 《太平圣惠方》卷五

【组成】 石膏一两 麦门冬(去心)一两半 柴胡(去苗)一两 犀角屑一两 栝楼根一两 地骨皮一两 葛根十两 甘草(炙微赤,锉)半两

【主治】 脾实热,头痛胁满,烦闷或渴,唇口干燥。

【用法】 上为散。每服三钱,水一中盏,加竹叶二七片,煎至六分,去滓,入蜜半合,生地黄汁二合,搅令匀,食后分二次温服。

38. 石膏散

【方源】 《太平圣惠方》卷十七

【组成】 石膏一两 知母一两 柴胡(去苗)一两 秦艽(去苗)一两 栀子仁三分 麦门冬(去心)三分 黄连(去须)三分 甘草(炙微赤,锉)半两 木通(锉)一两

【主治】 热病六日不解,壮热头痛,小便赤涩,口内生疮,粥食不下。

【用法】 上为散。每服五钱,用水一大盏,煎至五分,去滓,加蜜一合,搅令匀。更煎一二沸,放温,慢慢含咽之。

39. 石膏散

【方源】 《太平圣惠方》卷十七

【组成】 石膏一两 麻黄(去根节)一两 葛根(锉)一两 黄芪三分 甘菊花半两 栀子仁三分 赤芍药三分 甘草(炙微赤,锉)半两

【主治】 热病壮热头痛,百骨疼痛。

【用法】 上为散。每服四钱,以水一中盏,加豉小半合,煎至六分,去滓,不拘时候温服。

40. 石膏散

【方源】 《太平圣惠方》卷十七

【组成】 石膏二两 麦门冬(去心,焙)一两 知母半两 人参(去芦头)半两 黄芩三分 柴胡(去苗)半两 犀角屑半两 甘草(炙微赤,锉)半两

【主治】 热病得汗后,余热不退,头痛心烦。

【用法】 上为粗散。每服五钱,以水一大盏,加葱白二茎,豉五十粒,煎至五分,去滓,不拘时候温服。

41. 石膏散

【方源】 《太平圣惠方》卷二十

【组成】 石膏二两　枳壳(麸炒微黄,去瓤)三分　荆芥半两　防风(去芦头)半两　甘菊花半两　独活半两　川芎半两　黄芩三分　甘草(炙微赤,锉)半两

【主治】 风头痛,心烦体热。

【用法】 上为粗散。每服三钱,以水一中盏,加生姜半分,煎至六分,不拘时候温服。忌炙煿、热面。

42. 石膏散

【方源】 《太平圣惠方》卷三十七

【组成】 石膏二两　甘草(炙微赤,锉)半两　麦门冬(去心)二两　黄芩、川升麻、生干地黄、青竹茹、瓜蒌根、葛根各一两

【主治】 心胸烦热,吐血不止,口舌干燥,头疼。

【用法】 上为散。每服三两煎至六分,去滓,不拘时候温服。

43. 石膏饮子

【方源】 《太平圣惠方》卷二十六

【组成】 石膏(捣碎)四两　茯神一两　犀角屑一两　川芒硝一两　栀子仁一两半　生地黄(切)三大合　甘草(炙微赤,锉)半两　赤小豆一合

【主治】 心劳实,好笑,四肢烦热。

【用法】 上锉细和匀。每服半两,以水一大盏,煎至五分,去滓,加篁竹沥半合,更煎一沸,不拘时候温服。

44. 石膏竹茹汤

【方源】 《圣济总录》卷六十三

【组成】 石膏二两　竹茹(焙)、人参、白茅根、半夏(汤洗七遍,炒)各一两　玄明粉、桔梗(炒)、甘草(炙,锉)、葛根(锉)各半两

【主治】 上焦壅热,见食呕吐,头痛目赤。

【用法】 上为粗末,每服五钱匕,水一盏半,加生姜五片,同煎至八分,去滓温服。

45. 石膏知母汤

【方源】 《症因脉治》卷二

【组成】 石膏　知母　桔梗　桑白皮　地骨皮　甘草

【主治】 伤暑咳嗽,身热引饮,内热烦躁。或燥火身肿,有咳嗽者。

46. 龙胆丸

【方源】 《圣济总录》卷九十三

【组成】 龙胆、枳壳（去瓤,麸炒）、地骨皮、黄芩（去黑心）、甘草（炙,锉）、山栀子仁各一两　鳖甲（去裙襕,醋炙）一两半　桃仁（去皮尖双仁,炒）二两

【主治】 骨蒸羸瘦,经久不愈,邪热留连。

【用法】 上为末,炼蜜为丸,如梧桐子大。每服三十丸,食后良久,米饮送下。

47.龙胆丸

【方源】 《医统》卷四十六

【组成】 龙胆草、柴胡、黄芩、鳖甲（醋炙）各一两　桃仁（去皮尖）、山栀子、陈皮、当归（酒洗）、大黄、甘草（炙）各半两

【主治】 积热劳瘦不食,热壅疮肿。

【用法】 上为细末,炼蜜为丸,如梧桐子大。每服二十丸,空心白汤送下。如小儿,减丸数服之。

48.龙胆汤

【方源】 《圣济总录》卷九十六

【组成】 龙胆（去苗,洗）、犀角（镑）、生地黄（洗,切）各一两　麦门冬（去心,生用）三分　升麻（锉）、甘草（炙）各半两　牡蛎（慢火炒）一两半

【主治】 小便赤涩,额上汗出,手足烦热。

【用法】 上㕮咀。每服四钱匕,水一盏半,煎至八分,去滓,不拘时候温服。

49.龙胆散

【方源】 《太平圣惠方》卷十八

【组成】 龙胆（去芦头）一两　川升麻半两　麦门冬（去心）三分　犀角屑一两甘草（炙微赤,锉）半两　栀子仁半两

【主治】 热病黄疸,热渴。额上汗出,手足热,小便赤涩。

【用法】 上为散。每服五钱,以水一大盏,加生姜半分,煎至五分,去滓,加生地黄汁一合,更煎一两沸,不拘时候温服。

50.龙脑丸

【方源】 《圣济总录》卷六十四

【组成】 龙脑一字　铅白霜（研）一分　甘草（炙,锉）半两　凝水石（用火烧令通赤,研）一分

【主治】 热痰,咽干烦渴。

【用法】 上为细末,用烧饭为丸,如梧桐子大。每服含化三丸至五丸。

51.龙脑饮子

【方源】 《太平惠民和剂局方》卷六

【组成】 缩砂仁、瓜蒌根各三两　藿香叶二两四钱　石膏四两　甘草（蜜炒）十六两　大栀子仁（微炒）十二两

【主治】　大人、小儿蕴积邪热,咽喉肿痛,赤眼口疮,心烦鼻衄,咽干多渴,睡卧不宁,及痰热咳嗽,中暑烦躁,一切风壅。或伤寒余毒,潮热虚汗。

【用法】　上为末。每服一钱至二钱,用新水入蜜调下。又治伤寒余毒,潮热虚汗,用药二钱,水一盏,加竹叶五六片,煎至七分,食后温服。

52. 龙脑玉壶丸

【方源】　《圣济总录》卷十二

【组成】　人参、防风(去叉)各二钱　赤茯苓(去黑皮)一钱半　干蝎(去土,炒)半钱　白僵蚕(炒)、硼砂(研)各一钱　白附子(炮)、天麻、麝香(研)、天南星(炮)、玄明粉(研)各一分　甘草(炙,锉)、龙脑(研)各半两　凝水石(煅通赤,水浸,出火毒,后研)十两(七两入药,三两为衣)

【主治】　一切风热。

【用法】　上为细末,炼蜜为丸,如鸡头子大,用凝水石粉为衣,每服一丸,食后细嚼,以荆芥汤送下;茶清亦得。

53. 龙脑甘露丸

【方源】　《证类本草》卷四引《集验方》

【组成】　寒水石(烧半日,净地坑内,盆合四面,湿土壅起,候经宿取出)半斤　甘草末、天竺黄各二两　龙脑二分

【主治】　①《证类本草》引《集验方》:风热心躁,口干狂言,浑身壮热,及中诸毒。②《普济方》引《广南四时摄生论》:一切风热伤寒热病。

【用法】　糯米膏为丸,如弹子大,蜜水磨下。

54. 龙脑芎辛丸

【方源】　《圣济总录》卷十六

【组成】　川芎二两　细辛(去苗叶)、甘草(炙)各半两　龙脑(研)一分　天南星(炮)、秦艽(去苗土)、丹砂(研)各一两

【主治】　风热头痛,痰涎壅闷,眩晕昏倦。

【用法】　上为末,炼蜜为丸,如樱桃大。服一丸,食后嚼,以茶清或荆芥汤送下。

55. 龙脑犀芎丸

【方源】　《太平惠民和剂局方》卷一

【组成】　石膏(细研)、川芎各四两　生龙脑(别研)、生犀角、山栀子(去皮)各一两　朱砂(研,飞)四两(内一两为衣)　人参(去芦)、茯苓(去皮,用白者)、细辛(去苗)、甘草(炙)各二两　阿胶(碎,炒)一两半　麦门冬(去心)三两

【主治】　偏正头痛,心怔烦郁,面热目瞤,鼻塞脑昏,痰热咳嗽,咽膈不利。

【用法】　上除别研后入外,并为细末,炼蜜为丸。每服一丸至二丸,食后细嚼,茶、酒任下。

56. 龙脑鸡苏丸

【方源】《圣济总录》卷一二四

【组成】 龙脑（研）一分　鸡苏、甘草（炙）、乌梅（用肉）、紫苏叶各一两　麦门冬（去心，焙）、白梅（用肉）、人参各半两　天门冬（去心，焙）半分　麝香（研）、甜硝（研）各一钱

【主治】 上膈虚热，咽干。

【用法】 上为末，再同研匀，炼沙糖为丸，如鸡头子大。每服一丸，食后人参汤嚼下。

57. 龙脑鸡苏丸

【方源】《元戎》卷五

【组成】 鸡苏叶（龙脑薄荷是也）一斤　黄芪二两　麦门冬（去心）四两　甘草一两半　黄连一两　干地黄（为末）六两　人参二两　木通二两　新蒲黄二两　阿胶（炒焦）二两　柴胡（银州鼠尾红色者。锉，同木通沸汤半升，浸一日夜，绞取汁）二两

【主治】 肺热咳血，心热惊悸，脾胃热口甘吐血，肝胆热气出口苦，肾热神志不定，上而酒毒、膈热、消渴，下而血痢、五淋、血崩。

【用法】 上为细末，用西路好蜜二斤余，先炼一二沸，然后下生地黄末，不住手搅，时时入绞下者木通、柴胡汁，慢火熬成膏，勿令火紧，焦了；然后将余药末为丸，如豌豆大。每服二十丸，白汤送下。虚劳烦热，栀子汤送下；肺热，黄芩汤送下；心热悸动恍惚，人参汤送下；唾咯衄血，去心麦门冬汤送下；脾胃热，赤芍药、生甘草汤送下；肝热，防风汤送下；肾热，黄柏汤送下。以上诸证，并食后、临卧服。治五淋及妇人血崩漏下，车前子汤送下；茎中痛，蒲黄、滑石各一钱，温水调下；室女虚劳，寒热潮作，煎柴胡、人参汤送下；痰喉者，生姜汤送下；气逆者，橘皮汤送下。

58. 归术汤

【方源】《幼科直言》卷五

【组成】 当归　白术（炒）　地骨皮　白芍（炒）　丹皮　沙参　黄芪　陈皮　甘草（或加人参）

【主治】 久热症，或因病后失调，或过伤药饵，体瘦干枯。

【用法】 水煎服。

59. 归芍柴胡汤

【方源】《伤寒大白》卷三

【组成】 柴胡　黄芩　广皮　甘草　当归　白芍药　牡丹皮　地骨皮

【主治】 热入血室，迫血妄行，下血谵语而头汗者。

60. 归芍柴胡汤

【方源】《伤寒大白》卷四

【组成】 归身　白芍　柴胡　生地　丹皮　地骨皮　秦艽　黄芩　广皮　甘草

【主治】 血虚夜发热,热入血室,阴虚骨蒸。

61. 甲乙化土汤

【方源】 《血证论》卷七

【组成】 白芍五钱　甘草三钱

【主治】 出血后,脾阴虚,脉数身热,咽痛声哑等。

【用法】 水煎服。

62. 四圣汤

【方源】 《普济方》卷四〇三

【组成】 白芍药、升麻各一两　甘草、紫草各五钱　干葛一两　木通(去皮节)五钱

【主治】 身热如火,头痛颊赤,面红呵欠,鼻疮,疮疹已出未出时。

【用法】 上锉散。每服二钱,水一中盏,加生姜二片,葱白二根,山楂子根三寸,同煎热服。

63. 四苓散

【方源】 《回春》卷三

【组成】 茯苓、白术、猪苓、泽泻、苍术(炒)、山药、芍药、山栀(炒)、陈皮各一钱　甘草五分　乌梅一个

【主治】 火泻,热泻。

【用法】 上锉一剂。加灯草一团,水煎,温服。

64. 四味汤

【方源】 《普济方》卷七十二引《海上方》

【组成】 没药、当归、川芎、羌活、甘草各半两

【主治】 心脏热,眼目昏花。

【用法】 上㕮咀。每服三钱,水一盏,煎至五分,食后、临卧温服。

65. 四顺清凉饮

【方源】 《麻症集成》卷四

【组成】 当归　酒芍　瓜蒌　熟军　甘草　丹参

【主治】 大便秘结,火壅血燥,而耗津液。

66. 仙术芎散

【方源】 《袖珍》卷一引《宣明论》

【组成】 川芎、连翘、黄芩、山栀子、菊花、防风、大黄、当归、芍药、桔梗、藿香叶各五钱　石膏二两　苍术一两　甘草、滑石各三两　荆芥穗、薄荷叶、缩砂仁各二钱半

【主治】 风热壅塞,头目昏眩。

【用法】 上㕮咀。每服三钱,水一盏,煎至七分,去滓,通口食后服;细末点服亦得。

67. 冬葵子汤

【方源】 《医级》卷八

【组成】 冬葵子 猪苓 赤苓 枳实 瞿麦 车前 木通 黄芩 滑石 甘草

【主治】 膀胱积热,腹胀,溺痛涩,口燥舌干。

【用法】 加生姜,水煎服。

68. 生肌散

【方源】 《普济方》卷二三六引《卫生家宝》

【组成】 黄芪一两 当归三分 荆芥穗半两 白芍药一两 甘草半两 地骨皮一两 川芎半两 人参半两

【主治】 骨蒸。

【用法】 上为粗末。每服三钱,水一盏半,乌梅一个,煎至一盏,去滓服。

69. 生犀饮

【方源】 《普济方》卷六十三引《杨氏家藏方》

【组成】 大黄、盆硝各二两 荆芥、薄荷、甘草各一两

【主治】 脾肺积热,脏腑积滞,咽喉肿痛,痰嗽不利。

【用法】 上为粗末。水煎,食后服;或为末,蜜水调下。

70. 生地黄汤

【方源】 《治痘全书》卷十四

【组成】 生地一钱 麦冬五分 杏仁八分 款冬花八分 陈皮八分 甘草五分。

【主治】 ①《治痘全书》:身热口渴,嗽甚心烦,小儿斑疹,胃经有热者。②《保婴撮要》:肺经热,痘疹,小便不利。

【用法】 水煎服。

71. 生地黄煎

【方源】 《太平圣惠方》卷三十六

【组成】 生地黄汁半升 生天门冬汁半升 葳蕤二两 细辛一两 甘草(生,锉)一两 川芎一两 白术一两 生麦门冬(去心)二两 黄芪一两半

【主治】 脾热,唇焦枯,无润泽。

【用法】 上锉细,绵裹,酒浸一宿,以猪脂二斤,煎令药焦黄,绵滤去滓,纳锅中,后下地黄、天门冬汁,熬令稠,瓷器中盛。每服不拘时候,含咽半匙。

72. 生姜煎丸

【方源】 《太平圣惠方》卷三十六

【组成】 生姜汁一合 甘草(炙微赤,捣为末)半两 枣膏三十枚 蜜五合 杏仁(汤浸,去皮尖双仁,麸炒微黄,研烂)一两

【主治】 口舌热,干燥。

【用法】 以慢火煎令稠,为丸如鸡头子大。常含一丸,咽津。

73. 生地黄煎

【方源】 《医统》卷五十一

【组成】 生地黄、当归、黄芪(炙)、黄连、黄芩、甘草(炙)、麻黄根、黄柏、浮小麦各一钱

【主治】 阴火盗汗。

【用法】 水二盏,煎八分,温服。

74. 生地黄饮子

【方源】 《证治汇补》卷二

【组成】 生地 熟地 天门冬 麦门冬 黄芪 甘草 银柴胡 黄芩 地骨皮 白芍药

【主治】 ①《证治汇补》:虚热血证。②《医略六书》:气虚血热,潮热,吐衄,脉弦数者。

【用法】 水煎服。

75. 白玉散

【方源】 《麻科活人》卷三

【组成】 辰砂一钱 桂府滑石(水飞过)六两 甘草一两 石膏少许

【主治】 暑月小便不利而有胃热者。

【用法】 上为细末。每服二三钱,清水调下。老人、虚人及病后伤津而小便不利者,不宜用。

76. 白虎汤

【方源】 《伤寒论》

【组成】 知母六两 石膏(碎)一斤 甘草(炙)二两 粳米六合

【主治】 阳明气分盛热。壮热面赤,烦渴引饮,大汗出,脉洪大有力或滑数。

【用法】 以水一斗,煮米熟,汤成去滓,温服一升,一日三次。

77. 白虎汤

【方源】 《女科万金方》

【组成】 知母 石膏 甘草 糯米一合

【主治】 ①《女科万金方》:男子妇人感冒风寒,表里俱热,狂言妄语,后结不解,大热大渴;及暑热发渴。②《郑氏家传女科万金方》:妇人身热如蒸而渴者。

【用法】 水二钟,煎服。

78. 白虎汤

【方源】 《回春》卷二

【组成】 石膏五钱 知母二钱 粳米一勺 甘草七分 人参一钱 五味子十粒 麦门冬(去心)、山栀各一钱

【主治】 阳明经汗后脉洪大而渴,或身热有汗不解。

【用法】 上锉一剂。水煎,温服。无汗脉浮,表未解而阴气盛,虽渴不可用白虎汤;里有热者方可用。

79. 白鲜皮散

【方源】 《太平圣惠方》卷十五

【组成】 白鲜皮、黄芩、柴胡、大青、麦门冬、栀子仁、甘草(炙微赤,锉)各一两 羚羊角屑半两 川大黄(锉碎,微炒)一两

【主治】 时气六日,热毒不退,心胸烦躁,大小肠秘涩,不得眠卧。

【用法】 上为散。每服五钱,以水一大盏,煎至五分,去滓温服,不拘时候。

80. 白鲜皮散

【方源】 《太平圣惠方》卷十五

【组成】 白鲜皮、犀角屑、川升麻、大青、甘草(炙微赤,锉)各一两

【主治】 时气大热,闷乱谵语。

【用法】 上为散。每服五钱,以水一大盏,煎至六分,去滓,不拘时服。

81. 白鲜皮散

【方源】 《太平圣惠方》卷十七

【组成】 白鲜皮一两 川大黄(锉碎,微炒)半两 大青半两 麦门冬(去心,焙)一两 黄芩半两 甘草(炙微赤,锉)半两

【主治】 热病,热毒在心脾,狂乱烦躁。

【用法】 上为粗散。每服四钱,以水一中盏,加竹叶三七片,煎至六分,去滓温服,不拘时候。

82. 白鲜皮散

【方源】 《太平圣惠方》卷十七

【组成】 白鲜皮半两 黄芩半两 秦艽(去苗)半两 犀角屑半两 甘草(炙微赤,锉)半两 麦门冬(去心)半两 大青半两 杏仁(汤浸,去皮尖双仁,麸炒微黄)半两

【主治】 热病,狂言不止。

【用法】 上为散。每服五钱,以水一大盏,煎至五分,去滓温服,不拘时候。

83. 白术茯苓干姜汤

【方源】 《三因》卷五

【组成】 白术、干姜、茯苓、细辛、桂心、干葛、甘草(炙)、陈皮、乌梅、豆豉各等分

【主治】 伏暑中风湿,烦渴引饮,心腹疼躁闷,口干面垢,洒洒恶寒,渐渐恶风,微

汗,饥不能食。

【用法】 上为细末。每服二钱,白汤点下。

84. 半夏散

【方源】 《普济方》卷三九四

【组成】 半夏(醋煮)五钱 赤茯苓(去皮)、甘草(生)各二钱 陈粳米五十粒

【主治】 暑伏热生痰,呕吐中痞。

【用法】 上锉,焙。加生姜,水煎服。不止,调姜茹服。

85. 加味胃苓丸

【方源】 《温热暑疫全书》卷三

【组成】 苍术五两 陈皮三两 厚朴二两 甘草(炙)二两 白术四两 茯苓二两 肉桂二两 猪苓二两 泽泻(去毛)二两 人参(去芦)一两 黄连(姜汁炒)一两 白芍(炒)二两

【主治】 暑病。

【用法】 上为末,炼蜜为丸。每服五六十丸,清米汤送下。

86. 加味清凉饮

【方源】 《保婴撮要》卷十二

【组成】 当归、赤芍药、甘草(炙)、大黄(炒)、山栀(炒)各三分 牛蒡子(炒,杵)四分

【主治】 热毒积毒在内,患疮疡,大便不通,欲痛作渴者。

【用法】 水煎服。

87. 加减十味香薷汤

【方源】 《普济方》卷一一七引《经验良方》

【组成】 香薷穗四两 白扁豆(炒)、厚朴(姜制)、茯神(去皮木)、紫苏叶、甘草、陈皮(去白)各二两 檀香一两 干木瓜二两 丁香半两

【主治】 夏月常服清头目,去暑湿,顺气清神,理脾。

【用法】 上为细末。百沸汤调服。

88. 地仙饮

【方源】 《玉案》卷三

【组成】 地骨皮三钱 防风一钱五分 薄荷、甘草各一钱 乌梅肉八分

【主治】 潮热。

【用法】 水煎服。

89. 地骨皮汤

【方源】 《圣济总录》卷四十七

【组成】 地骨皮二两 防风(去叉)、甘草(炙)各一两

【主治】 胃气实热,唇口干燥,头昏体倦,五心烦热。

【用法】 上为粗末。每服三钱匕,水一盏半,煎至一盏,去滓,食后温服。

90. 地骨皮汤

【方源】 《圣济总录》卷五十三

【组成】 地骨皮、柴胡(去苗)、甘草(炙,锉)各一两　胡黄连一分

【主治】 骨实热烦痛。

【用法】 上为粗末。每服三钱匕,水一盏,煎至七分,去滓温服。

91. 地骨皮汤

【方源】 《圣济总录》卷五十三

【组成】 地骨皮(洗)二两　胡黄连、柴胡(去苗)、当归(切,焙)、泽泻、黄芩(去黑心)、甘草(炙,锉)、枳实(去瓤,麸炒)各一两

【主治】 髓实,使人强悍惊热。

【用法】 上为粗末,每服三钱匕,水一盏,煎至七分,去滓温服,日二夜一。

92. 地骨皮汤

【方源】 《圣济总录》卷九十二

【组成】 地骨皮一两　芍药一两半　桑根白皮(锉)一两半　茅根一两半　甘草(炙,锉)一两　柴胡(去苗)一两半　石膏(碎)三两半

【主治】 骨蒸羸瘦少力,或热或寒,背膊疼痛,口干,小便赤黄。

【用法】 上为粗末。每用五钱匕,水一盏半,煎至一盏,去滓,分二次温服,空心、食后各一次。

93. 地骨皮汤

【方源】 《圣济总录》卷九十三

【组成】 地骨皮、知母(焙)、柴胡(去苗)、当归(切,焙)、秦艽(去苗土)、鳖甲(醋炙,去裙襕)、甘草(炙,锉)、枳壳(去瓤,麸炒)各一两

【主治】 虚劳骨蒸,烦热发渴。

【用法】 上为粗末。每服二钱匕,水一盏,加乌梅、生姜、桃柳枝、小麦各少许,煎至七分,去滓温服。

94. 地骨皮散

【方源】 方出《太平圣惠方》卷四,名见《普济方》卷十七

【组成】 地骨皮一两　葳蕤一两　玄参一两　黄芪(锉)一两　子芩一两　麦门冬(去心)一两　川升麻一两　甘草(炙微赤,锉)半两

【主治】 ①《太平圣惠方》:心气盛实,气血壅涩,阴阳不通,荣卫隔塞,上焦壅滞,心胸烦热。②《普济方》:心胸中久积烦热,口干颊赤。

【用法】 上为粗散。每服三钱,用水一中盏,加竹叶七片,煎至五分,去滓,加生地

黄汁、蜜各半合,更煎一两沸,不拘时候温服。

95. 地骨皮散

【方源】《太平圣惠方》卷五

【组成】 地骨皮三分　麦门冬(去心)一两　柴胡(去苗)一两半　川升麻一两　赤芍药三分　甘草〔炙微赤,锉)半两　射干一两　石膏二两　龙胆(去芦头)三分

【主治】 脾实热,唇肿心烦,咽喉不利,体热烦疼。

【用法】 上为散,每服三钱,以水一中盏,煎至五分,去滓,加牛蒡汁一合,更煎一两沸,食后温服。

96. 地骨皮散

【方源】《太平圣惠方》卷十七

【组成】 地骨皮一两　枳壳(麸炒微黄,去瓤)一两　川大黄(锉碎,微炒)一两　赤芍药半两　柴胡(去苗)一两　鳖甲(涂醋炙令黄,去裙襕)一两　麦门冬(去心,焙)一两　甘草(炙微赤,锉)半两

【主治】 热病七日,遍身疼痛,壮热不解。

【用法】 上为粗散。每服五钱,以水一大盏,煎至五分,去滓温服,不拘时候。

97. 地骨皮散

【方源】《太平圣惠方》卷十七

【组成】 地骨皮一两　泽泻一两　麦门冬(去苗)一两　栀子仁半两　犀角屑半两　黄芩半两　甘草(炙微赤,锉)半两

【主治】 热病,烦渴不止。

【用法】 上为散。每服五钱,以水一大盏,煎至五分,去滓温服,不拘时候。

98. 地骨皮散

【方源】《太平圣惠方》卷三十一

【组成】 地骨皮二分　赤芍药一两　桑根白皮一两　茅根(锉)一两　甘草(炙微赤,锉)一两　柴胡(去苗)二两

【主治】 骨蒸,羸瘦少力,燥热,背膊疼痛,小便赤黄,口舌干燥烦渴。

【用法】 上为粗散。每服四钱,以水一中盏,加生姜半分,煎至六分,去滓温服,不拘时候。

99. 地骨皮散

【方源】《医方类聚》卷十引《简要济众方》

【组成】 地骨皮一两　防风(去芦头)一两　甘草(微炙)半两

【主治】 心脏热,咽干舌涩,面赤潮热。

【用法】 上为散。每服二钱,用水一中盏,加竹叶五七片,同煎至七分,温服不拘时候。

100. 地骨皮散

【方源】《直指》卷九

【组成】 地骨皮(洗)、秦艽(洗,去芦)、柴胡、枳壳(制)、知母(生)当归、鳖甲(醋炙黄)各半两　川芎半两　甘草(炙)一分

【主治】 虚劳,潮热骨蒸,壮热。

【用法】 上为粗末。每服三钱,加桃、柳枝各七寸,生姜三片,乌梅一个,同煎,空心、临卧各一服。

101. 地骨皮散

【方源】《普济方》卷二三六引《仁存方》

【组成】 地骨皮、黄芪、人参、鳖甲(酒浸,炙)、甘草各等分

【主治】 骨蒸。

【用法】 上为末。每股三钱,以水一盏,加生姜三片,大枣一个,煎至七分,去滓,空心、临卧服。

102. 芍药汤

【方源】《圣济总录》卷九十三

【组成】 芍药、地骨皮各三分　柴胡(去苗)一两　甘草(炙,锉)半两　石膏(碎)一两　当归(切,焙)三分　鳖甲(醋浸,炙黄)一两　白术一两

【主治】 骨蒸羸瘦,背髀烦疼,头痛寒热,不能下食。

【用法】 上为粗末。每服五钱匕,水一盏半,煎至一盏,去滓。分二次温服,空心、食后各一次。

103. 导赤散

【方源】《得效》卷十一

【组成】 生干地黄二两　木通四两　黄芩、甘草各一两

【主治】 心气热。

【用法】 上锉散。每服二钱,水一盏,加灯草十茎,白茅根二茎、青竹叶五片煎,温服,不拘时候。

104. 导赤散

【方源】《玉案》卷三

【组成】 生地、木通、甘草各一钱　淡竹叶二十片　犀角、薄荷、连翘各一钱五分

【主治】 心经发热。

【用法】 水煎服。

105. 吴萸天水散

【方源】《方症会要》卷二

【组成】 滑石六两　吴茱萸七钱　甘草一两

【主治】 湿热吞酸。

【用法】 上为末。每服二钱。

106. 皂荚汤

【方源】 《得效》卷二

【组成】 猪牙皂荚(烧灰)一两　甘草(微炒)一两

【主治】 中暑,不省人事。

【用法】 上为细末。每服二钱,温热水调下。

107. 枇杷叶散

【方源】 《养老奉亲》

【组成】 枇杷叶(炙去毛)、人参、茯苓、白术、羌活、黄芪各一两　甘草(炙)、半夏(汤洗去滑,切破,焙干)各半两

【主治】 老人脾肺客热,上焦滞痰。

【用法】 上为末。每服二钱,水一盏,加生姜、薄荷,煎至七分,食后、临卧温服。

108. 苓桂柴胡汤

【方源】 《四圣心源》卷十

【组成】 茯苓三钱　甘草二钱　丹皮三钱　桂枝三钱　芍药三钱　柴胡三钱　半夏三钱

【主治】 骨蒸。

【用法】 水煎大半杯,温服。

109. 非时饮子

【方源】 《鸡峰》卷十三

【组成】 人参、黄芪、赤茯苓、白术、麦门冬、白扁豆、蒺藜、甘草各等分

【主治】 初先头痛壮热,继而发热不解,五心烦热,不得睡,发渴,吃汤饮者。

【用法】 上为细末,每服二钱,水一盏,煎至七分,去滓温服,不拘时候。

110. 固气防风汤

【方源】 《嵩崖尊生》卷七

【组成】 柴胡、升麻、黄芪各一钱　防风、羌活、陈皮、人参、甘草各五分　藁本、青皮各三分　黄柏五分　白蔻二分

【主治】 风热肩背痛,小便数少。

111. 金色泻黄饮

【方源】 《明医指掌》卷八

【组成】 白芷三钱　升麻二钱　枳壳(炒)二钱　黄芩(炒)二钱　防风(去芦)二钱　半夏二钱　石斛二钱　甘草一钱

【主治】 脾经风热,口唇燥裂。

【用法】 分作二帖。每帖加生姜三片。水煎,食后服。

112. 春雪膏
【方源】 《得效》卷十五
【组成】 寒水石、石膏、滑石、赭石、朴硝各五钱 甘草三钱
【主治】 热极壅盛,心热烦闷。
【用法】 上为末。每服二钱,井水调下。

113. 枳壳黄连汤
【方源】 《症因脉治》卷二
【组成】 枳壳 川连 甘草
【主治】 积热咳嗽,热结大肠者。

114. 茵陈汤
【方源】 《伤寒全生集》卷二
【组成】 茵陈 山栀 滑石 甘草 枳实 黄连
【主治】 黄疸,传经热症。
【用法】 水、灯心煎服。

115. 除热饮子
【方源】 《杨氏家藏方》卷三
【组成】 甘草(炙)、陈小麦、麦门冬、赤茯苓(去皮)、干葛、灯心、木通、人参各等分
【主治】 心经客热,小便不通,口燥烦渴。
【用法】 上㕮咀。每服五钱,水一盏半,入竹叶数片,煎至一盏,去滓,食后温服。如发渴细细呷之。

116. 珠粉丸
【方源】 《太平圣惠方》卷十五
【组成】 珠粉(研)一两 犀角屑一两 朱砂(细研)半两 甘草(锉,生用)二两 苦参(锉)一两 川朴硝(细研)一两
【主治】 时气热毒,心神烦躁,狂乱欲走。
【用法】 上为末,入研了药令匀,炼蜜为丸,如梧桐子大。每服三十丸,以人参汤送下,不拘时候。

117. 秦艽地黄汤
【方源】 《杂病源流犀烛》卷二十六
【组成】 秦艽 丹皮 茯苓 白术 钩藤 甘草 生地 柴胡
【主治】 臂热。

118. 桂枝合白虎汤

【方源】 《金鉴》卷五十三

【组成】 桂枝 芍药 石膏（煅） 知母（生） 甘草（生） 粳米

【主治】 风温，壮热多汗，身重睡鼾。

【用法】 引用生姜、大枣，水煎服。

119. 真珠散

【方源】 《太平圣惠方》卷四

【组成】 真珠粉、琥珀末、寒水石、天竹黄、铁粉、朱砂、栝楼根末各一分 马牙硝半分 甘草末（生用）半分

【主治】 ①《太平圣惠方》：心胸烦热，口舌干燥，心神不利。②《太平惠民和剂局方》：五脏积热，毒气上攻，心忪闷乱，坐卧不宁。

【用法】 上为细末。每服半钱，以竹叶汤放温调下，不拘时候。

120. 真珠散

【方源】 《太平惠民和剂局方》卷六

【组成】 瓜蒌根末、琥珀、真珠粉、寒水石（煅，醋淬，研）、铁粉、朱砂（研，飞）、甘草末（生）、川大黄、牙硝（枯，研）各等分

【主治】 丈夫、妇人五脏积热，毒气上攻，心胸烦闷，口干舌燥，精神恍惚，心忪闷乱，坐卧不宁。

【用法】 上为末。每服一钱，以竹叶汤温调下，不拘时候。

121. 射干丸

【方源】 《太平圣惠方》卷十八

【组成】 射干一两 川升麻一两 硼砂（研）半两 甘草（炙微赤，锉）半两 豉心（微炒）二合 杏仁（汤浸，去皮尖双仁，麸炒微黄，细研）半两

【主治】 热病，脾肺塞热，咽喉肿塞，连舌根痛。

【用法】 上为末，入研了药令匀，炼蜜为丸，如小弹子大。每服含一丸，咽津。

122. 凉膈散

【方源】 《活人方》卷一

【组成】 连翘四两 生大黄二两 玄明粉二两 生山栀一两 薄荷一两 荆芥穗一两 甘草五钱 桔梗五钱

【主治】 心火刑金，或胃火壅逆，或表里郁滞之风热，头目不清，痰气不利，口舌生疮，牙疼目赤，周身斑疹，二便不调。

【用法】 上为细末。每服二三钱，午后以白滚汤调下。

123. 凉药子丸

【方源】 《普济方》卷三十九

【组成】 连翘一两半　牙硝、甘草(生)各一两二钱　大黄一两　石膏半两　薄荷叶、栀子、绿豆粉各二两

【主治】 五脏伏热,痰涎壅塞,烦躁,口舌生疮,大便秘结,小便赤涩,及小儿惊热疳病。

【用法】 上为末,炼蜜为丸,如弹子大,每服三丸,水化下,每日二次。

124. 黄连散

【方源】 《太平圣惠方》卷四

【组成】 黄连(去须)、车前子、木通(锉)各一两　汉防己、瞿麦、犀角屑各三分猪苓(去皮)三分　甘草(炙微赤,锉)半两

【主治】 小肠实热,小便黄赤,涩结不通。

【用法】 上为散。每服三钱,以水一中盏。煎至六分,去滓温服,不拘时候。

125. 黄连散

【方源】 《袖珍》卷三引《经验方》

【组成】 黄连、黄芩、柏叶、甘草各等分　豆豉二十粒

【主治】 大人、小儿热气盛。热乘于血,血随气散溢于鼻,致患鼻衄。

【用法】 上㕮咀,每服一两,水二盏,煎至一盏,去滓。食后通口服。

126. 黄柏汤

【方源】 《太平圣惠方》卷十八

【组成】 黄柏半两　黄连半两　当归半两　甘草(生用)半两　灯心三小束　黄芩半两　杏仁(汤浸,去皮尖双仁,生用)一分　蕤仁一分　大枣五枚

【主治】 热病,毒气攻两眼,赤肿疼痛。

【用法】 上锉细。以水三大盏,煎取一大盏半。以绵滤去滓,看冷暖。避风处洗眼,一日二五次。

127. 黄芩茅花汤

【方源】 《杏苑》卷五

【组成】 黄芩、茅花各二钱　白芍药一钱五分　甘草一钱

【主治】 上膈极热而衄者。

【用法】 上㕮咀。用水浓煎,常服。

128. 黄芩清热汤

【方源】 《会约》卷十二

【组成】 黄芩二钱　白芍一钱半　栀子、生地、麦冬各一钱　甘草八分　泽泻、木通各七分　薄荷五分

【主治】 一切烦热。口疮咽痛,衄血吐血,脉洪数者。

【用法】 温服。

129. 黄连五苓散

【方源】 《痘疹仁端录》卷十一

【组成】 猪苓　泽泻　白术　茯苓　陈皮　甘草　黄连　诃子　升麻　木香　藿香　粳米

【主治】 内热,或伤食作泻而臭,手足心热,小便赤涩,疮痘红绽焮发者。

130. 黄连泻心汤

【方源】 《外科正宗》卷四

【组成】 黄连、山栀、荆芥、黄芩、连翘、木通、薄荷、牛蒡子各一钱　甘草五分

【主治】 大人、小儿心火妄动,结成重舌、木舌、紫舌、胀肿坚硬,语言不利。

【用法】 水二钟,加灯心二十根,煎八分,食后服。

131. 黄连泻心汤

【方源】 《证治汇补》卷四

【组成】 大黄　黄芩　黄连　生地　甘草　木通

【主治】 心热口苦。

132. 黄连泻心汤

【方源】 《伤寒大白》卷三

【组成】 黄连　麦门冬　赤茯苓　甘草　木通

【主治】 热病内伤不得卧。

133. 黄连枳壳汤

【方源】 《症因脉治》卷四

【组成】 黄连　枳壳　厚朴　陈皮　甘草　木通

【主治】 积热泄泻,发热口渴,肚腹皮热,时或疼痛,小便赤涩,泻下黄沫,肛门重滞,时结时泻,右脉数大。

【用法】 煎八分,冲调六一散三钱

134. 黄连香薷饮

【方源】 《嵩崖尊生》卷十一

【组成】 香薷四钱　厚朴二钱　黄连二钱　甘草一钱　羌活二钱

【主治】 暑风。中暑搐搦,不省人事,脉浮而虚。

【用法】 水煎,冷服。

135. 黄连香薷饮

【方源】 《会约》卷十二

【组成】 黄连二钱　香薷一钱半　厚朴(姜炒)一钱半　扁豆(炒)三钱　茯苓一钱半　甘草一钱

【主治】 阳暑中热,口干舌燥,小便赤短,身热目赤,脉洪体壮,一切实证。

【用法】 水煎,热服。

136.黄连消暑丸

【方源】 《医方集解》

【组成】 消磐丸(半夏、茯苓、甘草)一两　黄连二钱

【主治】 伏暑烦渴而多热痰。

137.黄连消痞丸

【方源】 《兰室秘藏》卷上

【组成】 泽泻、姜黄各一钱　干生姜二钱　炙甘草、茯苓、白术各三钱　陈皮、猪苓各五钱　枳实(炒)七钱　半夏九钱　黄连一两　黄芩(炒)二两

【主治】 心下痞满,壅滞不散,烦热,喘促不安。

【用法】 上为细末,汤浸蒸饼为丸,如梧桐子大。每服五十丸,食远以温水送下。

138.黄连消痞丸

【方源】 《杂病源流犀烛》卷二十

【组成】 黄连、黄芩各六钱　枳实五钱　半夏四钱　姜黄、白术、泽泻各三钱　人参、陈皮、厚朴各二钱　猪苓一钱半　砂仁、干姜、神曲、甘草各一钱

【主治】 热痞,脉数,烦渴。

【用法】 蒸饼为丸。每服一百丸,以汤送下。

139.黄连清心汤

【方源】 《医学传灯》卷上

【组成】 当归　白芍　生地　麦冬　山栀　连翘　甘草　薄荷

【主治】 暴热外侵,目赤,喉痛,胸满气喘者。

140.清中汤

【方源】 《中藏经·附录》卷七

【组成】 陈皮二两　甘草(蜜炙焦黄脆可折)一两　干姜(湿纸裹煨)半两

【主治】 暑气中喝。

【用法】 上为末。每服二钱,以水一盏,煎至八分,温冷服,汤点、水调皆可。

141.清胃汤

【方源】 《伤寒大白》卷二

【组成】 川连　升麻　生地　山栀　甘草

【主治】 胃热谵语。

142.清凉饮

【方源】 《简明医彀》卷二

【组成】 黄连　黄芩　栀子　连翘　薄荷　甘草

【主治】 恶寒而脉洪数,兼目痛口渴,心烦便秘属热者。
【用法】 上加灯心,水煎服。

143. 清凉膏
【方源】 《理瀹》
【组成】 大黄、元参、苦参、生地、当归、白芷、黄芩、黄柏、甘草各一两五钱　白芍一两　红花八钱
【主治】 内外热症,外症初起。
【用法】 油熬,黄丹、铅粉合收。

144. 清暑汤
【方源】 《伤寒大白》卷二
【组成】 川连　香薷　厚朴　甘草
【主治】 散暑邪,宣腠理。
【用法】 开水泡服。

145. 清暑汤
【方源】 《外科全生集》卷四
【组成】 连翘、花粉、赤芍、银花、甘草、滑石、车前、泽泻各等分
【主治】 一切暑热,头面生石疖。
【用法】 水煎服。外贴洞天膏。

146. 清上防风散
【方源】 《御药院方》卷九
【组成】 防风、细辛(去苗叶)、薄荷叶各一两　川芎七钱　独活(去芦头)、荆芥穗、天麻、甘草(炙)、白檀、白芷各半两　片脑子(别研)一钱
【主治】 上焦不利,风热攻冲,气血郁滞,牙齿闷痛,龈肉虚肿,鼻塞声重,头昏目眩。
【用法】 上为细末,入脑子再研匀细,每服二钱,淡茶清调匀,稍热嗽冷吐,不拘时候。如觉头昏目痛,牙齿肿闷,用热茶清调三钱,食后服亦得。

147. 清六益元汤
【方源】 《赤水玄珠》卷二十六
【组成】 白术(炒)　滑石　炙甘草　黄连(酒炒)　麦芽(炒)
【主治】 热泻,小水短少,口干。
【用法】 水煎服。

148. 清炎解毒汤
【方源】 《简明医彀》卷二
【组成】 牛蒡子三钱　甘草一钱半　犀角、防风、荆芥各一钱

【主治】　长幼内热痰盛,腮肿项核,口舌破烂生疮。

【用法】　水煎服。

149. 清咽抑火汤

【方源】　《寿世保元》卷六

【组成】　连翘一钱五分　黄芩一钱　栀子一钱　薄荷七分　防风一钱　桔梗二钱　朴硝一钱　黄连一钱　黄柏五分　知母一钱　玄参一钱　牛蒡子一钱　大黄一钱　甘草五分

【主治】　咽喉肿痛,痰涎壅盛,初起或壮盛人,上焦有实热者。

【用法】　上锉一剂,水煎,频频热服。

150. 清暑十全汤

【方源】　《玉案》卷二

【组成】　香薷、木瓜、苏叶、厚朴各一钱一分　人参、甘草、白茯苓、白术、白扁豆、半夏、白芍各一钱

【主治】　伤暑。头目昏重,潮热烦闷,多渴呕吐,身体倦怠,并一切伏暑、暑疟。

【用法】　上以水二钟,煎至七分,不拘时服。

151. 清暑益气汤

【方源】　《脾胃论》卷中

【组成】　黄芪(汗少减五分)、苍术(泔浸,去皮)、升麻各一钱　人参(去芦)、泽泻、炒曲、橘皮、白术各五分　麦门冬(去心)、当归身、炙甘草各三分　青皮(去白)二分半　黄柏(酒洗,去皮)二分或三分　葛根二分　五味子九枚

【主治】　平素气阴俱虚,感受暑湿,身热头痛,口渴自汗,四肢困倦,不思饮食,胸闷身重,便溏尿赤,舌淡苔腻,脉虚弱。

①《脾胃论》:时当长夏,湿热大胜,蒸蒸而炽,人感之,多四肢困倦,精神短少,懒于动作,胸满气促,肢节沉疼,或气高而喘,身热而烦,心下膨痞,小便黄而数,大便溏而频,或痢出黄如糜,或如泔色,或渴或不渴,不思饮食,自汗体重或汗少者,血先病而气不病也,其脉中得洪缓。若血气相搏,必加之以迟。②《内科摘要》:暑热泻痢、疟疾。③《准绳·幼科》:暑邪干卫,身热自汗。④《诚书》:痢疾已愈,中气虚弱者,暑令尚在。⑤《幼科锉镜》:伤暑烦热。⑥《金鉴》:暑厥昏眩,不知人,气虚挟痰上冲心虚者。

【用法】　上㕮咀,都作一服。以水二大盏,煎至一盏,去滓,食远温服。剂之多少,临病斟酌。

152. 清暑益气汤

【方源】　《集验良方》卷三

【组成】　人参五分　当归一钱　白芍(酒炒)一钱　熟地一钱　白茯苓一钱　麦冬一钱　五味子十粒　陈皮七分　黄柏(酒炒)七分　知母(酒炒)七分　生甘草三分

【主治】 夏月暑病,四肢困倦,精神短少,脉虚之症。

【用法】 上加乌梅一个,炒米一撮,大枣二枚,水煎服。

153. 葛根汤

【方源】 《圣济总录》卷四十七

【组成】 葛根(锉)十两 甘草(炙)三两 半夏二两(生姜汁半盏,浆水半升,同煮软,切,焙干) 黄连(去须)一两

【主治】 胃实热,烦渴,咽干吐逆。

【用法】 上为粗末。每服三钱匕。以水一盏,入生姜二片,竹茹少许,同煎至七分,去滓温服,不拘时候。

154. 葛根汤

【方源】 《圣济总录》卷九十三

【组成】 葛根(锉)、赤茯苓(去黑皮)、麦冬(去心,焙)、甘草(炙,锉)、黄芪各半两 人参三分

【主治】 骨蒸烦渴,呕不下食,四肢发热。

【用法】 上为粗末。每服五钱匕,以水一盏半,入芦根五枝,竹三叶,煎至一盏,去滓,分二次温服,空腹、食后各一服。

155. 紫石英汤

【方源】 《圣济总录》卷四十三

【组成】 紫石英(别研) 麦门冬(去心,焙)二两 生干地黄(洗,切,焙)、人参、紫苏茎叶、远志(去心)、茯神(去木)、当归(切,焙)、甘草(炙、锉)、防风(去叉)各半两 赤小豆一两

【主治】 心经邪热,虚烦懊躁,头目不利,神思昏倦。

【用法】 上为粗末。每服三钱匕,水一盏,煎至七分,去滓,早、晚食后温服。

156. 惺惺散

【方源】 《赤水玄珠》卷二十五

【组成】 人参 白术 茯苓 甘草 芍药 桔梗 细辛 麦芽各等分

【主治】 变蒸发热,或咳嗽痰涎,鼻塞声重,疮疹发热。

【用法】 上为散。每服一钱,加生姜,水煎服。

157. 惺惺散

【方源】 《麻科活人》卷二

【组成】 人参、桔梗、白苓、白术、瓜蒌根、甘草各一钱 细辛三分 薄荷叶五分 防风、川芎各一钱

【主治】 风热,咽喉不利,脾不和,三焦胆经渴,小便不利。

【用活】 水煎温服。

158. 滑石甘桔汤

【方源】 《普济方》卷一一七引《鲍氏方》

【组成】 滑石五两　甘草一两　桔梗一两

【主治】 脏腑蕴热,气实燥渴,心神烦燥,口苦唇焦,咽膈不快至于肿痛,小便秘涩,大便亦实,感冒烦渴。

【用法】 上为末,每服二钱,煎八分,食前服,旋利愈,痢在膈上食后服。

159. 解毒丸

【方源】 《圣济总录》卷三十四

【组成】 半夏(醋浸一宿,漉出晒干)、甘草(炙,锉)各一斤　赤茯苓(去黑皮)二两

【主治】 伤暑中暍。

【用法】 上为细末,生姜自然汁和丸,如梧桐子大。每服四丸,加至八丸,新汲水送下;如昏闷不省者,生姜自然汁送下。

160. 解疮散

【方源】 《普济方》卷五十五

【组成】 赤芍药、白芍药各半两　木鳖子仁、当归、甘草、大黄汁各一两　黄芩、防风各二钱半

【主治】 气虚热壅,或失饥冒暑,风热上壅,耳内闭痛,脓血流出。

【用法】 上为末,每服五钱,水煎,食后、临卧服。

161. 解暑散

【方源】 《辨证录》卷六

【组成】 香薷、茯苓各三钱　甘草、黄连各一钱　白术一两　白扁豆一钱　白豆蔻一粒

【主治】 行役负贩,驰驱于烈日之下,感触暑气,致令中暍,一时猝倒。

【用法】 水煎服。一剂即愈。

162. 解仓饮子

【方源】 《三因》卷十六

【组成】 赤芍药、白芍药各半两　当归、炙甘草、大黄(蒸)、木鳖子(去壳)各一两

【主治】 气虚热壅,或失饥冒暑,风热上壅,耳内聋闭彻痛,脓血流出。

【用法】 上为散。每服四钱,水煎,食后、临卧服。

163. 镇心丸

【方源】 《圣济总录》卷四十三

【组成】 丹砂(别研)、人参、甘草(炙,锉)、黄芩(去黑心)、栝楼根各一两　凝水石(碎研)二两　牛黄(研)、犀角(镑)、知母各半两　龙脑(别研)一钱

【主治】 心热实,怔悸恍惚,痰壅昏倦。上盛渴躁,夜卧不稳。

【用法】 上为细末,炼蜜为丸,如芡实大。每服一丸,人参汤嚼下。

164. 薄荷散

【方源】 《圣济总录》卷一〇四

【组成】 薄荷叶、恶实(微炒)各一两 甘菊花、甘草(炙)各半两

【主治】 风热攻目,昏涩疼痛,旋眩,咽喉壅塞,语声不出。

【用法】 上为散。每服一钱匕,食后、临卧生姜温水调下。

165. 薄荷煎

【方源】 《寿亲养老》卷四

【组成】 龙脑薄荷叶一斤 川芎三两 桔梗(去芦)五两 甘草四两 防风三两 缩砂仁一两

【功效】 消风热,化痰涎,利咽膈,清头目。

【用法】 上为末,炼蜜为剂服。

166. 檀香丸

【方源】 《普济方》卷一一七引《十便良方》

【组成】 檀香末一钱 杏仁(去皮)二钱半 乌梅肉二两 紫苏叶一两 茴香三钱半 百药煎二钱半 甘草一两半

【主治】 解暑毒。

【用法】 上为细末,炼蜜为丸,如弹子大。非时含化。

167. 六和汤

【方源】 《幼科铁镜》卷六

【组成】 陈皮 半夏 白茯苓 甘草 黄连 厚朴 藿香 香薷 扁豆 木瓜

【主治】 ①《幼科铁镜》:长夏外夹感暑吐泻。②《痢疟纂要》:热痢。

168. 石膏散

【方源】 《儒门事亲》卷十二

【组成】 石膏一两 人参(去芦)、甘草(炙)各半两

【主治】 暑病;热嗽。

【用法】 上为细末。每服三钱,新水、蜜水调下;生姜汤亦可。

169. 六合定中丸

【方源】 《成方便读》卷三引《太平惠民和剂局方》

【组成】 枳壳 桔梗 茯苓 甘草 楂炭 厚朴 扁豆 谷芽 神曲(炒) 木瓜

【主治】 暑湿伤中,食滞交阻,而为霍乱转筋。

170. 升麻汤

【方源】 《圣济总录》卷一三七

【组成】 升麻、甘草各半两

【主治】 代指虽无蕴毒,筋骨中热气尚盛。

【用法】 上锉细,以水二升,煎至一升,去滓,加芒硝末半两,搅匀,温浸指上数十遍,冷即再暖。以愈为度。

171. 黄芩清肺汤

【方源】 《医学传灯》卷上

【组成】 荆芥 薄荷 黄芩 山栀 连翘 麦冬 白芍 桔梗 甘草 桑皮

【主治】 心火燔灼,胃火助之,元气未损,真精未亏,或因饮酒之蕴热,或因暴热之外侵之实火,目赤,喉痛,胸满,气喘。

172. 地骨皮汤

【方源】 《圣济总录》卷十三

【组成】 地骨皮五两 知母一两半 桔梗(去芦头,炒)、甘草(炙)各一两 前胡(去芦头)三分

【主治】 劳风,上膈壅痰实。

【用法】 上为粗末。每服三钱匕,以水一盏,煎至七分,去滓,食后、临卧温服。

173. 玉露散

【方源】 《儒门事亲》卷十二

【组成】 寒水石、滑石、石膏、瓜蒌根各四两 甘草二两

【主治】 暑病,饥困伤暑,食饮不进,时时呕吐,口中常流痰水,腹肋作痛;霍乱吐泻不止;妇人产后一二日潮热口干。

【用法】 上为细末。每服五钱,新水调下。

174. 甘露丸

【方源】 《圣济总录》卷三十四

【组成】 寒水石(煅,候冷,夹绢袋盛,井底浸七日,取出令干,研)四两 天竺黄半两 马牙硝(研)二两 甘草(锉)一两 龙脑半钱

【主治】 暑毒燥闷。

【用法】 上为末,糯米粥为丸,如鸡头子大。每服一丸,生姜蜜水磨下。

175. 枇杷叶散

【方源】 《太平惠民和剂局方》卷二

【组成】 枇杷叶(去毛,炙)、陈皮(汤浸,去瓤,焙)、丁香各半两 厚朴(去皮,涂姜汁炙)四两 白茅根、麦门冬(去心,焙)、干木瓜、甘草(炙)各一两 藿香三两

【主治】 ①《局方》:冒暑伏热,引饮过多,脾胃伤冷,饮食不化,胸膈痞闷,呕哕恶心,头目昏眩,口干烦渴,肢体困倦,全不思食。或阴阳不和,致成霍乱,吐利转筋,烦躁引饮。②《校注妇人良方》:暑毒攻心,呕吐鲜血。

【用法】　上为末。每服二钱,水一盏,加生姜二片,煎至七分,去滓温服,温水调下亦得。如烦躁,用新汲水调下,不拘时候。小儿三岁以下,可服半钱。

176. 玉壶丸

【方源】　《普济方》卷一一七引《卫生家宝》

【组成】　硫黄一分　寒水石、石膏(煅)、盆硝、甘草、绿豆粉各一两半　太阴玄精石一两

【主治】　暑气。

【用法】　上为细末,蒸饼为丸,如弹子大。与生姜同嚼,新水下。

177. 甘露饮子

【方源】　《阎氏小儿方论》

【组成】　生干地黄、熟干地黄、天门冬、麦门冬(各去心,焙)、枇杷叶(去毛)、黄芩(去心)、石斛(去苗)、枳壳(麸炒,去瓤)、甘草(锉,炒)、山茵陈叶各等分

【主治】　心胃之热上冲,牙龈、咽喉肿痛,口舌生疮,目赤肿痛;湿热黄疸,阴虚盗汗,胃脘疼痛。

①《阎氏小儿方论》:心胃热,咽痛,口舌生疮,并疮疹已发未发;又治热气上攻,牙龈肿,牙齿动摇。②《太平惠民和剂局方》(绍兴续添方):丈夫、妇人、小儿胃中客热,牙宣口气,牙龈肿烂,时出脓血;目睑垂重,常欲合闭,或即饥烦,不欲饮食,及赤目肿痛,不任凉药,疮肿已发未发;又疗脾胃受湿,瘀热在里;或醉饱房劳,湿热相搏,致生疸病,肢体微肿,胸满气短,小便黄涩,或时身热。③《上海中医药杂志》(1985,11:27):胃脘痛,阴虚盗汗,温热病,咳嗽,消渴,肝郁头痛,衄血,痛经。

【用法】　上为粗末。每服二钱,水一盏,煎八分,食后温服;牙齿动摇,牙龈腥热,含漱渫并服。

178. 龙胆芦荟丸

【方源】　《审视瑶函》卷四

【组成】　芦荟、胡黄连(炒)、龙胆草各一两　川芎、芜荑各六钱　当归身、白芍药各一两半　木香八钱　甘草(炙)五钱

【主治】　三焦及肝胆二经积染风热,以致目生云翳,或结瘰疬,耳内生疮,发寒作痛,或虚火内烧,肌体羸瘦,发热作渴,饮食少进,肚腹不调,皮干,腹膨胀,口内有疮,牙龈溃烂,或牙齿蚀落,腮颊腐烂,下部生疮者。

【用法】　上为细末,炼蜜为丸。每服匀作十丸,用白滚汤化下。

179. 龙胆泻肝汤

【方源】　《症因脉治》卷一

【组成】　龙胆草　知母　川连　人参　麦冬　天门冬　山栀　黄芩　甘草柴胡

【主治】 肝热舌音不清,身热口燥,面色多红,二便赤涩,神智昏沉,语言不便,脉左关弦数;肝火刑金,肺热身肿,喘咳烦满,不得仰卧,喘息倚肩,身首皆肿,小便赤涩;木火乘脾,积热痿软,四肢烦疼,时或重滞,手足心时冷时热,或发热如疟,时或清爽,时或倦怠,时或身重,如负重物,小便黄赤,大便乍难乍易,脉多弦数;燥火腹痛,目黄便赤,痛连小腹;热积腹痛,脉左关洪数。

180. 龙脑鸡苏丸

【方源】 《局方》卷六

【组成】 柴胡(要真银州者。锉,同木通以沸汤大半升浸一二宿,绞汁后入膏)二两　木通(锉,同柴胡浸)、阿胶(炒微燥)、蒲黄(真者,微炒)、人参各二两　麦门冬(汤洗,去心,焙干)四两　黄芪(去芦)一两　鸡苏(净叶)(即龙脑薄荷也)一斤　甘草(炙)一两半　生干地黄末(后入膏)六两

【主治】 肺热咳嗽,鼻衄吐血,血崩下血,血淋,热淋,劳淋,气淋,消渴,惊悸,胃热口臭,肺热喉腥,脾疸口甜,胆疸口苦。

【用法】 上除别研药后入外,并为细末,将好蜜二斤先炼一二沸,然后下生干地黄末,不住手搅,时时入绞下前木通、柴胡汁,慢慢熬成膏,勿令焦,然后将其余药末同和为丸,如豌豆大。每服二十丸,嚼破,热水送下,不嚼亦得。虚劳烦热,消渴惊悸,煎人参汤送下;咳嗽唾血,鼻衄吐血,将麦门冬(汤浸,去心)煎汤送下,并食后、临卧服之;惟血崩下血,诸淋疾,皆空心食前服;治淋,用车前子汤送下。

181. 甘露饮

【方源】 《伤寒心要》

【组成】 茯苓、泽泻、甘草、石膏、寒水石各二两、白术、桂枝、猪苓各半两　滑石四两

【主治】 汗后烦渴。

【用法】 上为末。每服三钱,汤调或新汲水调服,姜汤尤妙。

182. 四顺清凉饮

【方源】 《幼科发挥》

【组成】 白芍　当归　生地　甘草　柴胡

【主治】 ①《幼科发挥》:中焦热。②《痘疹一贯》:中焦热,津液少而便秘。

183. 解五蒸汤

【方源】 《外台秘要》卷十三引《古今录验》

【组成】 甘草(炙)一两　茯苓三两　人参二两　竹叶二把　葛根、干地黄各三两知母、黄芩各二两　石膏(碎)五两　粳米一合(一方无甘草、茯苓、人参、竹叶)

【主治】 虚劳骨蒸。

【用法】 上切。以水九升,煮取二升半,分为三服。亦可以水三升,煮小麦一升,

乃煮药,忌海藻、菘菜、芫黄、火醋。

184. 拔毒饮

【方源】 《活幼心书》卷下

【组成】 天花粉(去粗皮)一两　生干地黄(净洗)、白芷、当归尾(酒洗)、桔梗(锉片,蜜水炒过)、甘草各半两

【主治】 风热毒气上攻,头项浮肿作痛,发惊,及发斑。

【用法】 上㕮咀。每服二钱,水一盏,煎七分,温服,不拘时候。

第三节　伤　寒

1. 正元散

【方源】 《博济》卷一

【组成】 麻黄(去节)　陈皮(去白,炙)　大黄(生)　甘草(炙)　干姜(炮)　茱萸　官桂(去粗皮)　芍药(生)　附子(炮,去皮脐)　半夏(汤洗七遍)

【主治】 ①《博济》:才觉伤寒,四肢头目骨节疼痛;或伤冷伤食,头昏气满,及心腹诸疾。②《圣济总录》:伤寒阴证,脉候沉细。

【用法】 上十味,唯麻黄多于众药一倍,余药减用一半,同捣为末。每服一大钱,水一盏,加生姜三片,大枣一枚,煎至七分,热服。如出汗,须候汗干,可去盖覆。

2. 正气散

【方源】 《摄生众妙方》卷四

【组成】 苍术、厚朴、川芎、柴胡、藿香、半夏、陈皮、甘草各等分

【主治】 伤寒感冒,中寒重者。

【用法】 用水二钟,煎至八分,温服。汗出为愈。

3. 木通汤

【方源】 《普济方》卷一四三

【组成】 木通、木猪苓各二两　瞿麦、滑石、甘草(炙)、芍药各一两

【主治】 伤寒小腹满,小便不利,心下痛引胁者。

【用法】 以水七升,煮取二升,去滓,温服一升。

4. 甘草汤

【方源】 方出《肘后方》卷二,名见《外台》卷二引《深师方》

【组成】 甘草三两　橘皮一升

【主治】 伤寒呃不止。

【用法】 水五升,煮取三升,分服,日三,取瘥。

5. 甘草散

【方源】 《圣惠》卷十

【组成】 甘草(生用)一两　川升麻半两　射干半两

【主治】 伤寒二三日,毒气攻咽喉痛肿。

【用法】 上锉细。都以水三大盏,煎至二盏,去滓,分为四服,日三服,夜一服。

6. 甘草散

【方源】 《圣惠》卷十一

【组成】 甘草(炙微赤,锉)、桂心、茯神、人参(去芦头)、阿胶(捣碎,炒令黄燥)、麦门冬(去心)各一两　生干地黄二两　麻黄(去根节)二两

【主治】 阳毒伤寒,脉洪大,心中悸状。

【用法】 上为散。每服四钱,以水一中盏,加生姜半分。煎至六分,去滓温服,不拘时候。

7. 甘草散

【方源】 《圣惠》卷十一

【组成】 甘草(炙微赤,锉)、茯神、远志(去心)、苍术各一两　枳实(麸炒微黄)半两

【主治】 伤寒脉结代,心下悸。

【用法】 上为粗散。每服三钱,以水一中盏,加生姜半分,煎至五分,去滓温服,不拘时候。

8. 甘露散

【方源】 《卫生总微》卷七

【组成】 好滑石(研细,桂府白色者妙)二两　甘草末(一方更有防风半两,为末)半两

【主治】 伤寒壮热,头疼体痛。

【用法】 二者拌匀。每服一钱,以浓煎萝卜汤调下。

9. 甘菊花散

【方源】 《圣惠》卷十一

【组成】 甘菊花半两　旋覆花半两　防风(去芦头)一两　川芎一两　蔓荆子半两　细辛半两　酸枣仁一两　葳蕤一两　枳壳(麸炒微黄,去瓤)半两　甘草(炙微赤,锉)半两

【主治】 伤寒痰壅,头痛心烦,四肢拘急,不得睡卧。

【用法】 上为粗散。每服三钱,以水一中盏,加生姜半分,煎至五分,去滓温服,不拘时候。

10. 甘草附子汤

【方源】 《伤寒论》

【组成】 甘草(炙)二两　附子(炮,去皮,破)二枚　白术二两　桂枝(去皮)四两

【主治】 ①《伤寒论》:风湿相搏,骨节疼烦,掣痛不得屈伸,近之则痛剧,汗出短气,小便不利,恶风不欲去衣,或身微肿者。②《外台》引《近效方》:风虚头重眩,苦极不知食味。

【用法】 以水六升,煮取三升,去滓,温服一升,一日三次。初服得微汗则解,能食。汗止复烦者,将服五合;恐一升多者,宜服六七合为妙。忌海藻、菘菜、猪肉、生葱、桃、李、雀肉等。

11. 甘草附子汤

【方源】 《普济方》卷一四〇引《指南方》

【组成】 甘草一两　附子(炮,去皮脐)一两　桂(去皮)四两

【主治】 伤寒虚汗不止。

【用法】 上为粗末。每服五钱,水二盏,煎至一盏,去滓服。

12. 石膏汤

【方源】 《圣惠》卷九

【组成】 石膏三两　黄连(去须)一两　黄柏一两　黄芩一两　豉二两　栀子仁一两　麻黄(去根节)一两　川大黄(锉碎,微炒)二两　甘草(炙微赤,锉)一两

【主治】 伤寒病九日,曾经发汗吐下未解,三焦生热,其脉滑数,昏愦沉重,欲入百合状证。

【用法】 上锉细和匀。每服半两,以水一大盏,加生姜半分,煎至六分,去滓,不拘时候温服,如人行十里再服。以微利为度。

13. 石膏汤

【方源】 《圣惠》卷十

【组成】 石膏二两　知母、地骨皮、甘草(炙微赤,锉)、人参(去芦头)各一两

【主治】 伤寒,已大汗,后下利,其人频渴不解,其脉洪大。

【用法】 上为粗散,每服五钱,以水一大盏,加粳米百粒,煎至五分,去滓,不拘时候温服。

14. 石膏汤

【方源】 《伤寒微旨》卷上

【组成】 石膏三两　芍药、柴胡各一两　升麻、黄芩、甘草各三分

【主治】 伤寒阳盛阴虚,邪气在表,脉浮数,或紧或缓,其脉上出鱼际,寸脉力大于关尺,发热冒闷,口燥咽干者。

【用法】 上为末。每服三钱,水一盏半,加豉一合,煎八分,去滓热服。芒种以后

至立秋以前服。

15. 龙车散

【方源】《辨证录》卷七

【组成】 柴胡、甘草各一钱　白芍、茯苓各五钱　车前子三钱　龙胆草五分

【主治】 少阳痉病。感湿热之气，又感风邪，颈项强直，一目或左右视，手足搐搦。

【用法】 水煎服。

16. 石膏汤

【方源】《云岐子保命集》卷下

【组成】 石膏、葛根、麻黄各五钱　黄芩、芍药、甘草各七钱

【主治】 伤寒汗下后，头痛不止者。

【用法】 上锉细。每服七钱，加生姜，同煎服。

17. 石膏散

【方源】《圣惠》卷九

【组成】 石膏二两　桂心一两　麻黄(去根节)一两　杏仁(汤浸，去皮尖双仁，麸炒微黄)二十枚　黄芩一两　甘草(炙微赤，锉)一两　赤芍药一两　白术一两　川芎一两　香附子一两

【主治】 伤寒已经三日，不得汗，头痛发热。

【用法】 上为散。每服五钱，以水一大盏，加生姜半分，煎至六分，去滓，分二次服，不拘时候。

18. 石膏散

【方源】《圣惠》卷十一

【组成】 石膏一两　知母、柴胡(去苗)、麻黄(去根节)、甘草(炙微赤，锉)、黄芩、赤芍药、防风(去芦头)、赤茯苓、川升麻、甘菊花各半两

【主治】 阳毒伤寒，壮热头痛，肢体烦重，口干心燥。

【用法】 上为散。每服四钱，以水一中盏，加生姜半分，葱白七寸，豆豉一百粒，煎至六分，去滓，不拘时候温服。

19. 石膏散

【方源】《圣惠》卷十一

【组成】 石膏半两　麻黄(去根节)三分　桂心半两　细辛半两　白术半两　赤芍药三分　桔梗(去芦头)半两　干姜(炮裂，锉)半两　甘草(炙微赤，锉)一两　附子(炮裂，去皮脐)三分　薄荷半两

【主治】 伤寒头痛壮热。

【用法】 上为粗散。每服四钱，以水一中盏，加生姜半分，葱白七寸，豉五十粒，煎至六分，去滓，不拘时候，稍热频服。

20. 石膏独活汤

【方源】 《圣济总录》卷二十二

【组成】 石膏(碎)、麻黄(去根节,煎,掠去沫,焙)、羌活(去芦头)、独活(去芦头)、甘草(炙,锉)、天南星(炮)、青橘皮(去白,麸炒)、枳壳(去瓤,麸炒)、干姜(炮)、柴胡(去苗)、益智(去皮)、桂(去粗皮)各半两

【主治】 中风伤寒,头痛体疼,发热恶寒。

【用法】 上为粗末。每服三钱匕,水一盏,加葱白二寸,豉二七粒,煎至一分,去滓热服。盖覆出汗。

21. 石膏神术汤

【方源】 《伤寒大白》卷一

【组成】 石膏 熟苍术 甘草

【主治】 湿温身痛。

22. 石膏栝楼汤

【方源】 《伤寒总病论》卷六

【组成】 黄连、黄芩、甘草、栝楼根各一两 石膏一两半

【主治】 伤寒小产后,烦闷,大燥渴。

【用法】 上为粗末。每服四钱,水一盏半,煎八分,每次温服一盏。

23. 龙齿丸

【方源】 《圣惠》卷十一

【组成】 龙齿一两 人参(去芦头)一两 茯神三分 远志半两 黄芩三分 麦门冬(去芦头)一两 黄连(去须)三分 甘草(炙微赤,锉)半两

【主治】 伤寒,邪热在心,狂言妄语,精神错乱,志意不定。

【用法】 上为末,炼蜜为丸,如梧桐子大。每服三十丸,不拘时候,以冷米泔送下。

24. 龙骨汤

【方源】 《圣济总录》卷三十一

【组成】 龙骨(研)、人参、茯神(去木)、紫石英(研)、赤石脂、当归(切,焙)、干姜(炮)、桂(去粗皮)、甘草(炙)、白术、芍药、紫菀(去苗土)、防风(去叉)各一两 远志(去心,焙)半两

【主治】 伤寒后心气虚悸,恍惚多忘,或梦寐惊魇。

【用法】 上为粗末。每服五钱匕,水一盏半,加大枣三枚(擘破),同煎至七分,去滓,食前温服。

25. 龙胆汤

【方源】 《圣济总录》卷二十三

【组成】 龙胆、萎蕤、芍药、黄芩(去黑心)、石膏、麻黄(去根节)、升麻、甘草(炙,

锉)各三分　葛根(锉)一两　桂(去粗皮)、大青各半两

　　【主治】　伤寒温病后烦躁。

　　【用法】　上为粗末。每服三钱匕,水一盏,加生姜一枣大(拍碎),煎至六分,去滓温服。

26. 龙胆汤

　　【方源】　《圣济总录》卷二十八

　　【组成】　龙胆、枳壳(去瓤,麸炒)、柴胡(去苗)、栀子仁、知母(切,焙)、地骨皮、木通(锉)、芍药、甘草(炙)、羚羊角(镑)、麦门冬(去心,焙)、升麻各半两

　　【主治】　伤寒发黄烦热,皮肉皆黄,小便赤不利。

　　【用法】　上为粗末。每服五钱匕,用水一盏半,煎至一盏,去滓,不拘时候温服。

27. 龙胆草散

　　【方源】　《医方类聚》卷五十四引《神巧万全方》

　　【组成】　龙胆草一两　大青一两　柴胡一两　枳实(麸炒令黄)一两　栝楼一两　黄芩一两　栀子仁一两　茵陈一两　川大黄(微炒)一两　甘草(微炒)半两

　　【主治】　伤寒壮热,骨节烦疼,连心两肋气胀急硬痛,不能食,变为黄。

　　【用法】　上为散。每服五钱,以水一大盏,煎至五分,去滓,不拘时候温服。

28. 龙骨救逆汤

　　【方源】　《圣惠》卷十一

　　【组成】　龙骨二两　桂心一两　甘草(炙微赤,锉)一两　茯神一两　人参(去芦头)一两　麦门冬(去心,焙)二两　牡蛎(烧为粉)二两　蜀漆一两

　　【主治】　伤寒脉浮,医以火劫,汗出太过必亡阳,心生狂热,起卧不安。

　　【用法】　上为粗散。每服四钱,以水一中盏,加生姜半分,大枣三枚,煎至六分,去滓,不拘时候温服。

29. 四顺散

　　【方源】　《养老奉亲》

　　【组成】　麻黄(去节)、杏仁(去皮)、荆芥穗(炙)、甘草(炙)各等分

　　【主治】　老人四时伤寒。

　　【用法】　上为末。每服一钱,入盐汤点,热服。

30. 栝楼桂枝汤

　　【方源】　《金匮》卷上

　　【组成】　栝楼根二两　桂枝三两　芍药三两　甘草二两　生姜三两　大枣十二枚

　　【主治】　太阳病,其证备,身体强,几几然,脉反沉迟,此为痉。

　　【用法】　以水九升,煮取三升,分温三服,取微汗。汗不出,食顷,啜热粥发之。

31.四逆汤

【方源】《圣惠》卷十一

【组成】 干姜(炮裂,锉)、附子(炮裂,去皮脐)、桂心、甘草(炙微赤,锉)、白术、当归(锉,微炒)各半两

【主治】 阴毒伤寒,脉候沉细,四肢逆冷,烦躁头痛。

【用法】 上为粗散。每服三钱,以水一中盏,煎至六分,去滓,稍热频服之,不拘时候。

32.四逆汤

【方源】《普济方》卷一四一引《十便良方》

【组成】 干姜(炮裂,锉)三分 附子(炮裂,去皮脐)、桂心各一两 甘草(炙微赤,锉)半两

【主治】 两感伤寒,阴阳二毒交并,身体手足厥逆,心中热闷,强语,三部脉微细。

【用法】 上为粗散。每服五钱,以水一大盏,煎至五分,去滓热服,不拘时候。久吃热粥,以助药力,汗出为度。

33.四逆散

【方源】《伤寒论》

【组成】 甘草(炙)、枳实(破,水渍,炙干)、柴胡、芍药各十分

【主治】 少阴病,寒邪变热传里,腹中痛,小便不利,泄利下重,四肢厥逆,及肝脾不和,胸腹疼痛,泄利下重等。现常用于急慢性肝炎、急慢性胆囊炎、胆石症、胆道蛔虫症、慢性胃炎、胃溃疡、胃肠神经官能症、胰腺炎、阑尾炎、肋间神经痛及妇女月经不调、痛经、盆腔炎等属于肝郁气滞,肝脾失调者。

【用法】 上为末。每服方寸匕,白饮和服,一日三次。

34.四逆散

【方源】《圣惠》卷十二

【组成】 甘草(炙微赤,锉)、附子(炮裂,去皮脐)、桂心各一两 干姜(炮制,锉)半两

【主治】 伤寒,霍乱吐利。发热恶寒,四肢拘急,手足厥冷。

【用法】 上为粗散。每服四钱,水一中盏,加大枣三枚,煎至六分,去滓,稍热频服,不拘时候。

35.四柴胡饮

【方源】《景岳全书》卷五十一

【组成】 柴胡一二三钱 炙甘草一钱 生姜三五七片 当归二三钱(泻者少用) 人参二三钱或五七钱(酌而用之)

【主治】 凡人元气不足,或忍饥劳倦而外感风寒,或六脉紧数微细,正不胜邪。

【用法】 水二钟,煎七八分,温服。

36. 四君加姜附汤

【方源】 《辨证录》卷一

【组成】 白术一两　茯苓五钱　附子一钱　人参五钱　甘草一钱　干姜一钱

【主治】 冬月伤寒四五日后,腹痛,小便不利,手足沉重而疼,或咳,或呕。

【用法】 水煎服。

37. 四逆加茯苓散

【方源】 方出《伤寒论》,名见《圣济总录》卷二十六

【组成】 甘草(炙)、枳实(去瓤,麸炒)、柴胡(去苗)、芍药各一两　赤茯苓(去黑皮)半两

【主治】 伤寒少阴证,小便不利。

【用法】 上为细散。每服二钱匕,米饮调下,一日三次。

38. 四逆汤加生姜方

【方源】 《圣济总录》卷二十五

【组成】 甘草(炙,锉)一两　干姜(炮)三分　附子(炮裂,去皮脐)半枚　生姜(切,焙)一两半

【主治】 伤寒少阴证呕哕者。

【用法】 上为粗末。每服五钱匕,水一盏半,煎至八分,去滓,温服。

39. 四逆散加五味子干姜汤

【方源】 方出《伤寒论》,名见《伤寒图歌活人指掌》卷四

【组成】 甘草(炙)、枳实(破,水渍,炙干)、柴胡、芍药各十分　五味子、干姜各五分

【主治】 少阴病,四逆,咳或下利。

40. 代赭散

【方源】 《圣惠》卷十二

【组成】 代赭石(研)半两　旋覆花半两　人参(去芦头)半两　甘草(炙微赤,锉)半两　半夏(汤洗七遍去滑)三分　陈橘皮(汤浸,去白瓤,焙)一两

【主治】 伤寒,发汗吐下后,心腹痞满,胸膈气不利。

【用法】 上为散。每服三钱,以水一中盏,加生姜半分,大枣三个,煎至六分,去滓。不拘时候温服。

41. 仙授散

【方源】 《传信适用方》

【组成】 苍术(米泔浸一夕,洗净)四两　麻黄(去节)四两　香附子(去皮毛)四两　杏仁(去皮尖,麸炒,别研)二两　甘草(生用)二两

【主治】 三日伤寒。

【用法】 上为细末。每服三钱,白汤调下,如人行五里间进三服。服讫避风,如一服便有汗,即不必再进。

42. 外感祛邪汤

【方源】 《石室秘录》卷一

【组成】 麻黄一钱　桂枝一钱　柴胡一钱　白芍一钱　当归二钱　甘草一钱

【主治】 伤寒初起者。

【用法】 水煎服。

43. 生地黄汤

【方源】 《千金》卷九

【组成】 生地黄三斤　大黄四两　大枣二十枚　甘草一两　芒硝二合

【主治】 伤寒有热,虚羸少气,心下满,胃中有宿食,大便不利。

【用法】 上药合捣,令相得,蒸五升米下,熟,绞取汁,分再服。

44. 生地黄饮

【方源】 《圣济总录》卷二十四

【组成】 生干地黄(焙)二两　大黄(生,锉)、升麻、贝母(去心,炒黄)、麦门冬(去心,焙)、甘草(炙,锉)各一两

【主治】 伤寒毒气攻肺,咳嗽,喉中生疮。

【用法】 上为粗末。每服三钱匕,水一盏,蜜一小匙头,同煎三两沸,去滓温服,不拘时候。

45. 生干地黄散

【方源】 《圣惠》卷十

【组成】 生干地黄二两　玄参一两半　赤茯苓一两　麦门冬(去心)一两　川升麻一两　甘草(炙微赤,锉)半两

【主治】 伤寒,心膈热毒,烦闷,谵语失度。

【用法】 上为散。每服五钱,以水一大盏,煎至五分,去滓温服,不拘时候。

46. 生干地黄散

【方源】 《圣惠》卷十二

【组成】 生干地黄、车前子、桑根白皮(锉)、紫菀(去苗土)、鹿角胶(捣碎,炒令黄燥)各半两　赤茯苓三分　甘草(炙微赤,锉)一分

【主治】 伤寒,咳嗽唾血。

【用法】 上为散。每服四钱,以水一中盏,加生姜半分,煎至六分,去滓温服,不拘时候。

47. 生地芍药汤

【方源】 《幼科直言》卷五

【组成】　生地　白芍　当归　连翘　陈皮　甘草　白茯苓　川贝母　苡仁　百合

【主治】　伤寒。表里失序,汗未通达,遗留积热,或生毒,或手足不利,强痛不伸

【用法】　水煎服。

48. 生金滋水饮

【方源】　《医家心法》

【组成】　生地　丹皮　当归　白芍　人参　麦冬　白术(生用)　甘草

【主治】　伤寒热退后,或汗后,烦躁未除,口渴微热,大便艰涩,小便短赤。

【用法】　加大枣、生姜为引。

49. 生姜泻心汤

【方源】　《伤寒论》

【组成】　生姜(切)四两　甘草(炙)三两　人参三两　干姜一两　黄芩三两　半夏(洗)半升　黄连一两　大枣(擘)十二枚

【主治】　伤寒汗后,胃阳虚弱,水饮内停,心下痞硬,肠鸣下利;妊娠恶阻,噤口痢。现用于胃下垂、胃扩张、慢性胃炎等属胃阳虚弱,水饮内停者。

【用法】　以水一斗,煮取六升,去滓,再煎取三升,温服一升,每日三次。

50. 生姜半夏泻心汤

【方源】　《伤寒大白》卷三

【组成】　生姜　半夏　枳壳　厚朴　人参　川连　甘草

【主治】　伤寒,汗下早,痞满。

51. 白术汤

【方源】　《圣济总录》卷二十一

【组成】　白术、五味子、甘草、石膏各四两　干姜三两

【主治】　伤寒三日,头疼壮热,骨节疼痛,有汗或无汗。

【用法】　上为末。每服三钱匕,水一盏,加盐一捻,煎至八分,去滓,连并热服。

52. 白术汤

【方源】　《圣济总录》卷三十二

【组成】　白术、陈橘皮(汤浸,去白,焙)各三分　甘草(炙)一分　白豆蔻(去皮)、高良姜各半两　茯神(去木)一两

【主治】　伤寒愈后,胃虚不思食。

【用法】　上为末。每股五钱匕,水一盏半,加生姜半分(拍碎),大枣二个(擘破),同煎至七分,去滓,食前温服。

53. 白术汤

【方源】　《阴证略例》

【组成】 白术二两　防风二两　甘草(炙)一两

【主治】 ①《阴证略例》:内伤冷物,外感风邪有汗者。②《普济方》:风湿恶风,脉缓。

【用法】 上咬咀。每服三钱,水一盏,加生姜三片,同煎至七分,去滓温服,不拘时候,一日只一二服。

54. 白术饮

【方源】 《圣济总录》卷三十二

【组成】 白术、人参、生姜(切)各半两　甘草(炙)一分

【主治】 伤寒后胃虚,不思饮食。

【用法】 上锉,如麻豆大。以水三盏,煎至一盏半,去滓,食前分温二服。

55. 白术散

【方源】 《圣惠》卷十

【组成】 白术、桂心、附子(炮裂,去皮脐)、防风(去芦头)、川芎、甘草(炙微赤,锉)各三分

【主治】 伤寒阴痉,手足厥冷,筋脉拘急,汗出不止。

【用法】 上为散。每服四钱,以水一中盏,加生姜半分,大枣三个,煎至五分,去滓热服,不拘时候。

56. 白术散

【方源】 《圣惠》卷十二

【组成】 白术一两　人参(去芦头)一两　甘草(炙微赤,锉)半两　陈橘皮(汤浸,去白瓤,焙)三分　厚朴(去粗皮,涂生姜汁炙令香熟)一两

【主治】 伤寒霍乱,胃气不和,心烦吐利,不下饮食。

【用法】 上为散。每服四钱,以水一中盏,加生姜半分,大枣三个,煎至六分,去滓温服,不拘时候。

57. 白术散

【方源】 《圣惠》卷十二

【组成】 白术、人参(去芦头)、白茯苓、干木瓜、陈橘皮(汤浸,去白瓤,焙)各一两甘草(炙微赤,锉)一分

【主治】 伤寒,冷热气相乘,霍乱吐利,转筋不止。

【用法】 上为散。每服四钱,以水一中盏,加生姜半分,煎至六分,去滓,稍热频服,不拘时候。

58. 白术散

【方源】 《圣惠》卷十二

【组成】 白术一两　甘草(炙微赤,锉)一分　川芎三分　羌活一分　羚羊角屑一

分 桂心一分 麻黄(不去根节)一两 知母二分 石膏一两

【主治】 伤寒,体虚汗出,心烦,头痛恶风。

【用法】 上为散,每服五钱,以水一大盏,加生姜半分,煎至五分,去滓温服,不拘时候。

59. 白虎汤

【方源】 《普济方》卷一三五引《三因》

【组成】 知母、甘草(炙微赤,锉)各一两 麻黄(捣碎)二两 粳米一合

【主治】 阳毒伤寒,服桂枝汤,大汗出后,大渴,烦躁不解,脉洪大者。

【用法】 上锉细。以水二大盏,煮米熟为度,去滓,分温三服。不拘时候。

60. 白姜散

【方源】 《医方类聚》卷五十四引《神巧万全方》

【组成】 白姜(炮)半两 附子(炮)三分 甘草(炙)半两 陈橘皮半两 诃黎勒皮一两 厚朴(姜汁炙)三分

【主治】 食毒伤寒,头痛,身不大热,心间疰闷,大便不利。

【用法】 上为末。每服二钱,水一中盏,同煎五分,温服。

61. 白芍药散

【方源】 《圣惠》卷十四

【组成】 白芍药、桂心、白术、人参(去芦头)、白茯苓、五加皮各一两 干姜(炮裂,锉)三分 甘草(炙微赤,锉)半两

【主治】 伤寒虚损,小腹拘急,腰背强疼,夜梦失精,四肢羸瘦。

【用法】 上为粗散。每服四钱,以水一中盏,加生姜半分,大枣三个,煎至六分,去滓;食前温服。

62. 白鲜皮汤

【方源】 《圣济总录》卷二十四

【组成】 白鲜皮、菊花、石膏(研)、荆芥穗各一两 桂(去粗皮)一分 甘草(炙)半两 麻黄(去节)二两

【主治】 伤寒头痛。

【用法】 上为粗末。每服三钱匕,水一盏,煎至七分,去滓温服。

63. 白虎加葛根方

【方源】 《圣惠》卷十

【组成】 麻黄(去根节)一两 知母一两半 葛根(锉)一两半 石膏一钱半 甘草(炙微赤,锉)一两

【主治】 伤寒头痛,骨节烦疼,或已吐下,余热不尽,口干烦渴者。

【用法】 上为粗散。每服五钱,以水一大盏,煎至五分,去滓,不拘时候温服。

64. 瓜蒂散

【方源】 《儒门事亲》卷十二

【组成】 瓜蒂七十五个　赤小豆七十五粒　人参(去芦)半两　甘草半两或二钱五分

【主治】 伤寒六七日,因下后,腹满无汗而喘。

【用法】 上为细末。每服一钱,或半钱,或二钱,量虚实加减用之,空心齑汁调下服之。

65. 汉防己散

【方源】 《圣惠》卷十

【组成】 汉防己半两　桂心三分　防风(去芦头)三分　甘草(炙微赤,锉)半两　生地黄(研,绞取汁)二斤

【主治】 伤寒热毒逼心,谵语见鬼神不安。

【用法】 上为末。入地黄汁中,更入水一大盏,调令匀,入银器中盛,于甑中蒸半日取出;每服三合,以温水下之,不拘时候。

66. 玄精石方

【方源】 《伤寒总病论》卷六

【组成】 石膏、太阴、玄精石各一两　麻黄二两　甘草半两

【主治】 伤寒头痛。

【用法】 上为粗末。每服四钱,水一盏,加竹叶二七片,煎七分,去滓温服,不拘时候。

67. 半夏散

【方源】 《圣惠》卷十三

【组成】 半夏(汤洗七遍去滑)一两　黄芩一两　百合一钱　干姜(炮裂,锉)半两　黄连(去须微炒)一两　甘草(炙微赤,锉)一两　人参(去芦头)一两

【主治】 伤寒百合病,下利不止,心中愊坚而呕。

【用法】 上为散。每服三钱,以水一中盏,加大枣三个,生姜半分,煎至六分,去滓,稍热频服,不拘时候。

68. 加味二陈汤

【方源】 《济阳纲目》卷七十八

【组成】 陈皮　半夏　茯苓　甘草　黄芩(酒洗)　羌活　红花

【主治】 痰热客于太阳经,项强不能回顾,动则微痛,其脉弦而数实。

【用法】 上锉。水煎服。

69. 加味升葛汤

【方源】 《会约》卷四

【组成】 升麻一钱半　葛根、白芍、甘草、黄芩、栀子各一钱

【主治】 伤寒阳毒发斑。

【用法】 水煎服。加犀角汁更妙。

70. 加味香苏饮

【方源】 《玉案》卷二

【组成】 川芎、紫苏、羌活、防风、苍术、香附、甘草、荆芥、白芷各三钱　葛根、前胡各一钱

【主治】 伤风,风邪客于腠理,洒淅恶寒,喷嚏呵欠,头疼发热,类于伤寒,但见风寒即怕,亦不太甚者。

【用法】 加葱头十枚,生姜三片,水煎服。以被覆取汗为度。

71. 加味温胆汤

【方源】 《伤寒全生集》卷四

【组成】 半夏　竹茹　陈皮　枳实　甘草　枣仁　人参　茯神

【主治】 ①《伤寒全生集》:伤寒阴挟阳,惊悸昏沉。②《准绳·伤寒》:太阳病后,胆寒,虚烦不得眠。

【用法】 加生姜、大枣,水煎服。

72. 加减冲和汤

【方源】 《伤寒大白》卷一

【组成】 防风　羌活　黄芩　石膏　广皮　甘草

【主治】 太阳病,项背强几几,汗出,反恶风者。

73. 加减建中汤

【方源】 《医方大成》引汤氏方(见《医方类聚》卷二六三)

【组成】 熟地黄半两　白芍药三两　甘草(炙)一两半　黄芪一两　人参半两

【主治】 伤寒,发热自汗,虚烦。

【用法】 上㕮咀。每服二钱,水一盏半,煎服。

74. 加减柴胡汤

【方源】 《辨证录》卷一

【组成】 柴胡一钱　白芍五钱　茯神二钱　甘草一钱　栀子二钱　陈皮一钱当归三钱　枳壳五分　大黄五分

【主治】 冬月伤寒,身热三日,腹满自利,病在少阳者。

【用法】 水煎服。

75. 加减凉膈散

【方源】 《医学正传》卷一引东垣方

【组成】 连翘一钱　栀子、薄荷叶、淡竹叶、黄芩、桔梗各五分　甘草(生)一钱

五分

【主治】 六经热,及伤寒余热不解,胸烦等证。

【用法】 上细切,作一服。水一盏半,煎至一盏,日三五服。热退即止。

76. 加减黄芩汤

【方源】 《医学探骊集》卷三

【组成】 荆芥穗三钱　薄荷三钱　黄芩五钱　车前子(炒)四钱　毛苍术四钱 盐泽泻三钱　升麻三钱　木通三钱　粉甘草三钱

【主治】 伤寒泄泻。

【用法】 水煎,温服。

77. 加减小柴胡汤

【方源】 《医学探骊集》卷三

【组成】 柴胡四钱　人参三钱　竹茹三钱　伏龙肝六钱　黄芩四钱　生姜(切片)一两　陈皮三钱　甘草五钱

【主治】 伤寒二三日,胃腑为寒热所困,饮食入口,少顷即吐者。

【用法】 水煎,温服。

78. 加减香砂六君子汤

【方源】 《医学探骊集》卷三

【组成】 焦白术三钱　人参三钱　葛根四钱　淡豆豉三钱　广缩砂二钱　陈皮三钱　姜厚朴二钱　木香二钱　甘草二钱

【主治】 伤寒食复。

【用法】 水煎,温服。

79. 发表丸

【方源】 《寿世保元》卷二

【组成】 甘草、麻黄、升麻、葛根各四两　苍术二两

【主治】 伤寒无汗,头疼发热,身痛口干。

【用法】 上为细末,炼蜜为丸,如皂子大。每服一丸,生绿豆汤送下。如过三日外,加黄酒一钟,再加一丸。

80. 加减羌活五积散

【方源】 《会约》卷三

【组成】 当归一钱半　白芍一钱　陈皮八分　半夏一钱半　茯苓一钱三分　甘草一钱　桔梗、枳壳、川芎、白芷、防风各一钱　羌活八分　桂枝一钱　紫苏叶五分 北细辛三分

【主治】 四时感冒,发热恶寒,头痛身疼,咳嗽声重,脉浮紧,无汗者。

【用法】 加生姜三片,葱白五寸,水煎,热服。取微汗。

81. 地骨皮散

【方源】 《圣惠》卷十一

【组成】 地骨皮、萎蕤、人参(去芦头)、黄芪(锉)、麦门冬(去心)、子芩各一两　茯神三分　甘草(炙微赤,锉)半两

【主治】 伤寒,心神烦热,狂语不定。

【用法】 上为散。每服四钱,以水一中盏,煎至五分,去滓,加生地黄汁一合,生姜汁一茶匙,蜜半合,更煎一两沸,不拘时候温服。

82. 芍药汤

【方源】 《圣济总录》卷二十三

【组成】 芍药一两　附子(炮裂,去皮脐)三分　人参、甘草(炙)各半两

【主治】 伤寒下利清谷,里寒外热,汗出而厥,腹痛兼呕。

【用法】 上锉,如麻豆大。每服五钱匕,水一盏半,加生姜(拍碎)半分,同煎至八分,去滓温服,日晚再服。

83. 芍药甘草汤

【方源】 《伤寒论》

【组成】 芍药、甘草(炙)各四两

【主治】 阴血不足,血行不畅,腿脚挛急或腹中疼痛。

【用法】 以水三升,煮取一升五合,去滓,分二次温服。

84. 芍药甘草汤

【方源】 《东医宝鉴·杂病篇》卷二引仲景方

【组成】 桂枝二钱　甘草(炙)一钱半　芍药、白术、附子(炮)各一钱

【主治】 伤寒,汗后恶寒。

【用法】 上锉,作一帖,水煎服。

85. 芍药甘草汤

【方源】 《伤寒大白》卷四

【组成】 芍药　甘草　石膏　荆芥

【主治】 伤寒脉浮,自汗出,小便数,心烦,微恶寒,脚挛急,咽干烦燥。

86. 芍药甘草附子汤

【方源】 《伤寒论》

【组成】 芍药、甘草(炙)各三两　附子(炮去皮,破八片)一枚

【主治】 伤寒发汗后阴阳俱虚,反恶寒;疮家发汗成痉。

【用法】 以水八升,煮取一升五合,去滓,分三次温服。

87. 阳旦汤

【方源】 《外台》卷二引《古今录验》

【组成】 大枣(擘)十二枚　桂枝三两　芍药三两　生姜三两　甘草(炙)三两
黄芩二两

【主治】 中风伤寒,脉浮,发热往来,汗出恶风,项颈强,鼻鸣干呕。

【用法】 上㕮咀。以泉水六升,煮取四升,分四服,每日三次。

88. 羌活麻黄汤

【方源】 《杏苑》卷五

【组成】 羌活二钱二分　麻黄、独活、川芎各一钱五分　甘草五分　防风一钱五
分　葱白二根

【主治】 太阳头疼,身热脊强,恶风寒。

【用法】 上㕮咀。水煎熟,不拘时候服。

89. 羌活柴胡汤

【方源】 《伤寒大白》卷三

【组成】 羌活　柴胡　防风　黄芩　广皮　半夏　甘草

【主治】 少阳、太阳为病,寒热呕苦,耳聋胁痛而呃,恶寒头痛。

90. 表里汤

【方源】 《普济方》卷一三六

【组成】 桂枝一两　麻黄(去节)一两　大黄(酒浸)一两　甘草(炙)一两

【主治】 太阳、阳明合病,中风,皆大热,头痛目疼,身重,烦躁,不便,小便少者。

【用法】 水煮,热服。

91. 表解散

【方源】 《普济方》卷三六八

【组成】 桔梗、干葛、石膏、麻黄(去节)、升麻、赤芍药、甘草各等分

【主治】 伤寒初作,壮热。

【用法】 上为散。每用一钱,葱白、薄荷同煎服。

92. 表里兼顾汤

【方源】 《辨证录》卷一

【组成】 大黄二钱　人参五钱　柴胡三分　甘草一钱　丹皮二钱

【主治】 冬月伤寒,谵语,发潮热,以承气汤下之,不应,脉反微涩者,里虚表邪盛
之证。

【用法】 水煎服。

93. 武侯行军散

【方源】 《良朋汇集》卷五

【组成】 麻黄九两　川芎、白芷、苏叶、石膏、甘草各一两　绿豆粉二两

【主治】 感冒伤寒未过三日者。

【用法】 上为细末。每服一钱,用无根水调下。

94. 松萝散

【方源】 《圣惠》卷九

【组成】 松萝半两 川升麻一两 甘草(生用)一两 恒山半两

【主治】 伤寒四日,毒气在胸中,寒热不退,头痛,百节烦疼。

【用法】 上为散。每服五钱,以水一大盏,煎取七分,入粗茶末二钱,更煎一二沸,去滓,空腹温服。如未吐,相去如人行三四里再服,以吐为度。

95. 知母汤

【方源】 《圣济总录》卷二十三

【组成】 知母(焙)、人参、石膏(碎)各一两 甘草(炙)半两

【主治】 伤寒大汗后,烦渴及热不解。

【用法】 上为粗末。每服三钱匕,水一盏,煎至六分,去滓温服,不拘时候。

96. 知母汤

【方源】 《普济方》卷一三二

【组成】 知母、葛根、白术、甘草(炙)各一两

【主治】 阳明病,身冷而内烦者。

【用法】 上锉。以水三升,煮取一升五合,去滓,温服五合。

97. 枳术汤

【方源】 《云岐子脉诀》

【组成】 白术一两 枳实(麸炒)、甘草各半两

【主治】 脉缓,四肢烦满,气促不安。

【用法】 上哎咀。每服半两,加生姜七片,水煎,食后温服。

98. 枳实汤

【方源】 《圣济总录》卷二十三

【组成】 枳实(去瓤,麸炒)、木香各一分 朴硝三分 大黄(锉,微炒)一两 甘草(炙)半两

【主治】 伤寒,脉沉在里,而反发汗,津液越出,大便难,表虚里实,遂发谵语,其人如狂者。

【用法】 上为粗末。每服五钱匕,水一盏半,煎至七分,去滓温服。

99. 枳实散

【方源】 《圣惠》卷十二

【组成】 枳实(麸炒微黄)、柴胡(去苗)、赤茯苓、泽泻、前胡(去芦头)、半夏(汤洗七遍去滑)各三分 犀角屑半两 甘草(炙微赤,锉)半两 桑根白皮(锉)半两

【主治】 伤寒,痰滞胸膈,烦热头痛,不思饮食。

【用法】　上为散。每服三钱,以水一中盏,加生姜半分,煎至六分,去滓温服,不拘时候。

100. 枳实芍药干姜甘草汤
【方源】　《云歧子保命集》卷下
【组成】　芍药半两　甘草半两　枳实(麸炒)半两　干姜(炮)半两
【主治】　伤寒汗下后,气逆,利不止,属寒者。
【用法】　上锉细。每服五钱,水煎服。

101. 栀子柏皮汤
【方源】　《寒温条辨》卷五
【组成】　栀子三钱　甘草三钱　茵陈三钱　黄柏三钱
【主治】　伤寒,湿热郁于肌表,身热发黄者。
【用法】　水煎,温服。

102. 草花汤
【方源】　《辨证录》卷一
【组成】　甘草二钱　赤石脂二钱　糯米一撮
【主治】　冬月伤寒八九日,腹痛下利,便脓血,喉中作痛,心内时烦。
【用法】　水煎服。一剂而腹痛除,二剂而喉痛止,三剂而利亦愈,烦自安。

103. 茵陈散
【方源】　《圣惠》卷十
【组成】　茵陈、栀子仁、川大黄(锉碎,麸炒)、滑石、木通(锉)各一两　甘草(炙微赤,锉)半两
【主治】　伤寒,头项汗出,身体无汗,小便不利,渴欲饮水者,是瘀热在里,身欲发黄。
【用法】　上为粗散。每服五钱,以水一大盏,煎至五分,去滓温服,不拘时候,如人行十里再服,以小便快利为度。

104. 茵陈散
【方源】　《卫生总微》卷七
【组成】　茵陈一两　白术半两　甘草半两
【主治】　伤寒发黄。
【用法】　上为散,每服半钱,沸汤调下。

105. 茵陈大黄汤
【方源】　《简明医彀》卷二
【组成】　大黄、茵陈、栀子、黄芩、枳实、厚朴、甘草各等分
【主治】　太阴腹满,身目黄,小便不利,大便实,渴,头汗齐颈而还。

【用法】 加灯心,水煎服。

106. 宣毒散

【方源】 《圣济总录》卷二十一

【组成】 大黄(锉,炒)、甘草(炙,锉)各半两　朴硝(研)一分　牵牛子(半生半炒)一两

【主治】 伤寒脉大,潮躁伏热。

【用法】 上为散。每服二钱匕,用龙脑、腻粉、蜜水调下。一方炼蜜为丸,如梧桐子大。每服十五丸,用龙脑、腻粉水下。

107. 姜连木香饮

【方源】 《医级》卷八

【组成】 干姜　黄连　木香　甘草

【主治】 邪伤太阴,腹痛,下利后重,或寒热交结,不得升降者。

【用法】 水煎服。

108. 神术散

【方源】 《医方类聚》卷六十二引《王氏集验方》

【组成】 苍术(米泔浸,炒)、荆芥穗、藁本(去土)、干葛、麻黄(去根节)、甘草各等分

【主治】 伤寒伤风,头疼身痛,腰滞腿疼,发热恶寒,无汗。

【用法】 上咬咀。每服四钱,水一盏半,加生姜三片,葱白三根,煎至一盏,热服,轻者一服。汗出愈。

109. 神白散

【方源】 《伤寒广要》卷十一引《卫生家宝》

【组成】 苍术(米泔浸一宿,去皮,焙干)一两半　麻黄(去根节)一两　甘草(炙)一两　防风(去芦)一两　石膏(研)一两　干葛一两　川芎一两　香白芷半两　瓜蒌根半两

【主治】 四时伤寒在表,浑身壮热,口苦舌干,恶风无汗。

【用法】 上为末,每服二钱,水一盏,加生姜三片,葱白三寸,煎至七分,热服。如伤风,身热面赤,脉大,以衣覆取汗,即愈。

110. 神效散

【方源】 《普济方》卷一五一引《卫生家宝》

【组成】 苍术、麻黄(去节)、甘草各等分

【主治】 四时伤寒时气。

【用法】 上为粗末。每服五钱,水一大碗,煎至半碗,去滓,温服两服;滓再煎,作一服,不拘时候。安即住。

111. 神仙少卧益力方

【方源】 《圣惠》卷九十四

【组成】 术、麻黄(去根节)、甘草各一两

【主治】 《普济方》引《卫生家宝方》：四时伤寒时气。

【用法】 上为细散。每服二钱，食后以东向水、日半以南向水、暮以西向水调服。

112. 桂心汤

【方源】 《圣济总录》卷二十一

【组成】 桂(去粗皮)、芍药、甘草(炙，锉)、葛根(锉)各等分

【主治】 四时伤寒初觉。

【用法】 上为散。每服四钱匕，水一盏半。加生姜三片，枣一枚(擘)，同煎至八分，去滓温服。

113. 桂心散

【方源】 《圣惠》卷十

【组成】 桂心、柴胡(去苗)、赤茯苓、五味子、麦门冬(去心)、槟榔、甘草、细辛各三分

【主治】 伤寒阳痉，经二三日不愈，毒气攻五脏，心神烦躁，四肢疼痛。

【用法】 上为散。每服五钱，以水一大盏，加生姜半分，煎至五分，去滓温服，不拘时候

114. 桂心散

【方源】 《圣惠》卷十一

【组成】 桂心、甘草(炙微赤，锉)、人参(去芦头)、白术、赤茯苓各一两　枳实(麸炒，令微黄)半两

【主治】 伤寒发汗过多，其人以手扪心，心下悸，欲得按者。

【用法】 上为粗散。每服四钱，以水一中盏，煎至六分，去滓温服，不拘时候。

115. 桂心散

【方源】 《圣惠》卷十四

【组成】 桂心一两　人参(去芦头)一两　黄芪(锉)一两　甘草(炙微赤，锉)半两　白茯苓三分　肉苁蓉(酒浸一宿，刮去皱皮，炙干)一两

【主治】 伤寒后，虚羸黄瘦，五脏气乏。

【用法】 上为散。每服五钱，以水一大盏，加生姜半分、大枣二枚，煎至五分，去滓，食前稍热服。

116. 桂枝汤

【方源】 《圣惠》卷九

【组成】 桂枝半两　附子(炮裂，去皮脐)半两　干姜(炮裂，锉)半两　甘草(炙微

赤,锉)半两　麻黄(去根节)二两

　　【主治】　伤寒一日,太阳受病,头痛项强,壮热恶寒。

　　【用法】　上为散。每服四钱,以水一中盏,加葱白二茎,煎至六分,去滓,稍热服,不拘时候。如人行五里,以稀葱粥投之,衣盖取汗;如未汗,一依前法再服。

117. 桂枝汤

　　【方源】　《回春》卷二

　　【组成】　桂枝　芍药　防风　羌活　川芎　白术　甘草

　　【主治】　冬月正伤寒,足太阳膀胱经受邪,头痛,发热恶风,脊强,自汗,脉浮缓。

　　【用法】　上锉。加生姜三片、大枣一枚,水煎,温服。

118. 桂枝汤

　　【方源】　《症因脉治》卷一

　　【组成】　桂枝　白芍药　麻黄　甘草

　　【主治】　西北方冬令伤寒,太阳经风伤卫,有汗,恶风,脉浮缓。

119. 桂枝汤

　　【方源】　《幼科直言》卷五

　　【组成】　桂枝　厚朴(炒)　陈皮　甘草　桔梗　红花　柴胡　麦芽　神曲
木香

　　【主治】　厥阴伤寒,腹痛作泻,或成结胸者。

　　【用法】　生姜一片,红枣二枚为引。

120. 桂桃汤

　　【方源】　《医级》卷九

　　【组成】　桂枝　芍药　甘草　桃仁　生地　生姜　大枣

　　【主治】　经行偶感风寒,身热腹痛,无拘急者。

121. 桔梗甘草汤

　　【方源】　《圣济总录》卷二十五

　　【组成】　桔梗(炒)、甘草(炙,锉)、半夏(汤洗去滑,焙)各三分　旋覆花、大腹皮(锉)、枳壳(去瓤,麸炒)、赤茯苓(去黑皮)各半两　芍药三分　前胡(去芦头)一两

　　【主治】　伤寒咳嗽,胸膈壅闷,心神烦躁。

　　【用法】　上为粗末,每服五钱匕,用水一盏半,加生姜半分(拍碎),同煎至八分,去滓,食前温服。

122. 射干汤

　　【方源】　《圣济总录》卷三十

　　【组成】　射干、木通(锉)、升麻各一两　桔梗、玄参、黄芩(去黑心)、甘草(炙,锉)各三分

【主治】 伤寒咽喉闭塞,痛,咳嗽多腥气。

【用法】 上为粗末。每服五钱匕,水一盏半,煎至八分,去滓,食后温服。

123. 饿虎散

【方源】 《普济方》卷三六九

【组成】 人参一钱 豆蔻一个 僵蚕七个 良姜、甘草(炙)各二钱

【主治】 伤寒后不思饮食。

【用法】 上为末。每服一钱,木瓜汤送下,或粟米汤送下。

124. 脂草饮

【方源】 《辨证录》卷一

【组成】 甘草、赤石脂各一钱 人参二钱

【主治】 卒月伤寒八九日,腹痛,下利便脓血,喉中作痛,心内时烦。

【用法】 水煎服。

125. 黄连散

【方源】 《圣惠》卷十一

【组成】 黄连(去须)三分 黄柏(锉)半两 甘草(生,锉)半两 蔷薇根三分 栀子仁半两

【主治】 伤寒上焦壅热,口舌生疮。

【用法】 上为散。每服四钱,以水一中盏,入淡竹叶二十片,煎至五分,去滓温服,不拘时候。

126. 黄连散

【方源】 《圣惠》卷十三

【组成】 黄连(去须)半两 木通(锉)半两 犀角屑三分 川升麻二分 黄芩半两 大青半两 茯神半两 甘草(炙微赤,锉)半两 百合三分

【主治】 伤寒毒气未散,欲变入狐惑证。目赤,面色斑斑如锦纹。

【用法】 上为散。每服一钱。以水伏盏,加生姜半分,竹叶二七片,煎至五分。去滓温服,不拘时候。

127. 黄连泻心汤

【方源】 《云歧子脉诀》

【组成】 黄连、生地黄、知母各半两 黄芩一钱 甘草半两

【主治】 伤寒太阳、少阳相合,伏阳上冲,变为狂病。

【用法】 上㕮咀。每服一两,水一盏半,煎服。

128. 黄连泻心汤

【方源】 《证治要诀类方》卷一

【组成】 大黄、黄连各一两 甘草五钱

【主治】 伤寒阳痖,时有热证者。

【用法】 上用滚汤二盏,浸一时,绞出津汁。分作二服,温服,不拘时候。

129. 麻黄杏仁汤

【方源】 《症因脉治》卷二

【组成】 麻黄 杏仁 桔梗 甘草

【主治】 伤寒咳嗽。寒伤肺,无郁热,恶寒无汗,头痛喘咳,脉浮紧者。

130. 麻黄细辛丸

【方源】 《圣济总录》卷二十二

【组成】 麻黄(去根节,煎掠去沫,焙)二两 细辛(去苗叶)、人参、白茯苓(去黑皮)、甘草(炙,锉)、白术各半两 栝楼根三分

【主治】 中风伤寒,头痛恶寒,四肢烦疼,心躁闷。

【用法】 上为末。炼蜜为丸,如鸡头子大。每服一丸,食前薄荷蜜汤研下。

131. 麻黄桂心汤

【方源】 《圣济总录》卷二

【组成】 麻黄(去根节,先煎,掠去沫,焙)二两 桂(去粗皮)、甘草(炙,锉)、干姜(炮)各一两 石膏一两半 干薄荷叶、杏仁(去皮尖双仁)各半两

【主治】 中风伤寒,脉浮紧,发热恶寒,身体疼痛,汗不出而烦。

【用法】 上为粗末。每服五钱匕,以水一盏半,加大枣二枚(去核),同煎至八分。去滓,食前温服。

132. 麻黄桂枝汤

【方源】 《医方类聚》卷五十三引《神巧万全方》

【组成】 麻黄(去根节)一两 桂枝一两 赤芍药一两 甘草(炙微赤,锉)半两 杏仁(汤浸,去皮尖双仁,麸炒微黄)一两

【主治】 太阳病脉浮紧,无汗,发热身痛,八九日不解,表证仍在,复发汗,服汤已供除,其人发烦目瞑,剧者必衄。又大汗后似疟者。

【用法】 上为末。每服四钱,以水一中盏,加生姜半分,大枣三枚,煎至五分,去滓热服,不拘时候。

133. 麻黄桂枝汤

【方源】 《普济方》卷一四七引《保生回车论》

【组成】 麻黄(去根节)二两 桂枝一两 葛根三两 芍药三两 甘草(炙紫色)一两

【主治】 伤寒。

【用法】 上为粗末。每服四钱,以水一盏半,加生姜五片,大枣二枚,同煎至七分,去滓温服。日三服,夜一服。

134. 麻黄黄芩汤

【方源】 《洁古家珍》

【组成】 麻黄(去节与根)、黄芩(去心)、炙甘草各半两　桂二钱半

【主治】 太阳经疟,夜发昼愈。

【用法】 上㕮咀。每服一两,以水三盏煎服。

135. 麻黄葛根汤

【方源】 《圣济总录》卷二十三

【组成】 麻黄(去根节)、甘草(炙)各一两　知母(焙)、葛根(锉)、石膏(碎)各一两半

【主治】 伤寒、温病吐下后,余热未尽,头痛,口干烦渴。

【用法】 上为粗末。每服五钱匕,以水一盏半,煎至七分。去滓,食后温服。

136. 麻黄葛根汤

【方源】 《圣济总录》卷二十七

【组成】 麻黄(去根节)、葛根(锉)、知母(焙)、陈橘皮(汤浸,去白,焙)、黄芩(去黑心)各一两　杏仁(汤浸,去皮尖双仁,炒)、甘草(炙)各半两

【主治】 伤寒发癍,状如锦纹,呕逆烦闷。

【用法】 上为粗末。每服五钱匕,以水一盏半,煎至一盏,去滓温服。

137. 麻黄解肌汤

【方源】 《肘后方》卷二

【组成】 麻黄、甘草、升麻、芍药、石膏各一两　杏仁二十枚　贝齿三枚

【主治】 ①《肘后方》:治伤寒、时气、温病一二日。②《圣济总录》:时行疫疠一二日,头痛壮热烦躁。

【用法】 上为末,以水三升,煮取一升,顿服。覆取汗出。后食豉粥补虚。

138. 减味竹叶石膏汤

【方源】 《温病条辨》卷二

【组成】 竹叶五钱　石膏八钱　麦冬六钱　甘草三钱

【主治】 阳明温病,脉浮而促者。

【用法】 上以水八杯,煮取三杯,一时服一杯,约三时令尽。

139. 清道汤

【方源】 《慈幼新书》卷二

【组成】 花粉　元参　柴胡　芍药　甘草　麻黄　桔梗　山豆根

【主治】 太阴少阳之火为风寒壅遏,关隘不通,留连发肿,痰涎稠黏,疼痛难堪。

140. 羚羊角汤

【方源】 《圣济总录》卷三十

【组成】　羚羊角（镑）、升麻、木通（锉）、射干、甘草（炙，锉）各一两　芍药半两　生芦根（锉）三两

【主治】　伤寒，咽喉痛塞不通，小便赤涩。

【用法】　上为粗末。每服五钱匕，以水一盏半，煎至八分，去滓，食后温服。

141.羚羊角汤

【方源】　《圣济总录》卷三十一

【组成】　羚羊角（镑）、柴胡（去苗）、鳖甲（去裙襕，醋炙）、人参各三分　知母、淡竹茹、黄芪、赤茯苓（去黑皮）、甘草（炙）各半两　麦门冬（去心，焙）一两

【主治】　伤寒后，烦热憎寒，口苦不思饮食，日渐羸瘦。

【用法】　上细锉，如麻豆。每服五钱匕，以水一盏半，煎至八分，去滓，食后温服，每日二次。

142.羚羊角散

【方源】　《圣济总录》卷三十

【组成】　羚羊角屑、黄柏（去粗皮，涂蜜炙）、大黄（锉，炒）、甘草（炙）各半两　玄参三分

【主治】　伤寒，心脾风热，舌肿口疮，喉咽肿痛，口吐涎沫。

【用法】　上为散。每服一钱匕，食后煎竹叶熟水调下。

143.琥珀饮

【方源】　《普济方》卷一四三

【组成】　琥珀、芒硝、甘草各一两　滑石三两

【主治】　太阳病，热结下焦。小便不利，或便血赤黄杂出疼痛。

【用法】　上为末。每服一匙，沸汤和服。小便少顷便通快。

144.葛根汤

【方源】　《圣济总录》卷二十四

【组成】　葛根（锉，焙）、麻黄（去根节）各二两　桔梗（炒）、杏仁（汤浸，去皮尖双仁，炒黄）、甘草（炙，锉）、葶苈子（纸上炒）、石膏（研）各一两

【主治】　伤寒，声不出，咳嗽头疼。

【用法】　上为粗末。每服三钱匕，以水一盏，煎至八分，去滓温服，不拘时候。

145.葛根汤

【方源】　《圣济总录》卷二十五

【组成】　葛根（锉）一两　茯苓（去黑皮）半两　半夏（汤洗七次，炒干）三分　白术半两　黄芪（锉）三分　人参一两　麦门冬（去心，焙）一两　甘草（炙，锉）半两

【主治】　伤寒，干呕不止。

【用法】　上为粗末。每服三钱匕，以水一盏，入生姜半分（拍碎），大枣二枚（擘

破),煎至六分,去滓温服,

146. 葛根汤

【方源】 《圣济总录》卷三十一

【组成】 葛根(锉)、柴胡(去苗)各一两 麻黄(去根节,汤煮,掠去沫,焙)三分 芍药、黄芩(去黑心)、甘草(炙,锉)、肉桂(去粗皮)各半两

【主治】 伤寒及天行后,头痛,余热不解。

【用法】 上为粗末。每服五钱匕,以水一盏半,入枣二枚(擘),煎至六分,去滓,不拘时候温服。

147. 葛根散

【方源】 《圣惠》卷十

【组成】 葛根(锉)、枳壳(麸炒微黄,去瓤)、川大黄(锉碎,微炒)、麦门冬(去心)、甘草(炙微赤,锉)、槟榔各半两

【主治】 伤寒烦躁,干逆。

【用法】 上为粗散。每服四钱,以水一中盏,煎至六分,去滓温服,不拘时候。

148. 紫石英散

【方源】 《圣惠》卷十四

【组成】 紫石英(细研)一两 桂心一两 紫菀(洗去苗土)一两 白茯苓二两 麦门冬(去心,焙)一两半 人参(去芦头)一两 甘草(炙微赤,锉)半两 黄芪(锉)一两 熟干地黄二两

【主治】 伤寒后,心虚惊悸,烦闷,及咽喉不利,面目忽赤忽黄,虚赢少力。

【用法】 上为散,入石英和匀。每服五钱,以水一大盏,加生姜半分,大枣三枚,煎至五分,去滓温服,不拘时候。

149. 紫河车散

【方源】 《圣济总录》卷三

【组成】 紫河车三分 朴硝、甘草(生)各半两 蛤粉一分

【主治】 伤寒吐血,烦躁。

【用法】 上为散。每服二钱匕,沙糖新汲水调下,不拘时候,一日三次

150. 惺惺散

【方源】 《三因》卷十六

【组成】 石膏、甘草(生)、麻黄(去节,汤浸)各等分

【主治】 伤寒发热,头疼脑痛。

【用法】 上为末。每服二钱,水一小盏,茶半钱,葱白三寸,劈碎,煎三五沸。先嚼葱白,细咽下,去枕仰卧。如发热,再服一服,令汗出即愈。

151. 鼠粘子汤

【方源】 《医彻》卷一

【组成】 牛蒡子(焙,研)、枳壳、甘草(炙)、柴胡、连翘、黄芩、桔梗各一钱 薄荷叶二钱

【主治】 少阳为邪,发热,耳前后肿。

【用法】 水煎服。

152. 鼠粘子散

【方源】 《三因》卷十六

【组成】 鼠粘子(炒)、丹参、升麻、甘草(炙)、干薄荷(炙)各等分

【主治】 伤寒斑疮毒气,咽膈不利,声不出,疼痛。

【用法】 上锉散。每服三钱,水一盏半,煎至七分,去滓,不拘时候服,小儿减量与之。

153. 鼠粘子解毒汤

【方源】 《疮疡经验全书》卷一

【组成】 鼠粘子 甘草 升麻 生地黄 天花粉 连翘 白术 黄芩 黄连 山栀仁 桔梗 青皮 防风 元参

【主治】 《疮疡经验全书》:伤寒十余日以上得汗已解,无潮热,脉平静,而余毒上攻,咽喉痛者;舌生疮如黄粟,外症怯寒而口张。②《金鉴》:由酒毒蒸于心、脾二经,热壅咽喉,喉肿色黄,其人面赤,目睛上视。

154. 解肌汤

【方源】 《千金》卷九

【组成】 葛根四两 麻黄一两 黄芩、芍药、甘草各二两 大枣十二枚

【主治】 伤寒、温病。

【用法】 上㕮咀。水一斗,煮取三升,饮一升,日三服。三四日不解,脉浮者,宜重服发汗。

155. 解肌汤

【方源】 《伤寒微旨论》卷上

【组成】 芍药二两 麻黄(去节)三分 升麻、甘草(炙)各半两

【主治】 伤寒阴阳俱有余,两手脉浮数,或紧或缓,三部俱有力,无汗恶风,时届立春以后至清明以前者。

【用法】 上为末。每服三钱,水一盏半,入豉半合,煎至八分,去滓热服。

156. 解肌汤

【方源】 《普济方》卷一四七引《保生回车论》

【组成】 麻黄(去根节)一两 苍术(去粗皮)四两 羌活半两 甘草(炙)半两

荆芥穗半两

【主治】 伤寒。

【用法】 上为粗散。每服三钱匕,水一盏,加生姜三片,煎至六分,去滓温服,续服二三服。微汗出即解。

157. 解表汤

【方源】 《圣济总录》卷二十二

【组成】 甘草(炙,锉)二两　生姜二两半　黑豆二合

【主治】 初得伤寒时气,壮热头痛。

【用法】 上㕮咀。每服五钱匕,水一盏半。煎至八分。去滓顿服。厚衣盖覆出汗。

158. 酸枣仁甘草汤

【方源】 《圣济总录》卷三十二

【组成】 酸枣仁(微炒)四两　甘草(炙,锉)、当归(焙,切)、桂(去粗皮)、人参、白茯苓(去黑皮)、石膏(碎)、川芎各半两　远志(去心)一分

【主治】 伤寒后,劳损,烦躁不得眠。

【用法】 上为粗末。每服五钱匕,水一盏半,煎至一盏,去滓温服,不拘时候。

159. 撩膈汤

【方源】 《圣济总录》卷二十九

【组成】 苦参一两　甘草(生用)半两

【主治】 伤寒狐惑,病在上焦。

【用法】 上锉细。用浆水一盏半,煎至八分,去滓,五更初服。良久即吐。

160. 熟干地黄散

【方源】 《圣惠》卷十四

【组成】 熟干地黄一两　黄芩三分　白芍药一两　五味子三分　桂心半两　甘草(炙微赤,锉)半两　当归(锉,微炒)半两　半夏(汤洗七遍去滑)半两　人参(去芦头)半两

【主治】 伤寒后夹劳,百节疼痛,不能饮食,四肢少力。

【用法】 上为散。每服五钱,以水一大盏,加生姜半分,煎至五分,去滓温服,不拘时候。

161. 橘皮汤

【方源】 《圣惠》卷十三

【组成】 陈橘皮(汤浸,去白瓤,焙)一两半　槟榔二两　麦蘖(炒令微黄)一两　厚朴(去粗皮,涂生姜汁,炙令香熟)一两　木香三分　草豆蔻(去皮)一两　甘草(炙微赤,锉)三分　人参(去芦头)半两

【主治】 伤寒后,脾胃虚弱,饮食不消,胸膈气滞。

【用法】 上为细散。每服二钱，以生姜汤调下，不拘时候。

162. 橘皮汤

【方源】 《圣济总录》卷二十五

【组成】 陈橘皮（汤浸，去白，炒）　前胡（去芦头）、甘草（炙，锉）各一两　白术半两

【主治】 伤寒呕哕不止。

【用法】 上为粗末。每服三钱匕，水一盏，加生姜半分（拍碎），煎至七分，去滓温服，一日两次。

163. 橘皮汤

【方源】 《普济方》卷一三七

【组成】 橘皮、甘草（炙）、葛根、麦门冬（去心）各一两　半夏（切，焙）四两　竹茹一两　小麦三合

【主治】 阳明病，呕吐痰水青黄，胸中烦者。

【用法】 以水七升，先煮葛根，减二升，去上沫，纳诸药，加生姜三两，煮取三升，去滓，再煮取二升，温服七合。

164. 薏术定痉汤

【方源】 《辨证录》卷七

【组成】 白术一两　薏仁、芡实各五钱　柴胡、知母、甘草、天花粉各一钱　神曲二钱

【主治】 太阴痉病。感湿热之气，复感成邪，发热腹痛，肌肉颤动，四肢坚急。

【用法】 水煎服。

165. 瞿麦汤

【方源】 《普济方》卷一四三

【组成】 瞿麦二两　扁竹、甘草、车前子各一两　大黄二两　栀子、木通、滑石各五钱

【主治】 伤寒下痢，赤白脓血，下重，或不能便，或小便少，当逐邪则愈，以肠痹故也。

【用法】 以水五升，煮取二升，去滓，温服五合，未愈再服。

166. 藿香正气散

【方源】 《普济方》卷三六八

【组成】 藿香叶、厚朴（制）、半夏（制）、甘草（炙）、苍术（米泔浸一宿，炒）、陈皮各等分

【主治】 伤寒发呕。

【用法】 上㕮咀。每服三钱，水半盏，加生姜三片，大枣半枚，煎至二分，去滓服。

167. 鳖甲散

【方源】 《圣惠》卷十一

【组成】 鳖甲(去裙襕,生用)一两半　恒山(锉)三分　甘草(炙微赤,锉)半两　川大黄(锉碎,微炒)半两　地骨皮一两　石膏二两半　麦门冬(去心)一两　知母半两

【主治】 伤寒发歇潮热,头痛烦渴,四肢无力,胸膈痰滞,不思饮食。

【用法】 上为散。每服三钱,以水一中盏,入小麦五十粒,煎至六分,去滓温服,不拘时候。

168. 麻黄加术汤

【方源】 《金匮》卷上

【组成】 麻黄(去节)三两　桂枝(去皮)二两　甘草(炙)一两　杏仁(去皮尖)七十个　白术四两

【主治】 风寒夹湿痹证。身体烦疼,无汗等。

【用法】 上以水九升,先煮麻黄,减二升,去上沫,纳诸药,煮取二升半,去滓,温服八合。覆取微似汗。

169. 凉解汤

【方源】 《辨证录》卷一

【组成】 茯神三钱　麦冬五钱　玄参一两　柴胡一钱　甘草三分　炒枣仁二钱

【主治】 心虚之人,冬月伤寒,身热五六日不解,谵语口渴,小便自利,欲卧。

【用法】 水煎服。

170. 麻黄厚朴汤

【方源】 《圣济总录》卷二十二

【组成】 麻黄(去根节,煎掠去沫)一斤　厚朴(去粗皮,锉)半斤　甘草(锉)、大黄(锉)各四两

【主治】 时行憎寒壮热,骨节烦疼,头疼项强。

【用法】 上四味生用,为粗末。每服三钱匕,以水一盏,加生姜三片,葱白二寸,豉二十粒,同煎至七分,去滓热服。连服三次,汗出立愈。

171. 牛膝散

【方源】 《圣惠》卷十三

【组成】 牛膝(去苗)三分　川大黄(锉碎,微炒)三分　桂心半两　附子(炮裂,去皮脐)半两　鳖甲(涂醋,炙令黄,去裙襕)三分　甘草(炙微赤,锉)半两　白术半两　郁李仁(汤浸,去皮尖,微炒)三分

【主治】 伤寒结胸,腹中疗痛,心下硬如石,按之烦闷。

【用法】 上为散。每服四钱,以水一中盏,加生姜半分,煎至六分,去滓,不拘时候温服。

172. 新加黄龙汤

【方源】 《温病条辨》卷二

【组成】 细生地五钱　生甘草二钱　人参(另煎)一钱五分　生大黄三钱　芒硝一钱　元参五钱　麦冬(连心)五钱　当归一钱五分　海参(洗)二条　姜汁六匙

【主治】 阳明温病,应下失下,正虚邪实。

【用法】 水八杯,煮取三杯,先用一杯,冲参汁五分,姜汁二匙,顿服之。如腹中有响声,或转矢气者,为欲便也,候一二小时不便,再如前法服一杯,候二十四刻不便,再服第三杯。如服一杯即得便,止后服。酌服益胃汤一剂,余参或可加入。

173. 荆防平胃散

【方源】 《症因脉治》卷三

【组成】 荆芥　防风　苍术　厚朴　陈皮　甘草

【主治】 外感痿症。阳明经上部风湿,上肢瘫痪,痿弱不能举动,关节重痛,热气甚,脉浮数者。及风气霍乱,内兼食滞者。

174. 麻黄杏仁薏苡甘草汤

【方源】 《金匮》卷上

【组成】 麻黄(去节,汤泡)半两　甘草(炙)一两　薏苡仁半两　杏仁(去皮尖,炒)十个

【主治】 ①《金匮》:汗出当风或久伤取冷所致风湿,一身尽疼,发热,日晡所剧者。②《古方新用》:风湿性荨麻疹,症见日晡所加剧者。

【用法】 上锉,如麻豆大。每服四钱,以水一盏半,煎至八分,去滓温服。有微汗避风。

175. 加味香苏散

【方源】 《玉案》卷六

【组成】 川芎、紫苏、防风、荆芥、香附、甘草、羌活、白芷各三钱　葛根、前胡各一钱　苍术、天麻、黄芩各八分

【主治】 伤风,头疼身热,鼻塞气粗,喷嚏呵欠,呻吟不绝,见风便怕,洒淅微寒。

【用法】 加葱头十个,生姜三片,水煎服。以被覆取汗为度。

176. 喝起散

【方源】 《袖珍》卷一

【组成】 麻黄、葛根、石膏、川芎、升麻、甘草、羌活、防风各等分

【主治】 秋冬伤风、伤寒。

【用法】 上咬咀。每服一两,水二盏,煎至一盏,去滓通口服,不拘时候。

177. 冬地三黄汤

【方源】 《温病条辨》卷二

【组成】 麦冬八钱 黄连一钱 苇根汁(冲)半酒杯 元参四钱 黄柏一钱 银花露(冲)半酒杯 细生地四钱 黄芩一钱 生甘草三钱

【主治】 阳明温病,无汗,实证未剧,不可下,小便不利者。

【用法】 水八杯,煮取三杯,分三次服。以小便得利为度。

第四节 气血津液

1. 天门冬丸

【方源】 《本事》卷五

【组成】 天门冬(水泡,去心)一两 甘草(炙)、杏仁(去皮尖,炒熟)、贝母(去心,炒)、白茯苓(去皮)、阿胶(碎之,蛤粉炒成珠子)各半两

【主治】 吐血,咯血。

【用法】 上为细末,炼蜜为丸,如弹子大。含化一丸,咽津。日夜可十丸,不拘时候。

2. 天门冬汤

【方源】 《济生》卷二

【组成】 远志(甘草水浸,去心)、白芍药、天门冬(去心)、麦门冬(去心)、黄芪(去芦)、藕节、阿胶(蛤粉炒)、没药、当归(去芦)、生地黄各一钱 人参、甘草(炙)各半两

【主治】 思虑伤心,吐衄不止。

【用法】 上㕮咀。每服四钱,水一盏半,加生姜五片,煎至八分,去滓温服,不拘时候。

3. 天麦二冬散

【方源】 《保命歌括》卷八

【组成】 二冬、二母、桔梗、甘草、阿胶、生地黄、桑白皮(蜜)、真苏子(炒)各等分 黄连(炒)减半

【主治】 咳血。

【用法】 每服五钱,水一盏,煎八分,入阿胶再煎一服。

4. 甘草汤

【方源】 《圣济总录》卷一四五

【组成】 甘草(炙)一两 白茯苓(去黑皮)一两 杏仁(汤浸去皮尖双仁,炒,研)三分 人参一两

【主治】 坠扑,伤损肺气,咳唾血出。

【用法】 上除杏仁外,为粗末,入杏仁拌匀。每服三钱匕,水一盏,煎至七分,去滓温服,不拘时候。

5. 甘草散

【方源】《圣惠》卷三十七

【组成】 甘草(锉,生用)、白术、阿胶(捣碎,炒令黄燥)、干姜(炮裂,锉)、黄芩各一两　伏龙肝一合

【主治】 卒吐血不止。

【用法】 上为粗散。每服三钱,以水一中盏,煎至六分,去滓温服,不拘时候。

6. 甘草干姜汤

【方源】《直指》卷二十六

【组成】 甘草(炙)、川白姜(炮)各等分

【主治】 男女诸虚出血,胃寒不能引气归原,无以收约其血。

【用法】 上锉散。每服三钱,食前煎服。

7. 甘草青盐丸

【方源】《医学从众录》卷二

【组成】 甘草一斤　青盐四两

【主治】 大便下血。

【用法】 将甘草研细末,用滚水冲入青盐,将青盐水炼甘草末为丸,如梧桐子大。早晚服之。

8. 甘草炮姜汤

【方源】《不知医必要》卷二

【组成】 炮姜一钱五分　炙草二钱　北味一钱

【主治】 大吐大衄,外有寒冷之状者。

【用法】 水煎服。

9. 石榴散

【方源】《圣济总录》卷九十七

【组成】 酸石榴皮、陈橘皮(汤浸,去白)、甘草(微炙,锉)、干姜(炮)各等分

【主治】 结阴泻血不止。

【用法】 上药焙干为散。每服二钱匕,陈米饮调下,一日三次。

10. 石膏饮子

【方源】《圣惠》卷十六

【组成】 石膏(捣碎)二两　甘草(炙微赤,锉)半两　赤芍药一两　黄芩一两　柴胡(去苗)一两　桂心半两　生地黄三两　竹茹二两

【主治】 时气鼻衄,烦躁不止,头痛气逆。

【用法】 上锉细和匀。每服半两,先以水一大盏半,浸伏龙肝二两,澄取清一大盏,煎至五分,去滓温服,不拘时候。

11. 归血散

【方源】 《杨氏家藏方》卷二十

【组成】 荆芥(锉碎)一合 大麦(生)一合 黑豆(生)一合 甘草(生)二钱

【主治】 男子、妇人、老幼小便溺血。

【用法】 上拌匀。用水一盏半,煎至一盏,去滓,食后、临卧作两次温服。

12. 归血凉荣汤

【方源】 《活人心统》卷下

【组成】 丹皮 地黄 芍药(炒) 麦冬(去心) 蒲黄 甘草 黄芩(炒) 茅根

【主治】 吐血、衄血、咯血、郁血。

【用法】 水二钟,煎七分服;滓再煎服。

13. 仙露汤

【方源】 《四圣心源》卷四

【组成】 麦冬三钱 五味一钱 贝母二钱 半夏三钱 柏叶三钱 甘草二钱 芍药三钱 杏仁三钱

【主治】 火泄金刑之衄血。

【用法】 煎大半杯,温服。

14. 生地汤

【方源】 《伤科汇纂》卷八

【组成】 生地黄八两 柏叶一把 黄芩、阿胶(炙)、甘草(炙)各一两

【主治】 伤损小便出血。

【用法】 上㕮咀。以水七升,先煮四味,去滓,取汁三升,纳胶,煮取二升,分四服服之。

15. 生滑汤

【方源】 《普济方》卷三二一

【组成】 蒲黄(炒)一两 木通、黄芩各二两 瞿麦、滑石各半两 甘草(炒)二钱半

【主治】 小便秘涩血。

【用法】 上㕮咀。每服二钱,水一盏,煎至七分,温服之。

16. 生地黄汤

【方源】 《千金》卷六

【组成】 生地黄八两 黄芩一两 阿胶二两 柏叶一把 甘草二两

【主治】 ①《千金》:衄血。②《圣济总录》:因坠堕内损,大小便下血,经久不尽;打扑损伤肺气,或咳嗽有血,或吐血。

【用法】 上㕮咀。以水七升,煮取三升,去滓纳胶,煎取二升半,分三服。

17. 生地黄汤

【方源】 《直指》卷二十一

【组成】 生地黄(洗净)二两　阿胶(炒酥)一两　川芎、北梗、蒲黄、甘草(生)各半两

【主治】 上热衄血。

【用法】 上锉。每服三钱,水煎熟,入生姜汁二匙,温服。

18. 生地黄散

【方源】 《保命集》卷下

【组成】 生地黄、熟地黄、枸杞子、地骨皮、天门冬、黄芪、芍药、甘草、黄芩各等分

【主治】 衄血、下血、吐血、溺血,皆属于热。但血家证,皆宜服此药。

【用法】 上锉。每服一两,水一盏半,煎至一盏,去滓温服。

19. 生地芩连汤

【方源】 《鲁府禁方》卷一

【组成】 生地黄　黄芩　黄连　犀角　茅根　甘草　人参　桔梗　山栀　当归

【主治】 鼻衄成流不止者;或热毒入营,吐血不止者。

【用法】 加生姜、大枣,水煎,临服入捣韭汁墨磨一匙,调之温服。

20. 生地养阴汤

【方源】 《医学探骊集》卷四

【组成】 生地黄八钱　川贝母三钱　青黛四钱　栀子三钱　黄芩四钱　万年灰三钱　藕节炭五钱　木通三钱　甘草三钱

【主治】 嗽血。

【用法】 水煎,温服。

21. 生姜竹茹汤

【方源】 《普济方》卷一九〇引《指南方》

【组成】 竹茹、甘草、川芎、黄芩、当归各一两半　白术、芍药、官桂、人参各一两

【主治】 呕血。

【用法】 上为末。每服五钱,水二盏,加生姜十片,煎至一盏,去滓服。

22. 生熟地黄汤

【方源】 《不知医必要》卷二

【组成】 熟地、生地各三钱　天冬、麦冬(去心)、贝母(杵)、茯神各一钱五分　茜根一钱　甘草六分

【主治】 酒色劳伤,痰中有血丝;鼻衄。

【用法】 水煎服。

23. 白术散

【方源】　《百一》卷六

【组成】　白术二两　人参(去芦)、白茯苓(去黑皮)、黄芪各一两　山药、百合(去心)各三分　甘草(炙)半两　前胡(去芦)、柴胡(去芦)各一分

【主治】　①《百一》:吐血、咯血。②《中国医学大辞典》:脾肺气虚。

【用法】　上为散。每服一钱半,水一盏,加生姜三片,大枣一个,同煎至六分,温服,日三服。忌食热面、煎炙、海味、猪、鸡一切发风之物,酒不宜,饮食不宜饱。

24. 白茅汤

【方源】　《四圣心源》卷四

【组成】　人参二钱　甘草二钱　茯苓三钱　半夏三钱　麦冬(去心)三钱　茅根三钱　芍药三钱　五味子一钱

【主治】　零星吐鲜血者。

【用法】　煎大半杯,温服。

25. 地血散

【方源】　《普济方》卷一五三引《活人书》

【组成】　茜根四钱　大豆二钱　黄药子、甘草各一两

【主治】　①《普济方》引《活人书》:热毒,深入吐血。②《卫生宝鉴》:一切吐血咯血,及诸热烦躁。

【用法】　上为细末,每服三钱,新汲水调下。

26. 地黄丸

【方源】　方出《千金》卷六,名见《普济方》卷一八九

【组成】　干地黄、栀子、甘草各等分

【主治】　鼻出血不止。

【用法】　上为末。每服方寸匕,酒送下,一日三次。鼻有风热者,以葱涕为丸,如梧桐子大,每服五丸。鼻疼者,加豉一合。

27. 芍药汤

【方源】　《医学集成》卷二

【组成】　白芍　生地　黄芩　丹皮　甘草

【主治】　因火便血。

28. 芍药汤

【方源】　《医学集成》卷二

【组成】　生地　白芍　元参　麦冬　槐花　地榆　木耳　甘草

【主治】　因火便血。

29. 芍药散

【方源】 《博济》卷三

【组成】 赤芍药一两半　官桂(去皮)三两　甘草(炮)半两

【主治】 非时下血及血痢。

【用法】 上为末。每服一钱,水一盏,加生姜半斤,饧少许,同煎至七分,温服。

30. 拈痛散

【方源】 《仙拈集》卷三

【组成】 蒲黄、灵脂(各炒)、官桂、雄黄、甘草各一钱

【主治】 血崩,心腹刺痛。

【用法】 上为末。每服一钱,生姜汤下。

31. 抵圣汤

【方源】 《圣济总录》卷六十九

【组成】 阴地蕨、紫河车(锉)、贯众(去毛土)、甘草(炙,锉)各半两

【主治】 男子、妇人吐血后隔上虚热。

【用法】 上为粗末。每服三钱匕,水一盏,煎至七分,去滓,食后温服。

32. 固荣散

【方源】 《百一》卷六引王医师方

【组成】 白芷半两　甘草(炒)三钱　真蒲黄(炒)、地榆(去芦)各一两

【主治】 吐血,便血。

【用法】 上为细末。每服三钱,温汤调下。

33. 固荣散

【方源】 《朱氏集验方》卷七

【组成】 蒲黄、地榆各二两　滑石四两　甘草半两

【主治】 吐血。

【用法】 上为细末。每服五大钱,温酒调下。次用震灵丹二丸,黑锡丹二十丸,养正丹十丸,来复丹三十丸。上药作一处,作一服,用汤随意下。

34. 柏皮汤

【方源】 《元戎》卷四

【组成】 生地黄、甘草、黄柏、白芍药各一两

【主治】 衄血、吐血、呕血等失血虚损,形气不理,羸瘦不能食,心忪少气,燥渴发热。

【用法】 上咬咀。用醇酒三升,渍之一宿,以铜器盛,米饮下蒸一炊时久,渍汁半升,食后服

35. 南天竺饮

【方源】 《圣济总录》卷七十

【组成】 南天竺草(生瞿麦者是)(锉)拇指大一把　山栀子(去皮)三十枚　生姜(如拇指大)一块　大枣(去核)五枚　甘草(炙)半两　灯草如小指大一把

【主治】 血妄行,九窍皆出。

【用法】 上锉。水一大碗,煮至半碗,去滓,通口服。

36. 茜草丸

【方源】 《圣济总录》卷六十九

【组成】 茜草(锉)、雄黑豆(去皮)、甘草(炙)各等分

【主治】 吐血后,虚热躁渴。

【用法】 上为细末,井华水和丸,如弹子大。每服一丸,温熟水化下,不拘时候。

37. 茜根散

【方源】 《圣惠》卷三十七

【组成】 茜根草、黄芩、侧柏叶、阿胶(杵碎,炒令黄燥)、甘草(锉,生用)各一两

【主治】 鼻衄,终日不止,心神烦闷。

【用法】 上为粗散。每服三钱,以水一中盏,入生地黄半两,煎至六分,去滓,温服之。

38. 茜根散

【方源】 《医方类聚》卷八十五引《济生》

【组成】 茜根、黄芩、阿胶(蛤粉炒)、侧柏叶、生地黄各一两　甘草(炙)半两

【主治】 衄血不止,心神烦闷;吐血衄血,错经妄行,并妇人月信不止;阴虚衄血。

【用法】 上㕮咀。每服四钱,水一盏半,加生姜三片,煎至八分,去滓温服,不拘时候。

39. 姜草汤

【方源】 《校注妇人良方》卷七

【组成】 甘草(炒)、干姜各一钱

【主治】 阴乘于阳,寒而呕血。

【用法】 水煎服。

40. 桂心散

【方源】 《圣惠》卷三十七

【组成】 桂心、赤芍药、川芎、当归、黄芩各一两　甘草(炙微赤,锉)半两

【主治】 ①《圣惠》:脏气虚伤,大便下血,腹中疼痛。②《圣济总录》:结阴便血。

【用法】 上为散。每服三钱,以水一中盏,入青竹茹半鸡子大,煎至六分,去滓,空腹及晚食前温服。

41.桂枝黄土汤

【方源】 《四圣心源》卷五

【组成】 甘草二钱　白术三钱　附子三钱　阿胶三钱　地黄三钱　黄芩二钱　桂枝二钱　灶中黄土三钱

【主治】 便血。

【用法】 水煎大半杯,温服。

42.桂枝姜苓牡蛎汤

【方源】 《四圣心源》卷十

【组成】 甘草二钱　茯苓三钱　桂枝三钱　芍药三钱　干姜三钱　丹皮三钱　牡蛎三钱

【主治】 血崩。

【用法】 水煎大半杯,温服。

43.凉血汤

【方源】 《观聚方要补》卷五引《医经会解》

【组成】 栀子仁　黄芩　白茅　知母　桔梗　甘草　侧柏叶　赤芍

【主治】 胃咳,呕血。

【用法】 加生姜,水煎服。

44.凉血饮

【方源】 《种痘新书》卷十二

【组成】 花粉(酒炒)、麦冬(去心)、天冬(去心,酒蒸)、甘草、当归各五分　白芍(酒炒)、黄芩(酒炒)、丹皮(蜜炒)、知母各四两

【主治】 鼻衄血。

【用法】 加生姜一片,水煎,加发灰一钱调服。

45.凉血散

【方源】 《幼科直言》卷五

【组成】 黄芩　当归　陈皮　甘草　地榆　白茯苓　柴胡　神曲　白芍(炒)

【主治】 湿热伤脾,便血。

【用法】 水煎服。

46.凉荣汤

【方源】 《观聚方要补》卷五引《诸证辨疑》

【组成】 生地黄、川归尾、扁柏叶、蒲黄、白芍药、甘草、麦门冬、知母、黄柏各等分

【主治】 吐衄诸血。

【用法】 水煎服。

47. 黄连贯众散

【方源】 《儒门事亲》卷十五

【组成】 黄连、鸡冠花、贯众、大黄、乌梅各一两　甘草(炙)三钱　枳壳(炮)、荆芥各一两

【主治】 肠风下血。

【用法】 上为细末。每服二三钱,食前以温米饮调下。

48. 清凉饮子

【方源】 《症因脉治》卷三

【组成】 黄芩　黄连　薄荷　玄参　当归　芍药　甘草　山栀　牡丹皮

【主治】 燥火伤血,身肿。

49. 滋血汤

【方源】 《普济方》卷二三一

【组成】 甘草(炙)、白芍药、黄芪各一两　熟地黄三两　蒲黄(炒)二两

【主治】 虚劳吐血、衄血。

【用法】 上为末。每服四钱,水酒各一盏,同煎至一盏,去滓,取六分清汁,食前温服,日进三服。

50. 枳壳散

【方源】 《得效》卷三

【组成】 枳壳(去瓤,炒)二两半　甘草(炙)七钱半

【主治】 气疾,胁间痛,如有物以插然。

【用法】 上为末。每服二钱,浓煎葱白汤调下,不拘时候。

51. 撞气丸

【方源】 《博济》卷二

【组成】 木香半两　荆三棱(炮)一两　青皮(去白)一两　胡椒一两　官桂(去皮)一两　干姜(炮)半两　木瓜末一两　茴香(炒)一两　甘草(炙)一两　槟榔(炮)一两　阿魏(用白面和,煨熟)一钱

【主治】 一切气。

【用法】 上为末,水浸蒸饼和丸,如弹子大,朱砂为衣。每服一丸,盐汤嚼下。

52. 不老汤

【方源】 《百一》卷四

【组成】 香附子(去尽黑皮,微炒)四两　姜黄(汤浸一宿,洗净,焙干称)二两　甘草(炙)一两

【主治】 《得效》:九气:膈气、风气、寒气、热气、忧气、喜气、惊气、怒气、山岚瘴气,积聚坚牢如杯,心腹刺痛,不能饮食,时去时来,发则欲死。

【用法】 上为细末。每服一大钱，入盐点，空心服。

53. 归真散

【方源】 《鸡峰》卷十二

【组成】 木香、附子、青皮、草豆蔻、牡蛎、甘草、乌药、沉香、白术、藿香、厚朴、桂各半两

【主治】 脾元气滞，攻注腹胁，时复刺痛，下注偏坠，发作不定；肾气奔豚，膀胱疝气，服众药不效者。

【用法】 上为粗末。每服二钱，水一盏，加生姜三片，大枣一个，同煎至七分，去滓，空心服。

54. 生气汤

【方源】 《局方》卷三

【组成】 盐(炒)二两半　丁香皮一两　胡椒二钱半　丁香、檀香各一两半　干姜(炮)、甘草(炙)各二两

【主治】 男子、妇人一切冷气攻心腹胁肋胀满刺痛，噫醋吞酸，痰逆呕吐，胸膈痞闷，饮食不美；又治五膈五噎，一切气疾。

【用法】 上药同捣碎，用慢火熁令香熟，乘热入瓷器内盖覆，候冷碾罗作细散，密盛贮，勿令泄气味。每服半钱至一钱，用沸汤点服，不计时候。

55. 枳术汤

【方源】 《济生》卷四

【组成】 肉桂(去皮，不见火)三分　附子(炮，去皮脐)、细辛(洗，去土叶)、白术各一两　桔梗(去芦，锉，炒)、槟榔、甘草(炙)各三分　枳实(面炒)二分

【主治】 饮癖气分，心下坚硬如杯，水饮不下。

【用法】 上咬咀。每服四钱，水一盏半，加生姜七片，煎至七分，去滓温服，不拘时候。

56. 草豆蔻散

【方源】 《鸡峰》卷二十

【组成】 草豆蔻仁、生姜、甘草、木香、人参各等分

【主治】 和气。

【用法】 上为粗末。每服二钱，水一盏，煎至七分，去滓，食后温服。

57. 茴香散

【方源】 《本事》卷三

【组成】 茴香(炒)、蓬莪术、京三棱(二味炮熟，锉)各一两　金铃子肉一两　甘草(炙)半两

【主治】 膀胱气痛。

【用法】 上为细末,每服二钱,热酒调下,每发痛甚连日,只二三服立定。

58. 洞庭汤
【方源】 《鸡峰》卷二十五
【组成】 橘子(和皮称)一斤 甘草、生姜、盐各四两
【主治】 和气。
【用法】 上药一处捣烂作饼子,火上焙干为末。每服二钱,白汤点服。

59. 神验白前汤
【方源】 《圣济总录》卷六十七
【组成】 白前(去苗)三分 半夏(汤洗去滑,生姜汁制,切,焙)一两 紫菀(去土苗,焙干)三分 麻黄(去根节)一两 厚朴(去粗皮,涂生姜汁,炙三度,焙干)、人参各三分 甘草(炙,锉)半两 桂(去粗皮)、杏仁(汤泡去皮尖双仁,炒)各三分
【主治】 上气及诸气逆。
【用法】 上为粗末。每服五钱匕,加生姜半分(拍碎)、枣二枚(擘)、水二盏,煎至一盏,去滓温服,每日三次。

60. 桂术汤
【方源】 《直指》卷七
【组成】 辣桂三两 白术、麻黄(去节)、细辛(去苗)、甘草(炒)各二两 枳壳(制)、干姜(炮)各一两半
【主治】 水饮气分证。气为饮隔,痞满腹鸣,骨痛冷痹。
【用法】 上为散。每服三钱,水煎服。

61. 姜汁汤
【方源】 《鸡峰》卷十八
【组成】 半夏半两 桔梗、橘皮(黄者)、茯苓各二两 附子、甘草、桂各一两 椒一两半
【主治】 胸中痰饮,积聚不消,咳嗽逆吐,饮食不下,脾胃久虚,肌体羸瘦,或自下者。
【用法】 上为粗末。每服三钱,水一盏半,煎至八分,去滓,入姜汁半醋勺,再煎,食前服。

62. 石斛散
【方源】 《圣惠》卷二十六
【组成】 石斛(去根,锉)一两半 牛膝(去苗)一两半 五加皮一两 白术一两 山茱萸一两 天麻一两半 甘草(炙微赤,锉)一两 桂心一两 附子(炮裂,去皮脐)一两 薏苡仁一两 独活一两 防风(去芦头)一两
【主治】 肉极,身体津液大泄,为疠风。若下焦虚极,则脚膝缓弱。

【用法】 上为粗散。每服三钱,以水一中盏,加生姜半分,大枣三枚,煎至六分,去滓,食前温服。

63. 四神散

【方源】 《圣济总录》卷十三

【组成】 附子(炮裂,去皮脐)一枚　干姜(炮)半两　桂(去粗皮)一分　甘草(半生半炙)半两

【主治】 漏风汗出不止。

【用法】 上为散,拌匀。以热酒一升投之,旋旋温服令尽,可均作一日服;如饮酒不得,用沸汤服之亦得。

64. 甘草丸

【方源】 方出《肘后方》卷四,名见《圣济总录》卷七十九

【组成】 防己、甘草、葶苈各二两

【主治】 大腹水病。

【用法】 上为末,苦酒为丸,如梧桐子大。每服三丸,一日三次。

65. 甘草汤

【方源】 《圣济总录》卷一四四

【组成】 甘草(炙,锉)、白茯苓(去黑皮)、桂(去粗皮)、杏仁(去皮尖双仁,炒)各一两

【主治】 诸伤损,恶血积滞腹中。

【用法】 上为粗末。每服三钱匕,水一盏,煎至七分,去滓温服,不拘时候。

66. 加味温胆汤

【方源】 《寒温条辨》卷五

【组成】 人参、甘草(炙)、茯苓、远志(去心)、酸枣仁(炒,研)、熟地、枳实(麸炒)、陈皮、半夏(姜汁炒)各一钱　五味子五分　生姜一钱

【主治】 汗下后不解,呕而痞闷,或虚烦不眠,肉瞤筋惕者。

【用法】 水煎,温服。

67. 苓桂浮萍汤

【方源】 《四圣心源》卷五

【组成】 茯苓三钱　泽泻三钱　半夏三钱　杏仁三钱　甘草三钱　桂枝三钱　浮萍三钱

【主治】 水胀。

【用法】 水煎大半杯,热服。覆衣取汗。

68. 南星二陈汤

【方源】 《症因脉治》卷一

【组成】 胆星　熟半夏　白茯苓　橘红　甘草　海石　香附

【主治】 内伤腰痛,痰涎停注者。

69. 除湿汤

【方源】 《一盘珠》卷一

【组成】 苍术、白术、白苓、甘草、干姜、橘红、丁香各等分

【主治】 中湿。

【用法】 生姜为引,水煎服。

70. 天花粉散

【方源】 《类证治裁》卷四

【组成】 天花粉、生地、麦冬、干葛各二钱　五味子、甘草各一钱　粳米百粒

【主治】 上消。

71. 玉液膏

【方源】 《续本事》卷二

【组成】 紫苏四两　板桂半两　甘草、白梅肉各二两

【主治】 消渴。

【用法】 上为末。捣白梅肉为丸,如鸡头子大。每服三丸,含化。

72. 白术散

【方源】 方出《千金》卷二十一,名见《普济方》卷一七六

【组成】 茯苓八两　泽泻四两　白术、生姜、桂心各三两　甘草一两

【主治】 消渴,阴脉绝,胃反而吐食。

【用法】 上哎咀。以水一斗,煮小麦三升,取三升,去麦下药,煮取二升半,服八合,一日二次。

73. 加味白术散

【方源】 《医统》卷五十二

【组成】 人参、白术、茯苓、甘草(炙)、藿香各八分　干葛一钱　木香、枳壳(麸炒)、五味子、柴胡各四分

【主治】 中消,消谷善饥。

【用法】 水煎,食远温服。

74. 加味钱氏白术散

【方源】 《丹溪心法》卷三

【组成】 人参、白术、白茯苓、甘草(炙)、枳壳(炒)各半钱　藿香一钱　干葛二钱　木香、五味子、柴胡各三分

【主治】 ①《丹溪心法》:消渴,不能食。②《准绳·类方》:消中,消谷善饥。

【用法】 上作一剂。水煎服。

75. 地骨皮散

【方源】 《圣惠》卷五十三

【组成】 地骨皮二两　栝楼根一两　石膏一两　黄连(去须)一两　甘草(炙微赤,锉)一两

【主治】 消中。虚羸,烦热口干,眠卧不安。

【用法】 上为粗散。每服四钱,以水一中盏,煎至六分,去滓温服,不拘时候。

76. 地骨皮散

【方源】 《圣惠》卷五十三

【组成】 地骨皮一两　茯神三分　栝楼根一两　黄连(去须)一两　石膏二两　甘草(炙微赤,锉)半两　麦门冬(去心)一两　黄芩一两　远志(去心)三分

【主治】 消渴。口舌焦干,精神恍惚,烦躁不安。

【用法】 上为散。每服四钱,以水一中盏,煎至六分,去滓,食后温服。

77. 芎辛散

【方源】 《朱氏集验方》卷一引《鸡峰》

【组成】 北细辛一两　川芎一两　甘草二钱半

【主治】 中风,不思饮食。

【用法】 上为末。每服二钱,水一盏,薄荷七片,煎至五分,去滓温服,不拘时候。

78. 麦门冬散

【方源】 方出《圣惠》卷五十三,名见《普济方》卷一七六

【组成】 黄丹(炒令紫色)一两　栝楼根一两　麦门冬(去心,焙)二两　甘草(微赤,锉)二两　赤茯苓一两

【主治】 消渴不止。

【用法】 上为细散,入黄丹研令匀。每服一钱,以温水调下,不拘时候。

79. 神功散

【方源】 《朱氏集验方》卷二

【组成】 北白芍药一两半　甘草一两

【主治】 消渴。

【用法】 上㕮咀,每服三钱,水一盏半,煎至六七分,不拘时服。

80. 六君子汤

【方源】 《普济方》卷三十七引《德生堂方》

【组成】 人参、白术、白茯苓、当归、黄芪、白扁豆、甘草各一两半

【主治】 便血不止,脾胃虚寒,饮食不进,身体羸瘦。

【用法】 上为末。每服二三钱,米饮调下,一日三次。

81. 平胃敛阴汤

【方源】 《会约》卷四

【组成】 扁豆(炒,研)三钱　甘草一钱　麦冬一钱　牛膝一钱　白术八分　山药一钱半　葛根一钱　三七七分　白芍一钱　五味子(微炒,捣碎)三四分　当归一钱

【主治】 胃气上冲,脾不统血,致鼻衄而血多者。

【用法】 加百草霜①、发余、蒲黄(炒黑)各三分,药调服。

---

① 百草霜为稻草、麦秸、杂草燃烧后附于锅底或烟囱内的黑色烟灰,具有止血、消积、解毒、散火作用。

第三章　主治脏腑病症

第一节　治疗肺系病症

1. 干姜甘草汤

【方源】　《圣济总录》卷四十八

【组成】　干姜(炮)四两　生干地黄(焙)、麦门冬(去心,焙)、蒺藜子(炒)、桂(去粗皮)、续断各二两　甘草(炙)一两

【主治】　肺消。

【用法】　上咬咀,如麻豆大。每服五钱匕,水二盏,煎至一盏,空心、食前去滓温服,日三。

2. 天门冬丸

【方源】　《圣济总录》卷四十九

【组成】　天门冬(去心,焙)二两　甘草(炙,锉)、杏仁(汤浸,去皮尖双仁,炒)各一两　人参三分　贝母(去心,焙)、五味子、阿胶(炙令燥)、桑根白皮(炙,锉)各半两

【主治】　肺痿,咽干烦躁,痰壅咳嗽,小便赤涩,眠睡不安,喉咽肿痛。

【用法】　上为末,炼蜜为丸,如鸡头子大。每服一丸,食后、临卧温人参汤嚼下;含化、咽津亦得。

3. 天门冬散

【方源】　《圣惠》卷十五

【组成】　天门冬(去心)、紫菀(去苗土)、赤茯苓、甘草(炙微赤,锉)、陈橘皮(汤浸,去白瓤,焙)、桑根白皮(锉)、杏仁(汤浸,去皮尖双仁,麸炒微黄)、人参(去芦头)各三分　麻黄(去根节)半两

【主治】　时气,肺虚热壅,气喘,咳嗽。

【用法】　上为散。每服五钱,以水一大盏。加生姜半分,煎至五分,去滓温服,不拘时候。

4. 木乳散

【方源】　《圣济总录》卷五十

【组成】　木乳(皂荚根皮,于秋冬间采取,皮如罗纹者,阴干,酥炙黄)、蒺藜子(炒去角)、黄芪(锉)、人参、枳壳(去瓤,麸炒)、甘草(炮)各等分

【主治】 肺脏风毒。

【用法】 上为散。每服一钱匕,沸汤点服,不拘时候。

5. 平气饮

【方源】 《三因》卷十二

【组成】 人参、白术、川芎、当归、五味子、甘草(炙)、木瓜干、紫苏子(炒)、茯神、乌药(去木)、杏仁(去皮尖,麸炒)、桂心、白芷各等分

【主治】 一切咳嗽,吐痰涎,恶风,不能食。

【用法】 上为末。每服二钱,水一盏,加生姜三片、大枣一个,煎至七分,温服。

6. 平气饮

【方源】 《易简》

【组成】 紫苏、桑白皮、麻黄、青皮、五味子、杏仁、甘草各等分

【主治】 久年咳嗽,暴嗽,气虚喘急。

【用法】 加生姜七片、乌梅一个,水煎服。

7. 小降气汤

【方源】 《杏苑》卷四

【组成】 香附子四两　甘草(炙)一两二钱　缩砂仁四钱八分　沉香一钱八分五厘

【主治】 气滞不得升降,胸膈痞闷,喘促短气,及留饮吞酸,胁下支结,常觉妨碍者。

【用法】 上为细末。每服二钱,盐汤点服。

8. 小柴胡加枳桔汤

【方源】 《痘疹心法》卷十九

【组成】 柴胡一钱　半夏、甘草各半钱　人参、黄芩各三钱　枳壳、桔梗各一钱

【主治】 疮疹后咳嗽胁疼。

【用法】 上为粗末。每服三钱,水一盏,加生姜一片,煎至六分服。

9. 平补汤

【方源】 《辨证录》卷四

【组成】 熟地一两　麦冬一两　甘草五分　白芍一两　柴胡一钱　人参五分　茯苓三钱　天花粉二钱　百合五钱　炒黑荆芥一钱

【主治】 阴气素虚,更加气恼,偶犯风邪,因而咳嗽。

【用法】 水煎服。

10. 平肺汤

【方源】 《鸡峰》卷十一

【组成】 款冬花、五味子、白茯苓、阿胶、白术、川芎、人参、熟地黄、黄芪、紫菀、甘

草、杏仁、桂各等分

【主治】 肺气久虚，喘急多倦。

【用法】 上为粗末。每服三钱，水一盏，同煎至六分，去滓，食后温服。

11. 平肺汤

【方源】 《杨氏家藏方》卷八

【组成】 知母、半夏(汤洗七次)、杏仁(去皮尖，炒)、麻黄(去节)、阿胶(蛤粉炒)、贝母各一两 桑叶、款冬花、甘草(炙)各半两

【主治】 咳嗽上喘。

【用法】 上㕮咀。每服三钱，水一盏半，加生姜五片，同煎至八分，去滓，食后温服。

12. 平肺散

【方源】 《鸡峰》卷十一

【组成】 人参、黄芪、五味子、桑白皮、款冬花、甘草、杏仁各半两

【主治】 肺伤唾血。

【用法】 上为粗末。每服二钱，水一盏，煎至七分，去滓，食后温服。

13. 玉仙散

【方源】 《御药院方》卷五

【组成】 白矾(枯)一钱 乌梅(去核)四个 杏仁(去皮尖，麸炒)四十个 佛耳草、款冬花、知母、贝母(去心)各一钱半 甘草(炙)三钱

【主治】 一切咳嗽。

【用法】 上为细末。每服半钱，干掺舌上咽津，不拘时候。

14. 玉液丸

【方源】 《幼科指南》卷三

【组成】 橘红(盐水炒)、枳实(炒)、桔梗、半夏(制)、甘草、苏子(炒)、白茯苓、萝卜子(炒)各二钱

【主治】 咳嗽因于痰者；或母乳多涌出，儿小吞咽不及，呛出而成痰嗽者；或因儿啼声未息，气未平，即与乳食，气逆而嗽者，此乳夹痰而嗽也。

【用法】 上为末，神曲糊为丸。白汤送下

15. 玉液饮

【方源】 《圣济总录》卷六十六

【组成】 甘草(炙，锉)、杏仁(去皮尖双仁，研)、人参、陈橘皮(汤浸去白，焙)、五味子(炒)各一两

【主治】 咳逆短气，喘息气不相续。

【用法】 上为粗末。每服五钱匕，用水二盏，加生姜三片、大枣一枚(擘)，同煎至一盏。去滓温服，不拘时候。

16. 玉液散

【方源】 《普济方》卷一六三引《指南方》

【组成】 团参、川芎、茯苓、官桂、知母、杏仁、葶苈、柴胡、半夏各一两　麻黄、石膏、橘皮、白术各一两　诃子、羌活、甘草各半两

【主治】 ①《普济方》引《指南方》:喘。②《鸡峰》:咳喘,肺胀。

【用法】 上为粗末。每服五钱,水二盏,加生姜五片、大枣一个,煎至一盏,去滓温服。

17. 玉液散

【方源】 《得效》卷五

【组成】 瓜蒌根、知母、贝母(去心,炒)各一两　甘草(炙)半两　人参半两

【主治】 久近喘嗽,口干作渴。

【用法】 上为末。每服二钱,先熔下黄蜡二钱,同入米饮调下,食后服。

18. 甘泽饮

【方源】 《李氏医鉴》卷七

【组成】 甘草　泽泻　茯苓　通草　车前子　瞿麦　木通　扁蓄　栀子　琥珀

【主治】 上焦肺热,小便秘涩。

19. 甘胆丸

【方源】 《赤水玄珠》卷七

【组成】 甘草(去皮,作二寸段,中半劈开,以猪胆汁五枚,浸三日,取出火上炙干)二两

【主治】 吃醋呛喉,咳嗽不止,诸药无效。

【用法】 上为末,炼蜜为丸。每服四十丸,卧时茶清吞下。

20. 甘桔汤

【方源】 《幼科发挥》卷四

【组成】 桔梗、甘草各等分　紫苏叶减半　乌梅肉少许

【主治】 咳嗽,风寒外感,不热不渴者。

【用法】 水煎,去滓,入阿胶化服。

21. 甘露丸

【方源】 《圣济总录》卷九十二

【组成】 甘草(炙,锉)、地黄、金粉、大黄(蒸,锉,焙)、天门冬(去心,焙)各一两　防风(去叉)、远志(去心)、羌活(去芦头)、桑根白皮(锉,炒)、秦艽(去苗土)、地骨皮各三分　玄参、羚羊角(镑)、胡黄连各半两

【主治】 肺脏气极,风热所伤,津液不通。

【用法】 上为末,炼蜜为丸,如梧桐子大。每服二十丸,食后姜蜜汤下。

22. 甘草饮子

【方源】 《外台》卷九引《广济方》

【组成】 甘草(炙)六分　款冬花七分　豉心一合　生麦门冬(去心)八分　葱白一握　槟榔(合子碎)十颗　桔梗六分　地黄汁半升

【主治】 肺热咳嗽，涕唾多黏。

【用法】 上切。以水六升，煮取二升，绞去滓，下地黄汁，分温三服。如人行四五里进一服。忌生菜、热面、炙肉、海藻、菘菜、鱼、蒜、黏食、猪肉、芜荑。

23. 甘菊花散

【方源】 《圣惠》卷六

【组成】 甘菊花、人参(去芦头)、大腹皮(锉)、半夏(汤洗七遍，去滑)、木香、白术、威灵仙、枳壳(麸炒微黄，去瓤)、肉桂(去皱皮)、诃黎勒皮、赤茯苓、郁李仁(汤浸，去皮尖，微炒)、甘草(炙微赤，锉)各一两

【主治】 肺脏痰毒，胸膈壅滞。

【用法】 上为散。每服三钱，以水一中盏，加生姜半分，煎至六分，去滓温服，不拘时候。

24. 甘草鼠粘汤

【方源】 《杂病源流犀烛》卷二十四

【组成】 炒甘草二两　桔梗(米泔浸一夜，炒)一两　鼠粘根二两

【主治】 肺热，咽喉痛。

【用法】 上为末。每服二钱，水一钟半，加阿胶一钱服。

25. 甘桔牛蒡汤

【方源】 《麻症集成》卷三

【组成】 桔梗　甘草　牛蒡　连翘　玄参　川连　栀子　豆根　酒芩　射干

【主治】 麻疹咽喉痛，毒火上升，火郁在肺。

26. 甘桔清金散

【方源】 《痘疹心法》卷二十二

【组成】 桔梗一两　甘草五钱　牛蒡子(炒)七钱　连翘(去心)五钱　诃子皮五钱

【主治】 ①《痘疹心法》：肺热，声不清响者。②《景岳全书》：肺热咽痛。

【用法】 上为细末。每服一钱，加薄荷叶少许，同煎服。

27. 甘桔黑豆汤

【方源】 《证因方论集要》卷一

【组成】 甘草　桔梗　黑大豆

【主治】 肺痈初发。

28. 甘草干姜人参汤

【方源】　《脉因证治》卷三

【组成】　甘草四两　干姜二两　人参一两　大枣三个

【主治】　肺痿。

【用法】　水煎服。

29. 甘桔加阿胶紫菀汤

【方源】　《医学纲目》卷十七

【组成】　甘草二两　桔梗一两　阿胶　紫菀

【主治】　肺痿唾脓血。

【用法】　上哎咀。每服五钱,水煎温服。

30. 石膏汤

【方源】　《圣济总录》卷四十八

【组成】　石膏、麻黄(去根节,汤煮,掠去沫)、桑根白皮(锉,炒)、甘草(炙,锉)、款冬花(去梗,焙)、熟干地黄(炒)各一两　麦门冬(去心,焙)、桔梗(炒)各半两

【主治】　肺胀。

【用法】　上为粗末。每服三钱匕,加竹叶少许,水一盏,煎至七分,去滓温服,日三夜一。

31. 石膏饮

【方源】　《圣济总录》卷三十五

【组成】　石膏(碎)、淡竹叶各三两　常山、甘草(生,锉)、乌梅各二两　粳米半合

【主治】　一切痰疟。

【用法】　上为粗末。每服五钱匕,水一盏半,煎至一盏,去滓温服。吐痰即愈。

32. 石膏散

【方源】　《宣明论》卷九

【组成】　石膏一两　甘草(炙)半两

【主治】　热嗽喘甚。

【用法】　上为末。每服三钱,新汲水下,又生姜汁、蜜调下。

33. 石首鱼脑汤

【方源】　《慈幼新书》卷二

【组成】　诃子、甘草各一钱　荆芥、细辛、人参各五分　桔梗二钱　石首鱼脑骨(煅存性,为末)五钱

【主治】　肺气虚寒,鼻流不臭清涕,经年不愈。

【用法】　将上药煎好,去滓,入石首鱼脑骨末,再煎一二沸服。

34. 清解散

【方源】 《准绳·伤寒》卷二

【组成】 苍术(炒)、荆芥各二两　甘草一两　麻黄一两半

【主治】 一切感冒。

【用法】 上咬咀。每服一两,以水二钟,加生姜三片,葱白一茎,同煎七分,去滓,温热服。以被盖覆,汗出为度。

35. 石膏泻白散

【方源】 《症因脉治》卷二

【组成】 石膏　知母　桑白皮　地骨皮　甘草

【主治】 燥火伤肺,咳嗽气喘。

【用法】 上为粗末。水煎服。

36. 龙骨汤

【方源】 《圣济总录》卷四十九

【组成】 龙骨、黄芪(锉)、肉苁蓉(酒浸,切,焙)各一两　白薇、牡蛎(煅)、附子(炮裂,去皮脐)各三分　甘草(炙,锉)半两

【主治】 肺痿,小便数,渐觉气弱。

【用法】 上咬咀,如麻豆大。每服三钱匕,水一盏,加生姜三片,大枣二枚(擘破),煎至七分,去滓,空心、食前温服,一日三次。

37. 龙脑丸

【方源】 《续本事》卷二

【组成】 龙脑薄荷五两　真蒲黄一两　麦门冬二两　阿胶一两　甘草一两半人参一两　川当归一两　黄芪一两半　木通一两　生干地黄三两　柴胡半两

【主治】 胸中郁热,肺热咳嗽,口臭喉腥,脾疸口甘,丈夫吐血,妇人血崩。

【用法】 上为末,炼蜜为丸,如梧桐子大。每服二十丸。病上焦,饭后用熟水吞下,微嚼破更好;病下焦,空心服。小儿加减与之。

38. 龙脑膏

【方源】 《诚书》卷十一

【组成】 龙脑一字　朱砂一钱　赤茯苓、人参、钩藤、甘草(炙)各一钱五分

【主治】 肺疳,鼻下赤烂痒极,发焦揩眼,下血痢。

【用法】 上为末,蜜为丸。米汤送下。

39. 归芍地黄汤

【方源】 《症因脉治》卷二

【组成】 生地　归身　白芍药　枸杞　丹皮　知母　人参　甘草　地骨皮

【主治】 血虚咳嗽。

40. 卢同散

【方源】 《宣明论》卷九

【组成】 款冬花、井泉石、鹅管石、钟乳石、官桂、甘草、白矾、佛耳草各等分

【主治】 男子妇人一切咳嗽喘急。

【用法】 上为末。每服一钱,竹筒子吸吃,一日三次。

41. 四顺汤

【方源】 《圣济总录》卷五十

【组成】 贝母(去心)、桔梗(炒)、紫菀(去苗土)各一两 甘草(炙,锉)半两

【主治】 肺痈吐脓,五心烦热,壅闷咳嗽。

【用法】 上为粗末。每服三钱匕,水一盏,煎五七沸,去滓,稍冷服,不拘时候。

42. 四顺散

【方源】 《圣济总录》卷六十五

【组成】 干姜(炮裂)、甘草(炙,锉)、陈橘皮(汤浸,去白,焙)、杏仁(汤浸,去皮尖双仁,炒,别研)各等分

【主治】 肺寒久嗽。

【用法】 上四味,除杏仁外余为末,入杏仁再研匀。每服一钱匕,空心、食前以沸汤点服,一日三次。

43. 四顺散

【方源】 《鸡峰》卷十一

【组成】 麻黄、杏仁、干姜各半两 甘草二钱半

【主治】 咳嗽。

【用法】 上为细末。每服一大钱,水一盏,入盐煎至六分,去滓稍热服,不拘时候。

44. 四神汤

【方源】 《圣济总录》卷四十八

【组成】 麻黄(去根节,汤浸去沫)一两 杏仁(去皮尖双仁,麸炒)二十五枚 甘草(炙)半两 五味子一两

【主治】 肺喘。

【用法】 上叹咀,如麻豆大。每服五钱匕,水二盏,煎至一盏,去滓温服。仰卧片时。

45. 四黄丸

【方源】 《婴童类萃》卷下

【组成】 黄连、黄芩、大黄(酒煨)、胡连、山栀、银柴胡各五钱 青黛、甘草、香附(醋炒)各三钱

【主治】 肺热龟胸。

【用法】 上为末,猪胆汁为丸,如菜子大。每服一百丸,姜汤送下,一日三次。

46. 四物合二陈汤

【方源】 《陈素庵妇科补解》卷一

【组成】 归须 赤芍 川芎 生地 陈皮 法夏 茯苓 甘草 海藻 红花 香附 丹皮

【主治】 积痰而经水不通。

47. 仙人肢丸

【方源】 《宣明论》卷九

【组成】 人参、沙参、玄参、紫团参、丹参、白术、牡蛎、知母、甘草各二钱 蛤蚧(头尾全用,河水洗净,文武火炙黄色)一对

【主治】 远年劳嗽,不问寒热,痰涎喘满。

【用法】 上为末,用麻黄十五斤(去根),枸杞子三斤,熬成膏,为丸如弹子大,瓷盒子内盛。临卧服一丸,煎生姜自然汁化下。

48. 生姜汤

【方源】 《养老奉亲》

【组成】 杏仁(去皮尖)四两 生姜(去皮细横切之)六两 甘草三分 桃仁(去皮尖)半两 盐花三两

【主治】 老人膈滞,肺疾痰嗽。

【用法】 上以杏仁、桃仁、姜湿纸同裹煨,沙盆内研极细后,入甘草、盐再研,洁器贮之。汤点服。

49. 生犀散

【方源】 《袖珍小儿》卷四

【组成】 杏仁(去皮尖)三钱 桔梗二钱 茯苓一钱 前胡一钱半 人参一钱 半夏二钱 五味子一钱半 甘草一钱

【主治】 咳嗽,痰逆喘满,心松惊悸,风热。

【用法】 上锉散。每服二钱,加生姜、薄荷,水煎服。

50. 生津起痿汤

【方源】 《辨证录》卷六

【组成】 麦冬一两 甘草二钱 玄参一两 甘菊花五钱 熟地一两 天门冬三钱 天花粉一钱 贝母一钱 金银花五钱

【主治】 肺痿。胃火熏蒸,日冲肺金,遂至痿弱,不能起立,欲嗽不能,欲咳不敢,及至咳嗽,又连声不止,肺中大痛。

【用法】 水煎服。

51. 生犀香芎丸

【方源】 《圣济总录》卷十五

【组成】 生犀(镑)半两　荆芥穗十五两　细辛(去土叶)十两　白芷十两　香附子(炒)二十两　龙脑薄荷叶五两　甘草(炙)五两　川芎半两

【主治】 风痰上壅,头昏时痛,鼻出清涕,语声不出,咽喉不利,咳嗽涎喘,头目熻赤,肌肉蠕动,痒如虫走。

【用法】 上为末,水煮面糊为丸,如梧桐子大。每服三十丸,生姜汤送下,不拘时候。

52. 生脉散合甘桔汤

【方源】 《幼科发挥》卷四

【组成】 人参一钱　麦门冬二钱　五味子十粒　苦梗一钱　甘草减半

【主治】 久嗽肺虚。

【用法】 上锉。分为五剂,每剂入阿胶五分,水煎服。

53. 生姜温中下气汤

【方源】 《外台》卷十六引《删繁方》

【组成】 生姜一斤　大枣三十枚　杜仲皮五两　草薢、桂心各四两　白术五两　甘草(炙)三两　附子(炮)三两

【主治】 肺虚劳寒损,则腰背苦痛,难以俯仰,短气,唾如脓。

【用法】 上切。以水九升,煮取三升,去滓,分温三服。忌猪肉、海藻、菘菜、生葱、桃、李、雀肉等。

54. 白术丸

【方源】 《鸡峰》卷十七

【组成】 陈皮一两　泽泻半两　甘草、防己、葶苈、木香(一方有白术、茯苓)各一分

【主治】 支饮,上气不得卧,身体肿满,小便不利。

【用法】 上为细末,水煮面糊为丸,如梧桐子大。每服三十丸,生姜汤送下,不拘时候。

55. 白术汤

【方源】 《三因》卷十二

【组成】 白术二两　五味子、茯苓各一两　甘草一分　半夏(洗去滑,切作十六片)四个

【主治】 五脏伤湿,咳嗽痰涎,憎寒发热,上气喘急。

【用法】 上为散,分作十六服。水一盏半,加生姜五片,半夏一片,煎七分,空

腹服。

56. 白术汤

【方源】 《普济方》卷一六一引《济生》

【组成】 白术二两　五味子、半夏(汤浸七次)、白茯苓(去皮)、橘红各一两　甘草(炙)半两

【主治】 五脏受湿,咳嗽痰多,上气喘息,身体痛重,脉来濡细,憎寒发热。

【用法】 上㕮咀。每服四钱,水一盏半,加生姜五片,煎至八分,去滓温服,不拘时候。

57. 白术汤

【方源】 《准绳·幼科》卷五

【组成】 白术一钱半　陈皮、白茯苓、五味子、半夏、杏仁各一钱　甘草五分

【主治】 咳嗽气喘,呕吐痰涎。

【用法】 水一盏半,加生姜三片,煎六分,分二服。

58. 白术散

【方源】 《圣惠》卷四十六

【组成】 白术一两　诃黎勒皮一两　半夏(汤洗七遍去滑)半两　甘草(炙微赤,锉)半两　桔梗(去芦头)三分　桂心半两　前胡(去芦头)一两　陈橘皮(汤浸,去白瓤,焙)三分

【主治】 咳嗽,痰壅呕吐,心胸不利,气逆食少。

【用法】 上为散。每服四钱,以水一中盏,加生姜半分,煎至六分,去滓温服,不拘时候。

59. 白术散

【方源】 《圣惠》卷五十一

【组成】 白术三分　麻黄(去根节)一两　赤芍药三分　旋覆花半两　桂心一两　前胡(去芦头)三分　甘草(炙微赤,锉)三分　五味子一分　半夏(汤洗七遍去滑)三分

【主治】 溢饮。

【用法】 上为散。每服五钱,以水一大盏,加生姜半分,煎至五分,去滓热服,不拘时候。衣盖取汗。如人行十里未汗,即再服。

60. 白术散

【方源】 《圣惠》卷五十一

【组成】 白术一两　半夏(汤洗七遍去滑)三分　赤茯苓二两　人参(去芦头)三分　桂心三分　甘草(炙微赤,锉)一分　附子(炮裂,去皮脐)一两　前胡(去芦头)

一两

【主治】 痰饮癖饮,胸膈满闷,不能下食。

【用法】 上为散。每服五钱,以水一大盏,加生姜半分,煎至五分,去滓热服,不拘时候。

61. 白金汤

【方源】 《圣济总录》卷四十九

【组成】 桑根白皮(炙,锉)、桔梗(炒)各半两　甘草(炙)、紫苏叶各一分

【主治】 肺经壅热。

【用法】 上为粗末。每服三钱匕,水一盏,煎至八分,去滓,食后温服。

62. 白前汤

【方源】 《外台》卷十引《深师方》

【组成】 白前五两　紫菀、杏仁、厚朴(炙)各三两　半夏(洗)、麻黄(去节)各四两　生姜一斤　人参、桂心各二两　甘草一两(炙)　大枣十四个

【主治】 上气及诸逆气。

【用法】 上切。以水八升,煮取二升半,分三服。忌海藻、菘菜、羊肉、生葱、饧。

63. 白前汤

【方源】 方出《外台》卷十引《广济方》,名见《普济方》卷一八四

【组成】 白前四分　生麦门冬(去心)十分　贝母、石膏、甘草(炙)、五味子、生姜各四分　黄芩五分　杏仁四十颗　淡竹叶(切)一升　白蜜一匙

【主治】 上气,肺热咳嗽,多涕唾。

【用法】 上切。以水七升,煮取二升七合,绞去滓,纳白蜜,更上火煎三沸,汤成后宜加芒硝八分,分温三服,每服如人行五六里,须利三二行。忌热面、炙肉、油腻、醋食、海藻、菘菜。

64. 白前汤

【方源】 《圣济总录》卷九十三

【组成】 白前、桑根白皮(炙,锉)、麦门冬(去心,焙)各一两半　旋覆花半两　木通(锉,炒)二两　甘草(炙,锉)一两

【主治】 骨蒸,肺痿咳嗽,涕唾如胶,胸背烦热。

【用法】 上为粗末。每服五钱匕,水一盏半,煎至一盏,去滓,分二服,空腹、食后各一次。

65. 白前饮

【方源】 《圣济总录》卷九十

【组成】 白前二两半　桑根白皮(炙)、桔梗(炒)各三两　白茯苓(去黑皮)三分

杏仁(去双仁皮尖,熬)一两半　甘草(炙)一两

　　【主治】　虚劳咳嗽,上气壅热,咯吐脓血。

　　【用法】　上药各锉,如麻豆大,拌匀。每服三钱匕,水一盏半,煎取七分,去滓,食后温服,一日二次。

66. 白前散

　　【方源】　方出《外台》卷九引《近效方》,名见《圣惠》卷三十七

　　【组成】　白前三两　桑白皮、桔梗各二两　甘草(炙)一两

　　【主治】　久咳唾血。

　　【用法】　上切。以水二大升,煮取半大升。空腹顿服。若重者十数剂。

67. 白前散

　　【方源】　《圣惠》卷四十六

　　【组成】　白前一两　紫菀(去苗土)一两　半夏(汤洗七遍去滑)一两　大戟(锉碎,微炒)一分　麻黄(去根节)一两　甘草(炙微赤,锉)半两

　　【主治】　咳嗽,坐卧不得,喉中作呀呷声。

　　【用法】　上为粗散。每服二钱,以水一中盏,加生姜半分,煎至五分,去滓温服,不拘时候。

68. 汉防己散

　　【方源】　《圣惠》卷六

　　【组成】　汉防己一两　赤茯苓一两　白前一两　桔梗(去芦头)一两　川大黄(锉碎,微炒)一两　陈橘皮(汤浸,去白瓤,焙)一分　木通(锉)一两　紫菀(去苗)一两　紫苏茎叶一两　天门冬(去心)一两　枳壳(麸炒微黄,去瓤)一两　甘草(炙微赤,锉)一两

　　【主治】　肺脏壅热,烦躁喘粗,不思饮食。

　　【用法】　上为散。每服三钱,以水一中盏,煎至六分,去滓温服,不拘时候。

69. 汉防己散

　　【方源】　《圣惠》卷六十一

　　【组成】　汉防己三分　麦门冬(去心皮)三分　桑根白皮(锉)一两　赤茯苓一两　枳壳(麸炒微黄,去瓤)三分　地骨皮三分　前胡(去芦头)一两　黄芪(锉)一两　甘草(炙微赤,锉)半两

　　【主治】　肺痈,喘急咳嗽脓血,心神烦闷,咽干多渴。

　　【用法】　上为散。每服四钱,以水一中盏,加生姜半分,煎至六分,去滓温服,不拘时候。

70. 宁肺汤

　　【方源】　《石室秘录》卷三

【组成】 麦冬五钱　桔梗三钱　甘草一钱　天花粉一钱　陈皮三分　玄参五钱
百部八分

【主治】 燥病初起,咽干口燥,嗽不已,痰不能吐,面目红色,不畏风吹者。

【用法】 水煎服。

71. 宁肺散

【方源】 《儒门事亲》卷十二

【组成】 御米(蜜炒,去瓤)、甘草、干姜、当归、白矾、陈皮各一两

【主治】 寒嗽。

【用法】 上为末。每服三钱,煎荠汁调下。

72. 半夏汤

【方源】 《圣济总录》卷五十七

【组成】 半夏(汤洗去滑,焙)、甘草(炙,锉)、陈橘皮(汤浸,去白,焙)、桂(去粗皮)
各半两　人参、白术各一两　大腹皮并子(微煨)二枚

【主治】 心腹卒胀痛,吐痰不止。

【用法】 上锉,如麻豆大。每服三钱匕,水一盏半,加生姜三片,煎至七分,去滓,
空心温服,一日二次。

73. 半夏杏仁汤

【方源】 《杏苑》卷五

【组成】 半夏一钱　杏仁八分　枳壳五分　桔梗五分　片芩(炒)五分　紫苏五
分　麻黄六分　甘草四分

【主治】 风痰哮,喉中痰声不断者。

【用法】 上咬咀。加生姜五片,水煎熟,食前服。

74. 加味二陈汤

【方源】 《医门八法》卷二

【组成】 陈皮二钱　法夏(研)二钱　茯苓二钱　党参二钱　炙甘草二钱　川朴
(捣)二钱

【主治】 痰证呃逆。因痰结于胸,丹田之气不能上升而然。

75. 加味白术散

【方源】 《得效》卷五

【组成】 陈皮、半夏、人参、白茯苓、白术、甘草(炙)、山药(炮)各二两　白扁豆
(制)一两半　缩砂、桔梗(炒)、石莲肉、薏苡仁各一两

【主治】 喘嗽,每遇饮酒必发。

【用法】 上锉散。加生姜、桑白皮,水煎服。

76. 加味香苏散

【方源】 《医学心悟》卷二

【组成】 紫苏叶一钱五分　陈皮、香附各一钱二分　甘草(炙)七分　荆芥、秦艽、防风、蔓荆子各一钱　川芎五分　生姜三片

【主治】 四时感冒,寒热头痛,咳嗽。

【用法】 上锉一剂。水煎,温服。微覆似汗。

77. 加减二陈汤

【方源】 《医学探骊集》卷四

【组成】 法半夏三钱　广陈皮三钱　紫菀三钱　诃子三钱　桔梗二钱　牛蒡子三钱　五味子一钱　炮姜二钱　甘草二钱

【主治】 咳嗽,脉象沉紧者。

【用法】 水煎,温服。

78. 加减三奇汤

【方源】 《医学发明》卷四

【组成】 桔梗(去芦)半两　半夏(汤洗)七钱　陈皮(去白)、甘草、青皮(去白)、人参(去芦)各半两　杏仁(研)三钱　五味子四钱　紫苏叶、桑白皮各半两

【主治】 咳嗽上气,痰涎喘促,胸膈不利

【用法】 上㕮咀。每服四钱,水二大盏,加生姜三片,煎至一盏,去滓,食后温服。

79. 加减导痰汤

【方源】 《济阳纲目》卷二十二

【组成】 半夏、南星、橘红、茯苓、苍术、白术各一钱　甘草五分

【主治】 痰泻。

【用法】 上锉。加生姜,水煎服。

80. 加减防风汤

【方源】 《症因脉治》卷一

【组成】 防风　荆芥　桔梗　甘草　薄荷　天花粉　半夏　连翘　山栀　黄芩　瓜蒌仁

【主治】 外感风热痰壅。身热神昏,声如鼾齁,喘急不宁,语言不便,脉浮数。

81. 加减泻白散

【方源】 《医学发明》卷四

【组成】 桑白皮一两　地骨皮七钱　甘草、陈皮、青皮(去白)、五味子、人参(去芦)各半两　白茯苓三钱

【主治】 阴气在下,阳气在上,咳嗽呕吐喘促。

【用法】 上㕮咀。每服四钱,水一盏半,入粳米十粒,同煎至一盏。去滓,食后

温服。

82. 加减泻白散

【方源】 《卫生宝鉴》卷十二

【组成】 知母、陈皮(去白)各五钱　桑白皮一两　桔梗、地骨皮各五钱　青皮(去白)、甘草、黄芩各三钱

【主治】 胸膈不利,烦热口干,时时咳嗽。

【用法】 上咬咀。每服五钱,水二盏,煎至一盏,去滓,食后温服。

83. 加减泻白散

【方源】 《伤寒全生集》卷三

【组成】 桑皮　知母　橘红　黄芩　贝母　桔梗　甘草　瓜蒌　地骨皮　苏子

【主治】 烦热胸膈不利,上气喘促,口燥或咳者。

【用法】 水煎服。

84. 加减泻白散

【方源】 《症因脉治》卷一

【组成】 桑白皮　地骨皮　甘草

【主治】 痰结上焦。

85. 加减泻白散

【方源】 《麻科活人》卷一

【组成】 桑白皮(蜜炒)　地骨皮　炒甘草　人参　白茯苓　肥知母　枯黄芩

【主治】 肺炎喘嗽。

【用法】 粳米一撮为引。

86. 升麻导痰汤

【方源】 《济阳纲目》卷九十二

【组成】 南星(炮)、橘红、赤茯苓、枳壳、甘草各一钱　半夏二钱　升麻五分

【主治】 痰涎阻滞气道,小便不通。

【用法】 上锉。水煎服。

87. 加减定喘汤

【方源】 《医学碎金录》引《药物学讲义》

【组成】 麻黄三钱　紫菀三钱　款冬三钱　白果肉十个　川朴三钱　杏仁三钱　苏子三钱　半夏三钱　甘草二钱

【主治】 痰饮属寒症者。

88. 加减建中汤

【方源】 《普济方》卷二三一引《卫生家宝》

147

【组成】 黄芪二两或三两　白芍药六两　桂二两　甘草二两　加半夏五两

【主治】 虚劳咳嗽,痰盛,渐成劳疾。

【用法】 上为粗末。水一盏半,药末四钱,加生姜五片,大枣二枚,同煎至七分,去滓,入饧少许,再煎饧溶,食前温服。

89. 加减麻黄汤

【方源】 《直指》卷八

【组成】 麻黄(去节)一两　辣桂、甘草(炙)各半两　杏仁(去皮尖,微炒,别研)五十枚　陈皮、半夏(制)各半两

【主治】 肺感寒邪咳嗽。

【用法】 上细锉,拌和杏仁。每服三钱,加紫苏三叶,生姜四片,水煎服。

90. 加味小青龙汤

【方源】 《医便》卷二

【组成】 干姜(炒黑)、细辛、麻黄、桂枝、甘草各五分　白芍药、五味子各一钱　半夏(姜制)一钱五分　枳壳、桔梗各五分　白茯苓、陈皮各八分

【主治】 春初寒邪,伤肺咳嗽。

【用法】 加生姜三片,水煎,食少时稍热服。

91. 加味四君子汤

【方源】 《东医宝鉴·杂病篇》卷五引《回春》

【组成】 人参、白术各一钱三分　甘草一钱　当归八分　赤茯苓、陈皮、厚朴、缩砂、苏子、桑白皮各六分　沉香、木香(并水磨取汁)各五分

【主治】 气喘。

【用法】 上锉,作一帖。加生姜三片,大枣二个,水煎,和二香汁调服。

92. 加味人参款花膏

【方源】 《育婴秘诀》卷三

【组成】 人参、五味子、天冬、麦冬、款冬花、贝母、桑白皮(炒)、阿胶(炒)各一钱　黄芩、黄连、炙甘草、桔梗、当归各一钱半

【主治】 咳嗽不止,气逆血亦逆,口鼻出血者。

【用法】 上为末,炼蜜为丸,如圆眼大。每服一丸,陈皮汤化下。

93. 加味人参紫菀散

【方源】 《直指》卷九

【组成】 人参、北五味子、紫菀茸、陈皮、贝母(去心)、紫苏叶、桑白皮(炒)、白茯苓、杏仁(去皮,炒)、甘草(炙)各三分　川芎、半夏曲各一两　阿胶(炒酥)半两

【主治】 虚劳咳嗽。

【用法】 上为粗末。每服三钱,加生姜七片,大枣三枚、乌梅一个,食后煎服。

94. 加味半夏茯苓汤

【方源】 《直指》卷八

【组成】 半夏(制)二钱半　茯苓一两半　陈皮、五味子各一两　人参、细辛、甘草(炙)各半两

【主治】 咳嗽痰多。

【用法】 上锉散。每服四钱,加生姜七片,煎服。

95. 加味枳桔二陈汤

【方源】 《会约》卷七

【组成】 陈皮(去白)一钱　半夏一钱半　茯苓一钱三分　麻黄(去节)五分　桂枝八分　北细辛八分　杏仁(去皮尖)十五粒　甘草一钱　桔梗一钱　枳壳一钱

【主治】 感冒风寒,头痛声喑,无汗恶寒,痰凝气滞,脉息浮紧。

【用法】 生姜、葱为引。

96. 馏水石膏饮

【方源】 《医学衷中参西录》上册

【组成】 生石膏(轧细)二两　甘草三钱　麻黄二钱

【主治】 胸中先有蕴热,又受外感,胸中烦闷异常,喘息迫促,其脉浮洪有力,按之未实,舌苔白而未黄者。

【用法】 上用蒸汽水(僻处若无汽水,可用甘澜水代之)煎二三沸,取清汤一大碗,分六次温服。前三次,一点钟服一次,后三次,一点半钟服一次。病愈则停服,不必尽剂,下焦觉凉者,亦宜停服。

97. 加减苏子降气汤

【方源】 《育婴秘诀》卷三

【组成】 真苏子、半夏曲、炙甘草、前胡、陈皮、厚朴(姜汁炒)、肉桂(去皮)、大腹皮、桑白皮各等分

【主治】 咳嗽气盛,兼治面部浮肿。

【用法】 水煎服。

98. 地罗汤

【方源】 《惠直堂方》卷三

【组成】 元参、麦冬各二两　锦地罗、生甘草各一两　桔梗、贝母各五钱

【主治】 肺痈,胸膈作痛,咳嗽尤痛,手按气急。

【用法】 水煎服。

99. 地骨散

【方源】 《嵩崖尊生》卷十二

【组成】 柴胡、地骨皮、桑白皮、枳壳、前胡、黄芪各七分五厘　茯苓、五加皮、人

参、甘草、桂心、白芍各五分

【主治】 肺热,热在皮肤,日夕甚,喘咳洒淅。

【用法】 加生姜,水煎服。

100. 地骨皮散

【方源】 《医方类聚》卷十引《简要济众方》

【组成】 地骨皮二两 紫苏叶一两 桑根白皮一两半 甘草(炙)一两

【主治】 肺脏风热,喘促上气,胸膈不利,烦躁鼻干。

【用法】 上为散。每服二钱,用水一中盏,同煎至七分,去滓,食后、临卧温服。

101. 芎辛散

【方源】 《百一》卷五

【组成】 川芎、细辛、防风、桔梗、白芷、甘草、羌活各一两 桑白皮半两

【主治】 壅寒痰盛。

【用法】 上为细末。每服二钱,水一钟半,加生姜二片,薄荷三叶,煎至七分,不饥不饱时温服。

102. 导痰汤

【方源】 《百一》卷五引费达可方。

【组成】 白茯苓、桂心、半夏(汤洗十次)、干生姜、橘红、枳壳(炒香)、甘草各等分

【主治】 痰饮。

【用法】 上为末。加生姜三片,煎至七分,不拘时候温服,

103. 皂荚丸

【方源】 《圣惠》卷十七

【组成】 皂荚(去黑皮,涂酥,炙微黄)一两半 郁李仁(汤浸,去皮尖,研如膏)三分 甘草(炙微赤,锉)三分 麻黄(去根节)三分 甜葶苈(熬令黑,捣如泥)一两

【主治】 热病,肺壅喘急。

【用法】 上为末,入郁李仁、葶苈,同研令匀,炼蜜为丸,如梧桐子大。每服十丸,以粥饮送下,不拘时候。

104. 松萝汤

【方源】 《千金》卷十八

【组成】 松萝二两 乌梅、栀子各十四枚 恒山三两 甘草一两

【主治】 胸中痰积热。

【用法】 上㕮咀,以酒三升,浸药一宿,平旦以水三升,煮取一升半,去滓顿服。亦分二服,一服得快吐,即止。

105. 刺蓟散

【方源】 《圣惠》卷六

【组成】 刺蓟半两　川升麻半两　鹿角胶(捣碎,炒令黄燥)半两　羚羊角屑半两　青竹茹半两　当归(锉,微炒)半两　生干地黄一两　甘草(生用)一分

【主治】 肺壅热,吐血不止。

【用法】 上为散,以水二大盏半,煎至一盏半,去滓,分温五服,不拘时候。

106. 苓甘五味姜辛汤

【方源】 《金匮》卷中

【组成】 茯苓四两　甘草、干姜、细辛各三两　五味半升

【主治】 ①《金匮》:支饮,气逆上冲,服茯苓桂枝五味甘草汤后,冲气即低,而反更咳胸满者。②《鸡峰》:肺经感寒,咳嗽不已。

【用法】 上五味,以水八升,煮取二升,去滓,温服半升,每日三次。

107. 苓甘五味加姜辛半杏大黄汤

【方源】 《金匮》卷中。

【组成】 茯苓四两　甘草三两　五味半升　干姜三两　细辛三两　半夏半升　杏仁半升　大黄二两

【主治】 咳逆倚息不得卧。若面热如醉,此为胃热上冲熏其面。

【用法】 以水一斗,煮取三升,去滓,温服半升,一日三次。

108. 枳实汤

【方源】 《圣济总录》卷七十一

【组成】 枳实(去瓤,麸炒)、木香、槟榔(锉)、甘草(炙,锉)、吴茱萸(汤浸,焙干,炒)、葶苈(纸上炒令紫色)各半两　杏仁(汤浸,去皮尖双仁,炒)三分

【主治】 肺积息贲,上气胸满咳逆。

【用法】 上为粗末。每服三钱匕,用水一盏,加生姜(拍碎)一分,同煎至七分,去滓,空心、食前温服,一日二次。

109. 枳实散

【方源】 《圣惠》卷四十二

【组成】 枳实(麸炒微黄)半两　款冬花三分　赤茯苓三分　甘草(炙微赤,锉)半两　杏仁(汤浸,去皮尖双仁,麸炒微黄)一两　陈橘皮(汤浸,去白瓤,焙)三分　人参(去芦头)三分　干姜(炮裂,锉)半两　半夏(汤洗七遍去滑)三分　麻黄(去根节)一两　桂心三分

【主治】 上气,胸中满寒,不得喘息。

【用法】 上为散。每服五钱,以水一大盏,加生姜半分,大枣三个,煎至五分,去滓温服,不拘时候。

110. 枳梗汤

【方源】 《医学入门》卷四

【组成】 枳壳、桔梗、甘草各等分

【主治】 结胸痞气,胸满不利,烦闷欲死,不论寒热通用。

【用法】 水煎,温服。

111. 荆防泻白散

【方源】 《症因脉治》卷二

【组成】 荆芥　防风　桑白皮　地骨皮　甘草

【主治】 风热入肺,肺风痰喘,脉浮数者。

112. 南星汤

【方源】 《百一》卷五引杨梅卿方

【组成】 南星、半夏、枳壳、桔梗、防风(去芦)、甘草(生用)各半两　赤芍药一两

【主治】 痰饮。

【用法】 上为粗末。每服五钱,水二盏,生姜七片,慢火煎至七分,去滓温服。

113. 茜蓟汤

【方源】 《不居集》(下集)卷十一

【组成】 茜根　小蓟　滑石　甘草　桃仁　贝母　归尾　香附　栀子　枳壳
桑皮

【主治】 积瘀胸背作胀,咳嗽吐红,如烂猪肺状。

【功用】 消瘀行气化痰。

114. 举肺汤

【方源】 《嵩崖尊生》卷七

【组成】 桔梗　甘草　竹茹　二冬　阿胶　沙参　百合　贝母

【主治】 肺痿。久咳气虚,有热则成痿,其症寒热,气急烦闷,多唾或带血。

115. 宣肺汤

【方源】 《百一》卷五

【组成】 细辛、甘草各一两　防风(去芦)二两　麻黄(不去根节)四两

【主治】 喘。

【用法】 上㕮咀。每服三钱,水一盏半,煎至七分,去滓温服。

116. 宣肺散

【方源】 《百一》卷五

【组成】 白茯苓四两　干姜(泡)一两半　五味子、细辛、甘草(炙)各二两半　人
参(去芦)一两

【主治】 ①《百一》:膈痰饮。《普济方》:胸膈不利,痰嗽喘促,脾胃壅滞。

【用法】 上为细末。每服二钱,沸汤调下,食后、临卧服。

117. 神功散

【方源】 《御药院方》卷五

【组成】 雄黄(飞)半两　款冬花、甘草(炙)、肉桂(去粗皮)各一两

【主治】 久咳嗽。

【用法】 上为细末,入雄黄令匀。每用半钱,吸入咽喉中,不拘时候。

118. 神效散

【方源】 《三因》卷十二

【组成】 杏仁(去皮尖,炒)一两半　甘草(炙)、旋覆花各三两　白术、莲肉(去心皮)、射干(米泔浸)、前胡、御米(略炒)、百合(水浸,去沫)、白扁豆(略炒)、川芎各三两　人参、白茯苓各四两　神曲(炒)五两　桑白皮(炙)、干葛各六两　桔梗七两

【主治】 老少喘嗽。

【用法】 上为细末。每服二钱,水一盏,加生姜三片,大枣一个,煎七分,食前温服。

119. 神御散

【方源】 《百一》卷五引华宫使方

【组成】 御米壳(去顶蒂隔,蜜炙,细锉)四两　款冬花(去枝)、佛耳草、甘草(炙)、人参、陈皮(去白)、阿胶(蛤粉炒)、杏仁(去皮尖双仁,麸炒)各一两

【主治】 痰盛喘乏,咳嗽不已。

【用法】 上为末。每服五钱,水一盏半,加生姜三片,肥乌梅(拍碎)一个,同煎至七分,去滓温服,不拘时候,临卧服尤妙。

120. 神术泻肺汤

【方源】 《症因脉治》卷二

【组成】 苍术　石膏　桑皮　地骨皮　桔梗　甘草

【主治】 湿热壅肺,气促咳嗽,脉沉数。

121. 甘草丸

【方源】 《医心方》卷九引《效验方》

【组成】 甘草(炙)二分　瓜蒂一分

【主治】 留饮

【用法】 上药治下筛,炼蜜为丸,如梧桐子大。欲下病,服三丸,一日一次。三丸不下,增之,以吐为度。

122. 神效四仙汤

【方源】 《墨宝斋集验方》卷上

【组成】 陈麻黄、甘草各二钱　细茶一撮　生白果(去壳,将肉捣碎)七粒

【主治】 喘急欲死者。

【用法】 热服取汗。

123. 桂心汤

【方源】 《圣济总录》卷四十八

【组成】 桂(去粗皮)二两半　麻黄(去节,煮,掠去沫,焙)半两　甘草(炙)、款冬花(焙)、杏仁(汤退去皮尖双仁,麸妙)各一两

【主治】 肺中寒,咳唾喘息。

【用法】 上为粗末。每服三钱匕,水一盏,煎至七分,去滓温服,一日三次。

124. 桂花饼

【方源】 《医学入门》卷三

【组成】 桂花一两　儿茶五钱　诃子七个　甘草五分

【用法】 上为末,桂花水调为丸饼。每嚼一丸,滚水送下。

【主治】 清痰降火,止嗽生津。

125. 息沸饮

【方源】 《辨证录》卷九

【组成】 麦冬二钱　款冬花一钱　茯神二钱　甘草一钱　桔梗三钱　黄芩二钱　天花粉二钱　竹叶三十片

【主治】 肺气热所致口吐涎沫,渴欲饮水,然饮水又不能多,仍化为痰而吐出。

【用法】 水煎服。

126. 凉肺汤

【方源】 《玉案》卷六

【组成】 黄芩、贝母、天花粉、枳壳各七分　橘红、山栀、桔梗、麦门冬、甘草各五分

【主治】 肺热咳嗽,痰盛音哑。

【用法】 加灯心三十茎,水煎,食远服。

127. 凉肺汤

【方源】 《医宗必读》卷六

【组成】 知母(去毛,炒)、贝母、天门冬(去心)、麦门冬各一钱半　黄芩、橘红各一钱　甘草五分　桑皮八分

【主治】 肺劳实热,咳嗽喘急。

【用法】 水一钟半,煎八分服。

128. 凉隔丸

【方源】 《圣济总录》卷六十五

【组成】 甘草二两

【主治】 热嗽。

【用法】 上药以猪胆汁浸五宿,漉出炙香,为末,炼蜜为丸,如绿豆大,每服十五

丸,食后以薄荷汤送下。

129. 桑白皮散
【方源】 《医方类聚》卷十引《简要济众方》
【组成】 桑根白皮(锉细,炒)一两　甘草(炙黄色)半两　大黄(锉,炒)半两
【主治】 肺热久嗽不愈,涕唾多者。
【用法】 上为散。每服二钱,水一中盏,入葱白二寸,煎至六分,去滓,食后、临卧温服。

130. 黄芩泻肺汤
【方源】 《痘疹仁端录》卷十三
【组成】 黄芩　山栀　枳壳　甘草　薄荷　连翘　杏仁　大黄　桔梗
【主治】 肺热里实。

131. 麻黄厚朴汤
【方源】 《普济方》卷一六〇引《指南方》
【组成】 厚朴(制)、麻黄(去节)、杏仁(去皮尖)、橘皮各一两　甘草半两　半夏(洗)半两
【主治】 脾咳。咳则右胁下痛,引肩背痛,甚则不可以动,动则咳,恶风脉浮。
【用法】 上为散。每服四钱,以水一盏半,加生姜三片,煎至七分,去滓温服。

132. 麻黄杏仁甘草石膏汤
【方源】 《伤寒论》
【组成】 麻黄(去节)四两　杏仁(去皮尖)五十个　甘草(炙)二两　石膏(碎,绵裹)半斤
【主治】 热邪壅肺,发热喘急,烦渴,汗出,苔黄脉数。现用于肺炎、猩红热(烂喉痧)、过敏性哮喘等。
【用法】 上以水七升煮麻黄,减二升,去上沫,纳诸药,煮取二升,去滓,温服一升。

133. 清金丸
【方源】 《顾松园医镜》卷十一
【组成】 桑皮　骨皮　甘草　麦冬　鲜百合二两　款冬花　贝母　米仁　枇杷叶
【主治】 阴虚咳嗽,或多痰,或干咳,或痰红,或纯红。

134. 清金汤
【方源】 《会约》卷九
【组成】 天冬、麦冬各一钱半　杏仁(去皮尖)十一粒　桑白皮(蜜炙)、甘草、山栀各一钱　桔梗二钱
【主治】 肺热喘急,右寸脉洪者。

【用法】 水煎温服。

135. 清肺汤

【方源】 《伤寒广要》卷十一引《方氏家藏方》

【组成】 陈紫苏六两　陈皮六两　甘草三两　香附子六两　桑白皮三两　杏仁三两　桔梗三两　半夏四两

【主治】 感冒咳嗽。

【用法】 上为粗末。每服五钱,以水一盏半,加生姜五片,大枣一个,煎至七分,去滓,通口服。

136. 清肺汤

【方源】 《金鉴》卷四十一

【组成】 麦冬　天冬　知母　贝母　甘草　橘红　黄芩　桑皮

【主治】 肺燥热咳嗽。

137. 清肺饮

【方源】 《活幼心书》卷下

【组成】 人参(去芦)半两　柴胡(净洗)二两　杏仁(汤泡,去皮尖)、桔梗(锉,炒)、赤芍药、荆芥、枳壳(去瓤,锉片,麦麸炒微黄)、桑白皮(锉,炒)、北五味子、麻黄(去节存根,锉碎,汤泡滤过,焙干)、半夏(汤煮透,滤,仍锉,焙干)各一两　旋覆花五钱　甘草一两半

【主治】 肺受风邪客热,嗽声不断,气促喘闷,痰壅鼻塞,流涕失音;及时行疹毒痘疮,涎多咳嗽,咽痛烦渴。

【用法】 上咬咀。每服二钱,以水一盏,加生姜二片,葱一根,煎至七分,温服,不拘时候。或入薄荷同煎。

138. 清肺饮

【方源】 《症因脉治》卷二

【组成】 桔梗　甘草　杏仁　天花粉　黄芩　山栀　薄荷　连翘

【主治】 肺经咳嗽,气急喘咳,痛引缺盆右胁下,洒淅恶寒,或右臂筋吊痛,痰咯难出,或吐白涎,口燥声嘶,寸口脉洪数者。

【用法】 水煎服。

139. 清肺饮

【方源】 《医方集解》

【组成】 杏仁(去皮尖)、贝母、茯苓各一钱　桔梗、甘草、五味子、橘红各五分

【主治】 痰湿气逆而咳嗽。

【用法】 上加生姜,水煎,食远服。

140. 清肺饮

【方源】 《证因方论集要》卷二引黄锦芳方。

【组成】　黄芩　生地　阿胶

【主治】　肺热移于小肠,溺血,饮食如故。

141. 清神散

【方源】　《医统》卷八十八

【组成】　人参、白术、茯苓、甘草、防风、桔梗、细辛、天花粉各等分

【主治】　肺热鼻塞生疮,不闻香臭。

【用法】　上咀散。入薄荷少许煎服,不拘时候。

142. 清膈丸

【方源】　《简易方》引《叶氏录验方》(见《医方类聚》卷一一七)。

【组成】　人参、赤茯苓、木通、黄芪(蜜炙)、生干地黄、桑白皮(蜜炙)、青皮(去白)、防风(去芦)、甘草(炙)各一两　枳壳(麸炒,去瓤)、麦门冬(去心)半两

【主治】　肺气上壅,气促迫寒,面赤痰实,咽膈不利,头昏目眩,肩背拘急,及面生赤瘢瘙痒。

【用法】　上为末,炼蜜为丸,如弹子大,每服一丸,以水七分盏,煎至六分,食后温服,每日三次。

143. 清肺饮子

【方源】　《古今医鉴》卷九

【组成】　山茶花二两　黄芩二两　胡麻仁二两　山栀子二两　连翘一两　薄荷三两　荆芥一两　芍药一两　防风一两　葛花二两　苦参二两　甘草二两

【用法】　上为末。以茶清调服三钱。

【主治】　肺风鼻红。

144. 清气达痰丸

【方源】　《活人方》卷二

【组成】　广陈皮三两　茯苓三两　杏仁三两　苏子四两　甘草一两　嫩桑皮四两　制半夏四两　前胡四两　枳实三两　南星三两　白芥子三两　瓜蒌仁三两

【主治】　寒邪客于肺俞,郁热闭于上焦,肺气失之清润,致精液凝滞,而为痰为嗽,甚之痰气壅逆而喘急,或咽嗌不利,而烦咳或浊气痞结而不舒,或寒痰久伏而哮嗽,无论远年久日,一切有余痰火。

【用法】　水泛为丸。午后、临睡茶清、白汤送服二三钱。

145. 清肝宁嗽汤

【方源】　《医学传灯》卷上

【组成】　柴胡　黄芩　花粉　甘草　陈皮　白茯苓　当归　白芍　麦冬　丹皮　桔梗　贝母

【主治】　咳嗽,肝火太甚,乘于肺金,脉弦数。

146.清金化毒汤

【方源】《痘疹仁端录》卷十六

【组成】 知母　黄芩　石膏　桔梗　甘草　天冬　麦冬　兜铃　木通　山栀　花粉

【主治】 疹后咳嗽。

147.清金定喘汤

【方源】《女科万金方》

【组成】 赤芍　桔梗　茯苓　半夏　前胡　甘草　旋覆花

【主治】 咳嗽，痰中有血，气喘身热。

【用法】 水二钟，加生姜五片，水煎，不拘时候服。

148.清金益气汤

【方源】《医学衷中参西录》上册

【组成】 生黄芪三钱　生地黄五钱　知母三钱　粉甘草三钱　玄参三钱　沙参三钱　川贝母(去心)二钱　牛蒡子(炒捣)三钱

【主治】 尪羸少气，劳热咳嗽，肺痿失音，频吐痰涎，一切肺金虚损之病。

149.清肺益气汤

【方源】《活人心统》卷下

【组成】 人参　黄芪　黄芩(酒炒)　百合　北梗(炒)　贝母　苡仁　升麻　甘草

【主治】 肺痿叶焦，人形憔悴。

【用法】 水一钟，煎五分，食远服，渣再煎。

150.清肺益气汤

【方源】《石室秘录》卷二

【组成】 元参三钱　麦冬五钱　天门冬一钱　甘草一钱　桔梗一钱　紫菀一钱　款冬花一钱　贝母一钱　苏子一钱

【主治】 肺燥，久咳不已。

【用法】 水煎服。

151.清咽宁肺汤

【方源】《准绳·类方》卷二引《医学统旨》

【组成】 桔梗二钱　山栀(炒)、黄芩、桑皮、甘草、前胡、知母、贝母各一钱

【主治】 咳嗽。

【用法】 水二钟，煎八分，食后服。

152.清热化痰汤

【方源】《摄生众妙方》卷六

【组成】 橘红、半夏各一钱　茯苓、枳壳、前胡、桔梗、白术、黄连、黄芩各一钱五分

南星一钱　枳实二钱　甘草五分

【主治】　上焦有热有痰，咳嗽。

【用法】　上用水二钟，加生姜三片，煎至八分，食远服。

153. 清凉华盖饮

【方源】　《医学衷中参西录》上册

【组成】　甘草六钱　生明没药(不去油)四钱　丹参四钱　知母四钱

【主治】　肺中腐烂，浸成肺痈，时吐脓血，胸中隐隐作疼，或旁连胁下亦疼者。

154. 清痰降火汤

【方源】　《慈幼心传》卷下

【组成】　贝母　陈皮　甘草　茯苓　桔梗　知母　黄芩　杏仁　花粉　麦冬

【主治】　咳嗽痰喘。

【用法】　水煎服。

155. 清燥救肺汤

【方源】　《法律》卷四

【组成】　桑叶(去枝梗)三钱　石膏(煅)二钱五分　甘草一钱　人参七分　胡麻仁(炒、研)一钱　真阿胶八分　麦门冬(去心)一钱二分　杏仁(泡去皮尖，炒黄)七分　枇杷叶(刷去毛，蜜涂炙黄)一片

【主治】　诸气膹郁，诸痿喘呕。

【用法】　上以水一碗，煎六分，频频二三次滚热服。

156. 清肺消毒化痰汤

【方源】　《景岳全书》卷六十三

【组成】　牛蒡子、防风、荆芥穗、贝母各五分　连翘、黄芩、前胡、茯苓各七分　桔梗、枳壳各一钱　甘草二分

【主治】　疹后喘嗽，声音不清，不思饮食，眼目不清，唇口干燥。

【用法】　上以水一钟，煎至五分，分作十余次徐服之。

157. 清热宁嗽化痰定喘丸

【方源】　《寿世保元》卷三

【组成】　橘红五钱　青黛三钱　贝母七钱　胆星一两　天花粉七钱　桑白皮七钱　杏仁(去皮尖)七钱　桔梗七钱　黄芩五钱　前胡七钱　甘草三钱

【主治】　上气喘逆，咽喉不利，痰滞咳嗽，口舌干渴。

【用法】　上为细末，炼蜜为丸，如龙眼大。每服一丸，淡生姜汤化下。

158. 款冬丸

【方源】　《圣济总录》卷六十六

【组成】　款冬花、麻黄(不去根节)、甘草(生)、杏仁(不去皮尖)各一两

【主治】 寒壅咳嗽，语声不出。

【用法】 上为末，炼蜜为丸，如樱桃大。每服一丸，含化。

159. 款花汤

【方源】 《疮疡经验全书》卷二

【组成】 款花(去梗)一两五钱　甘草(炙)一两　桔梗二两　薏苡仁一两

【主治】 肺痈，嗽而胸满振寒，脉数，咽干，大渴，时出浊唾腥臭，日久吐脓如粳米粥状者。

【用法】 上作十剂。水煎服。

160. 款肺汤

【方源】 《圣济总录》卷四十九

【组成】 知母(焙)、百合、百部、白前、芍药、黄芪(锉)、款冬花、马兜铃、贝母(去心)、五味子、前胡(去芦头)、枳实(麸炒)、甘草(炙)、葛根、防己、青橘皮(汤浸，去白，焙)、防葵、大黄(生，锉)、麻黄(去根节)、桃仁(去皮尖双仁，焙黄)、白术(锉，炒)、升麻、紫菀(去苗土)、大枣(去核，焙)各一两

【主治】 肺脏壅热，咳嗽多痰，面赤口干，气急烦满，大肠不利。

【用法】 上为粗末。每服三钱匕，水一大盏，煎至七分，去滓温服，不拘时候。

161. 款冬花丸

【方源】 《圣济总录》卷六十六

【组成】 款冬花、石斛(去根)、紫菀(去苗土)、细辛(去苗叶)、防风(去叉)、川芎、人参、当归(切，焙)、藁本(去苗土)、甘草(炙，锉)、蜀椒(去目并闭口，炒出汗)、白术(锉)、天雄(炮裂，去皮脐)、菖蒲(切)、麻黄(去根节，汤煮掠出沫)各二两　半夏(汤洗七遍去滑，焙，生姜汁制)二两　桂(去粗皮)、独活(去芦头，锉)各半两　芫花(醋浸，炒干)、钟乳粉(研)、桃仁(汤浸，去皮尖双仁，研)各二两

【主治】 积年咳嗽，唾脓血，喘急不得卧。

【用法】 上为末，和匀，炼蜜为丸，如梧桐子大。每服二十丸，煎桑根白皮汤送下，日三夜一。

162. 款冬花汤

【方源】 《圣济总录》卷四十八

【组成】 款冬花、桑根白皮(锉)、人参、前胡(去芦头)、杏仁(去皮尖双仁，麸炒)、甘草(炙)、桔梗(炒)、半夏(汤浸七遍去滑)、细辛(去苗叶)各半两　陈皮(汤浸，去白)三分

【主治】 肺中寒，咳呕浊唾不止。

【用法】 上为粗末。每服四钱匕，以水一盏，加生姜五片，煎取七分，去滓温服。

163. 款冬花汤

【方源】 《圣济总录》卷四十九。

【组成】　款冬花、山栀子仁各三分　甘草(炙)半两　灯心一小束

【主治】　肺热烦喘。

【用法】　上锉细。每服五钱匕,水一盏半,入蜜一匙,同煎至八分,食后去滓温服。

164. 款冬花散

【方源】　《圣惠》卷十二

【组成】　款冬花、杏仁(汤浸,去皮尖双仁,麸炒微黄)、紫菀(去苗土)、生干地黄、百部、赤茯苓、甘草(炙微赤,锉)各三分

【主治】　伤寒咳嗽,喘息不得。

【用法】　上为散。每服四钱,以水一中盏,加生姜半分,煎至六分,去滓温服,不拘时候。

165. 款冬花膏

【方源】　《杨氏家藏方》卷八

【组成】　款冬花、紫菀、百部各半两　人参(去芦头)、白术、甘草(炙)各一两　干姜(炮)二两

【主治】　肺气虚寒,咳嗽不止,痰唾并多,或吐血、咯血、劳嗽。

【用法】　上为细末,炼蜜为丸,每一两作十五丸。每服一丸,食后、临卧含化。

166. 紫苏子汤

【方源】　《千金》卷七

【组成】　紫苏子一升　前胡、厚朴、甘草、当归各一两　半夏一升　橘皮三两　大枣二十枚　生姜一斤　桂心四两

【主治】　寒痰上壅,咳嗽气喘,胸膈满闷。

①《千金》:脚弱上气。②《局方》(宝庆新增方):男女虚阳上攻,气不升降,上盛下虚,膈壅痰多,咽喉不利,咳嗽,虚烦引饮,头目昏眩,腰疼脚弱,肢体倦怠,腹肚疗刺,冷热气泻,大便风秘,涩滞不通,肢体浮肿,有妨饮食。③《三因》:阴阳交错,上重下虚,中满喘急,呕吐自汗。

【用法】　上㕮咀,以水一斗三升,煮取二升半,分五次服。日三次,夜二次。

167. 紫苏子汤

【方源】　《圣济总录》卷十九

【组成】　紫苏子(炒)八两　半夏(汤洗去滑七遍)五两　陈橘皮(汤浸,去白,焙)、桂(去粗皮)各三两　甘草(炙)、人参、白术各二两

【主治】　肺痹。胸心满寒,上气不下。

【用法】　上为粗末。每服四钱匕,水一盏,加生姜五片,大枣一二枚(擘),同煎取六分,去滓温服。不拘时候。

168. 紫苏子汤

【方源】 《圣济总录》卷四十八

【组成】 紫苏子、麻黄(去根节,煮,掠去沫,焙)、杏仁(去皮尖双仁,麸炒)、陈橘皮(去白,焙)、桑根白皮(锉)、赤茯苓(去黑皮)、陈曲(炒)、桔梗(炒)、百合各一两　甘草(炙)半两

【主治】 肺感寒气,咳唾浊沫,语声不出,有妨饮食,神思倦怠。

【用法】 上为粗末。每服三钱,水一盏,煎至七分,绵滤至清,通口热细呷,临卧再服。

169. 紫苏饮子

【方源】 《医学发明》卷一

【组成】 紫苏叶、桑白皮、青皮、五味子、杏仁、麻黄、甘草、陈皮各五钱　人参、半夏(汤泡)各三钱

【主治】 ①《医学发明》:脾肺虚寒,痰涎咳嗽。②《保婴撮要》:肺受风寒,喘咳痰嗽。

【用法】 上㕮咀。每服半两,加生姜三片,水二盏,煎至七分,去滓温服。

170. 紫菀七味汤

【方源】 《外台》卷九引《小品方》

【组成】 紫菀半两　五味子一两　桂心二两　麻黄四两　杏仁(去皮尖双仁,碎)七十枚　干姜四两　甘草(炙)二两

【主治】 咳嗽。

【用法】 上切。每服七合,以水九升,煎取二升半,去滓温服,一日三次。忌海藻、菘菜、生葱、蒜、面、腥腻。

171. 紫菀半夏汤

【方源】 《普济方》卷一五八

【组成】 紫菀(洗净)、麻黄(去节)、半夏(洗)、五味子(去枝梗)、干姜(炮)、桂(去粗皮)、赤芍药、甘草(炙)各等分

【主治】 停寒饮冷,内伤肺经,咳嗽痰涎,久不愈者。

【用法】 上为粗末。每服二钱,以水一大盏,煎至七分,去滓稍热服,不拘时候。

172. 温中汤

【方源】 《外台》卷十引《古今录验》

【组成】 甘草(炙)三两　桂心四两　生姜一斤

【主治】 上气喘急,胸中满,咽喉不利,气逆抢心。

【用法】 上切,以水七升半,煎取三升,分五服。忌生葱,海藻、菘菜。

173. 蜀漆汤

【方源】《圣济总录》卷六十六

【组成】 蜀漆、郁李仁(去皮,炒)、甘草(炙,锉)、当归(切,焙)、柴胡(去苗)、黄连(去须)各一两　射干、大腹、桑根白皮、川芎、牵牛子(炒)、天雄(炮裂,去皮脐)各一两半　陈橘皮(去白,焙)、桂(去粗皮)、苍术(去皮)、各三分　桃仁(去皮尖双仁)二十枚

【主治】 三焦咳嗽,中满气逆,面目浮肿,咯唾痰饮。

【用法】 上锉,如麻豆大。每服五钱匕,水一盏半,加生姜五片,煎至八分,去滓温服,不拘时候。

174. 煨姜汤

【方源】《普济方》卷一五七引《十便良方》

【组成】 生姜(于星火内煨熟切片)一斤半　杏仁(去皮尖,蒸透)半斤　甘草(末)四两　山药(末)三两　神曲(末)三两

【主治】 肺寒咳嗽,日久不止,并上焦气逆。

【用法】 上先将生姜、杏仁同研细,取三件药末,和为饼子,焙干为细末,着炒盐花五两,食后、临卧滚和沸汤点一、二钱。

175. 蜡煎散

【方源】《鸡峰》卷十一

【组成】 防风、桑白皮、甘草(米泔浸一日)各等分

【主治】 壅嗽。

【用法】 上为细末,每服二钱,以蜡一块子同煎,水一盏,煎至七分,去滓,食后温服。更不须丸。

176. 噙化紫金丹

【方源】《玉案》卷四

【组成】 川贝母、天花粉、紫参、玄参、款冬花、密蒙花、紫菀茸各五钱　牛黄八分青礞石、海粉、黄芩、甘草、桔梗各二钱

【主治】 肺热咯血,劳嗽不止。

【用法】 上为极细末,炼蜜六两为丸,如芡实大。每次一丸,噙化润下。

177. 甘草散

【方源】《太平圣惠方》卷三十一

【组成】 甘草(炙微黄,锉)一两　黄芩一两　麦门冬(去心,焙)一两

【主治】 骨蒸肺痿,心中烦热。

【用法】 上为粗散。每服三钱,以水一中盏,煎至六分,去滓温服,不拘时候。

178. 白术木香散

【方源】《宣明论》卷八

【组成】　白术、木猪苓(去皮)、赤茯苓、甘草、泽泻各半两　木香、槟榔各三钱　陈皮(去白)二两　官桂二钱　滑石三两

【主治】　喘嗽肿满,欲变成水病者,不能卧,不能食,小便闭。

【用法】　上为末。每服五钱,水一盏,加生姜三片,同煎至六分,去滓,食后温服。

179. 橘饮

【方源】　《元和纪用经》

【组成】　橘皮六两　甘草二两　干姜一两

【主治】　呕咯不止及伤寒呕哕。

【用法】　上㕮咀,分十六服。以水二升,加生姜五分,煮至一升,去滓温服。

180. 橘甘汤

【方源】　《医方类聚》卷八十九引《施圆端效方》

【组成】　桔梗二两　甘草(炙)、橘皮、半夏(姜制)各一两

【主治】　咽喉噎塞堵闭,咳咯脓或血。

【用法】　上为粗末。每服三钱,水二小盏,加生姜七片,同煎至一盏,去滓温服,不拘时候。

181. 橘甘散

【方源】　《医学入门》卷七

【组成】　橘皮(去白)四两　甘草(炙)一两

【主治】　痰嗽。

【用法】　上为末。每服二钱,白汤调下。

182. 橘皮汤

【方源】　《圣济总录》卷四十八

【组成】　陈橘皮(汤浸,去白,焙)半两　麻黄(去根节,先煮,掠去沫)、羌活(去芦头)、防风(去叉)、川芎、紫菀(去苗土)、桔梗各一分　细辛(去苗叶)一钱半　甘草(炙)二钱

【主治】　肺脏本热,因伤于风,寒壅相交,痰唾稠浊,发而成嗽,服凉药其嗽愈加。

【用法】　上为粗末。每服三钱匕,水一盏,加生姜二片同煎,取七分,去滓温服,不拘时候。

183. 橘皮汤

【方源】　《直指》卷七

【组成】　半夏(制)五两　茯苓、陈皮各三两　细辛、青皮、桔梗、枳壳、甘草(炒)各二两　人参、旋覆花(去叶)各一两

【主治】　①《直指》:胸膈停痰。②《幼幼集成》:咳嗽,痰甚呕吐。

【用法】　上锉散。每服三钱,加生姜五厚片,水煎服。

184. 橘皮汤

【方源】 《育婴秘诀》卷三

【组成】 半夏(洗)五钱　茯苓、陈皮各三钱　细辛、人参、旋覆花各一钱　青皮、桔梗、枳壳、炙甘草各二钱

【主治】 咳嗽痰甚,呕吐者。

【用法】 上为散,加生姜,水煎服。

185. 薤白汤

【方源】 《圣济总录》卷六十六

【组成】 鳖甲(去裙襴,醋炙)、阿胶(炙令燥)各二两　鹿角胶(炙令燥)、甘草(炙,锉)各一两

【主治】 久患咳嗽,肺虚吐血,将成痨瘵。

【用法】 上为粗末。每服二钱匕,水一盏,入薤白二寸,同煎七分,去滓,食后、临卧服。

186. 薏苡仁汤

【方源】 《儒门事亲》卷十二

【组成】 桔梗一两　甘草二两　薏苡仁三两

【主治】 咳嗽。

【用法】 上锉,如麻豆大。每服五钱,水煎,入糯米为引,米软为度,食后服之。

187. 薄荷甘桔杏子汤

【方源】 《医方简义》卷二

【组成】 薄荷一钱　甘草五分　桔梗一钱五分　杏仁(去皮尖)三钱

【主治】 冬温初起,咳嗽,微热微汗,脉浮大者。

【用法】 水煎服。

188. 豁痰丸

【方源】 《杂病源流犀烛》卷五

【组成】 南星　半夏　赤苓　枳实　橘红　甘草

【主治】 心下痞满因痰结而成者。

【用法】 加生姜。

189. 黄芩半夏汤

【方源】 《医统》卷四十四引《医经大旨》

【组成】 半夏、枳壳、黄芩(酒炒)、桔梗、紫苏、麻黄、杏仁、甘草各等分

【主治】 ①《医统》引《医经大旨》:寒包热兼表里。②《赤水玄珠》:寒包热哮喘,咳嗽。

【用法】 上水二盏,加姜三片,枣一枚,煎八分,食远服。

190. 葛根汤

【方源】《症因脉治》卷二

【组成】 干葛 柴胡 防风 荆芥 桔梗 甘草

【主治】 伤风咳嗽,头痛,眼眶痛。

191. 开痰饮

【方源】《辨证录》卷九

【组成】 柴胡一钱 半夏一钱 甘草一钱 炒栀子一钱 陈皮一钱 薄荷一钱 枳壳三分 苍术二钱 茯苓五钱

【主治】 痰气流行,胁下支满,发嚏而痛,轻声吐痰,不敢重咯。

【用法】 水煎服。

第二节 治疗心系病症

1. 平气散

【方源】《古今医鉴》卷十

【组成】 苍术一钱五分 栀子一钱五分 当归一钱 青皮一钱 枳壳一钱 木香(临熟时入木香再煎)一钱 甘草三分

【主治】 心痛。

【用法】 上锉一剂。加生姜三片,水一大碗,煎至七分,通口服。

2. 桂心汤

【方源】《鸡峰》卷十一

【组成】 紫苏叶二两 桂一两 黄橘皮、桔梗各三钱 甘草、细辛、附子各半两 半夏 人参

【主治】 肺气逆行,乘于心之肺心痛。心痛不得卧,动则痛甚,面色不变,其脉涩。

【用法】 上为粗末,每服五钱,水二盏,煎至一盏,去滓温服。

3. 镇心丸

【方源】《易简方》

【组成】 人参、茯苓、甘草各五两 山药十五两 紫河车(黑豆水煮饮,切片,焙干)二两半 朱砂(研)十两 麝香五分 龙脑一两 牙硝一两半

【主治】 惊恐。

【用法】 上为细末,炼蜜为丸,如芡实大,用金箔一百二十片为衣。每服一丸,薄荷汤送下。

4. 镇心丹

【方源】《杏苑》卷六

【组成】 芒硝(重煎,淡如白雪,另研)、人参、甘草(生)各五钱 白茯神、干山药各七钱五分 麝香、金箔、朱砂(一半为衣,另研)各五钱 寒水石(烧红、放冷,另研)三钱

【主治】 惊悸,眠多异梦,随即惊觉者。

【用法】 依法制度为末,炼蜜为丸,如芡实大,朱砂与金箔为衣。每服一丸,用薄荷汤化开,临时加龙脑米粒大一块,研细和匀同服。

5. 镇心汤

【方源】 《扁鹊心书·神方》

【组成】 人参、茯苓、石菖蒲(桑叶水拌炒)、远志、木香、丁香各一钱 甘草、干姜各五钱 大枣三枚

【主治】 心气不足,为邪气所乘,狂言多悲,梦中惊跳。

【用法】 水煎,空心服。

6. 薏苡仁散

【方源】 《圣惠》卷四十二

【组成】 薏苡仁二两 附子(炮裂,去皮脐)二两 甘草(炙微赤,锉)一两

【主治】 胸痹,心下坚痞缓急。

【用法】 上为散。每服三钱,以水一中盏,加生姜半分,煎至六分,去滓,稍热频服之。

7. 紫石英散

【方源】 《圣惠》卷四

【组成】 紫石英(细研如粉)一两 熟干地黄半两 人参(去芦头)半两 紫苏茎叶半两 远志(去心)半两 茯苓半两 当归(锉,微炒)半两 甘草半两(炙微赤,锉) 赤小豆(炒熟)一合 麦门冬(去心)一两

【主治】 心气不足,惊悸汗出,心中烦闷,短气,喜悲怒不自知,咽喉痛,口唇黑,呕吐,舌本强,水浆不通。

【用法】 上为粗散。每服三钱,以水一中盏,煎至六分,去滓,于温渐渐服之。

8. 平惊通圣散

【方源】 《医统》卷五十

【组成】 当归、人参、黄连、茯神、远志、甘草(炙)各三钱 石菖蒲、朱砂(另研)各二钱

【主治】 惊悸,怔忡,健忘。

【用法】 上为细末。每服二钱,食后、临卧竹叶煎汤调下。

9. 清震汤

【方源】 《症因脉治》卷一

【组成】 升麻　苍术　干葛　甘草　鲜荷叶

【主治】 阳明经头痛。

【用法】 水煎服。

10. 羌活清空膏

【方源】《兰室秘藏》卷中

【组成】 蔓荆子一钱　黄连三钱　羌活、防风、甘草各四钱　黄芩一两

【主治】 头痛。

【用法】 上为细末。每服一钱,食后、临卧茶清调下。

11. 天南星丸

【方源】《圣济总录》卷十六

【组成】 天南星(牛胆内者)、白附子(炮)各一两　石膏(碎,研)三两　犀角屑一分　甘草(炙)半两　丹砂(研)一两　龙脑(研)一分

【主治】 风头痛。

【用法】 上药除研外,捣罗为末,次入研者和匀。以生鸡苏茎叶捣取汁,和蜜炼熟为丸,如鸡头子大。每服一丸,食后、临卧茶清嚼下。

12. 天麻半夏汤

【方源】《卫生宝鉴》卷二十二

【组成】 天麻、半夏各一钱　橘皮(去白)、柴胡各七分　黄芩(酒制,炒)、甘草、白茯苓(去皮)、前胡各五分　黄连(去须)三分

【主治】 风痰内作,胸膈不利,头旋眼黑,兀兀欲吐,上热下寒,不得安卧。

【用法】 上咬咀,都为一服,水二盏,加生姜三片,前至一盏,去滓,食后温服。

13. 天麻黄芪汤

【方源】《兰室秘藏》卷下

【组成】 天麻、芍药、神曲(炒)、羌活、茯苓各三分　人参、黄连各四分　当归五分　黄芪、甘草、升麻、葛根、黄柏、苍术各六分　泽泻七分　柴胡九分

【主治】 素有风证,因连日酣饮,其证复来,右口角并眼颇有侧视,及左手左脚腿麻木疼痛。

【用法】 上咬咀,作一服。水二盏,煎至一盏,去滓,食远温服。

14. 木乳散

【方源】《圣惠》卷二十

【组成】 木乳(酥炙)一两　旋覆花半两　枳壳(麸炒微黄,去瓤)三分　石膏二两　甘菊花半两　防风(去芦头)半两　川芎半两　甘草(炙微赤,锉)半两　荆芥三分

【主治】 风头痛,胸膈多痰,时复晕闷。

【用法】 上为粗散。每服三钱,以水一中盏,加生姜半分,煎至六分,去滓,稍热服

之,不拘时候。

15. 石膏散

【方源】 《圣济总录》卷十六

【组成】 石膏(研)、川芎、旋覆花各一两　白附子(炮)、细辛(去苗叶)、甘草(炙)各一分

【主治】 风壅头痛,眉骨疼。

【用法】 上为散。每服半钱匕,腊茶调下,不拘时候。

16. 镇心散

【方源】 《圣济总录》卷七

【组成】 白牵牛(半生半炒)、防风(去叉)、甘草(锉)各一两

【主治】 瘫缓风。四肢缓弱无力。

【用法】 上为细末,每服二钱匕,新汲水调下。服了后,便令患者就所患一边卧于铺上,随即服追魂散三钱匕,用酒一盏煎两沸,和滓服尽,当汗出如胶水。

17. 薄荷散

【方源】 《圣济总录》卷十六

【组成】 薄荷叶、甘菊花(择去梗)、甘草(炙,锉)、白芷、石膏(碎)、川芎各等分

【主治】 风邪上攻,头目眩晕,心膈烦闷。

【用法】 上为散。每服一钱匕,荆芥茶调下。

18. 芎辛散

【方源】 《证治汇补》卷四

【组成】 川芎、细辛各一钱半　苍术、甘草、干姜各一钱

【主治】 ①《证治汇补》:寒湿头痛。②《医略六书》:寒湿头痛,脉细者。

19. 四物导痰汤

【方源】 《女科指南》

【组成】 当归　川芎　地黄　芍药　甘草　半夏　杏仁　瓜蒌仁　橘红　茯苓　南星　黑枳实　黄芩　黄连　香附

【主治】 痰火怔忡,及心胃嘈杂,眩晕。

【用法】 水煎服。

20. 四君子加远志汤

【方源】 《医学摘粹》

【组成】 人参三钱　白术三钱　茯苓三钱　甘草二钱　远志二钱

【主治】 心气不固而为赤白浊。

【用法】 水煎大半杯,温服。

21. 戒盐汤

【方源】《普济方》卷一八六引《指南方》

【组成】 戒盐、黄芪、茯苓、甘草各半两 高良姜、芍药、泽泻各一两 官桂二两 吴茱萸、乌喙三分

【主治】 ①《普济方》引《指南方》：心痹、心痛。②《鸡峰》：肾心痛，痛引腰背，善瘛疭，如物从后触其心，身伛偻，脉沉紧。

【用法】 上为粗末，每服五钱，水一盏，浓煎后，又入水一盏，同煎半盏，去滓服。

22. 凉血饮

【方源】《疡医大全》卷二十一

【组成】 生地、麦门冬、连翘、天花粉、木通、赤芍、荆芥、车前子、瞿麦、白芷、甘草、薄荷、山栀各等分

【主治】 心痈。

【用法】 灯心为引。

23. 清神散

【方源】《局方》卷一

【组成】 檀香(锉)、人参(去芦)、羌活(去苗)、防风(去苗)各十两 薄荷(去土)、荆芥穗、甘草(锉)各二十两 石膏(研)四十两 细辛(去苗，洗，焙)五两

【主治】 头昏目眩，心忪面热，脑痛耳鸣，鼻塞声重，口眼㖞动，精神昏愦，肢体疼倦，颈项紧急，心膈烦闷，咽嗌不利。

【用法】 上为末。每服二钱，食后沸汤点服，或入茶末点服亦得。

24. 清心明目丸

【方源】《疡医大全》卷十一引《济生》

【组成】 生地(酒洗)、远志(甘草汤泡，焙)、石菖蒲、川连、当归身(酒洗)、甘菊、麦冬、甘草各一两五钱 甘枸杞二两

【主治】 补心养血，清神长智，润肺利窍，聪耳明目。

【用法】 炼蜜为丸，如梧桐子大。每服七八十丸，临卧灯心汤下。

25. 温胆汤

【方源】《三因》卷九

【组成】 半夏(汤洗七次)、竹茹、枳实(麸炒，去瓤)各二两 陈皮三两 甘草(炙)一两 茯苓一两半

【主治】 痰热内扰，心胆气虚，心烦不寐，触事易惊，或夜多异梦，眩悸呕恶，及癫痫等。

【用法】 上锉为散，每服四大钱，水一盏半，加生姜五片、大枣一枚，煎七分，去滓。食前服。

26. 镇包汤

【方源】《一见知医》卷三

【组成】 人参　茯神　远志　丹砂　生地　石斛　枣仁　麦冬　五味　柏子仁　甘草

【主治】 包络病,心中憺憺而动。

27. 檀香汤

【方源】《局方》卷十(宝庆新增方)

【组成】 川芎(不见火)、白芷(不见火)各二两　桔梗(焙)三十两　檀香(不见火)三两　甘草(炒)六两

【主治】 精神不爽,头目昏眩,心忪烦躁,志意不定。

【用法】 上为细末。每服一钱,入盐少许,沸汤点服。

28. 甘菊丸

【方源】《杨氏家藏方》卷二

【组成】 天南星(洗,焙为末,以好酒一升,煮成膏,并蜜同搜和诸药)四两　鸡苏(去土)四两　荆芥穗二两　细辛(去叶土)二两　川芎、防风(去芦头)、甘草(炙)各一两半　白僵蚕(炒,去丝嘴)、菊花各一两

【主治】 风痰壅盛,头目昏痛,肢节拘倦,鼻塞耳鸣,头皮肿痒。

【用法】 上件除天南星外,并为细末,次入天南星膏子,并炼蜜和丸,如梧桐子大。每服二十丸,食后生姜汤吞下。

29. 甘菊花散

【方源】《圣惠》卷二十二

【组成】 甘菊花三分　天麻一两　石膏二两　川芎三分　独活二分　防风(去芦头)三分　白术三分　杏仁(汤浸,去皮尖双仁,麸炒微黄)半两　茯神一两　羚羊角屑三分　杜若三分　黄芩三分　甘草(炙微赤,锉)半两

【主治】 风头旋,忽忽如醉,痰逆,不下饮食。

【用法】 上为粗散。每服三钱,以水一中盏,加生姜半分,煎至六分,去滓温服,不拘时候。

30. 甘菊花散

【方源】《圣惠》卷二十二

【组成】 甘菊花三分　茯神一两　犀角屑三分　防风(去芦头)一两　川升麻三分　石膏二两　白芷半两　川芎半两　甘草(炙微赤,锉)半两　牡荆子一两　葛根(锉)一两　枳壳(麸炒微黄,去瓤)半两

【主治】 头风目眩痛。

【用法】 上为粗散。每服三钱,以水一中盏,加生姜半分,竹叶二七片,煎至六分,

去滓温服,不拘时候。

31. 龙齿丸

【方源】 《圣惠》卷二十

【组成】 龙齿一两 人参(去芦头)一两 远志(去心)三分 茯神一两 铁粉(细研)一分 金箔(细研)五十片 防风(去芦头)三分 甘草(炙微赤,锉)半两 银箔(细研)五十片

【主治】 风虚,心惊不定。

【用法】 上为末,入研了药令匀,炼蜜为丸,如梧桐子大。每服十五丸,不拘时候,以粥饮送下。

32. 术附汤

【方源】 《得效》卷三

【组成】 白术(去芦)四两 绵附子(炮,去皮脐,薄切片)一两半 甘草(炙)二两

【主治】 中寒、中气之候,四肢厥逆,口噤,牙关紧急,痰涎壅盛,如中风状者。

【用法】 上锉散。每服三钱,水一盏,加生姜十片,煎取八分,去滓后调苏合香丸二粒,并进二服。或气短头晕,手足厥逆未退者,可进养心丹三十粒至百粒,不拘时候。

33. 甘草汤

【方源】 《千金》卷八

【组成】 甘草、桂心、川芎、麻黄、当归、芍药各一两 附子二枚 独活、防己各三两 生姜、石膏、茯神各四两 白术、黄芩、细辛各一两 秦艽、防风各一两半 侧子二枚 菊花一升 淡竹沥四升 人参二两

【主治】 偏风积年不愈,手脚枯细,面口㖞僻,精神不定,言语倒错。

【用法】 上㕮咀。以水一斗,先煮麻黄,去沫,取七升,纳竹沥及药、煮取三升,分四服;服三服讫,间一杯粥,后更服,待药势自汗。

34. 甘草饮

【方源】 《圣济总录》卷七

【组成】 甘草(炙)、黄芩(去黑心)各二两 附子(炮裂,去皮脐)一枚 人参、川芎、防风(去叉)、麻黄(去根节)、防己各一两

【主治】 贼风入腹,角弓反张,噤舌强,目视不明,不能言语,举体不仁,心腹疼痛。

【用法】 上锉,如麻豆大。每服五钱匕,水一盏半,加生姜三片,煎至八分,去滓,空心、食前温服。

35. 甘草汤

【方源】 《圣济总录》卷九

【组成】 甘草(炙,锉)、侧子(炮裂,去皮脐)、桂(去粗皮)、防己、附子(炮裂,去皮脐)、川芎、人参、麻黄(去根节,煎,掠去沫,焙干)、当归(切,焙)、赤芍药各一两 秦艽

（去苗土）三分　茯神（去木）二两　防风（去叉）三分　白术半两　黄芩（去黑心）半两　细辛（去苗叶，微炒）半两　甘菊花（未开者）一两

【主治】　中偏风，积年不愈，手足枯细，口面㖞斜，精神不守，言语倒错。

【用法】　上锉，如麻豆大。每服六钱匕，以水二盏，加生姜（切）半分，煎至一盏，去滓，入竹沥半合，更同煎沸温服，空心、日晚、近夜服。

36. 石膏散

【方源】　《医方类聚》卷二十引《神巧万全方》

【组成】　石膏、麻黄（去根节）各一两　防风、羚羊角屑、独活、五加皮、前胡、肉桂、附子（炮）、人参、川芎、当归、杏仁（汤浸，去皮尖，麸炒）、甘草（炙）各半两

【主治】　卒中风，身如角弓反张，口噤不语。

【用法】　上为末。每服四钱，水一中盏，加生姜半分，煎至六分，去滓，不拘时候温服。

37. 四白丹

【方源】　《保命集》卷中

【组成】　白术半两　白芷一两　白茯苓半两　白檀一两半　人参半两　知母三钱　缩砂仁半两　羌活二钱半　薄荷三钱半　独活二钱半　防风、川芎各五钱　细辛二钱　甘草五钱　甜竹叶一两　香附子（炒）五钱　龙脑（另研）半钱　麝香（另研）一字　牛黄半钱　藿香一钱半

【主治】　中风昏冒，气不清利。

【用法】　上为细末，炼蜜为丸，每两作十丸。临卧服一丸，分五七次嚼之。

38. 四灵散

【方源】　《丹溪心法附余》卷二十四

【组成】　瓜蒂一钱　人参芦二钱　赤小豆、甘草各一钱

【主治】　中风痰迷心窍，癫狂烦乱，人事昏沉，痰涎壅盛，及五痫心风。

【用法】　上为细末。每服一二钱，或少至半钱，量情与之，食后齑汁调下。

39. 四逆汤

【方源】　《外台》卷十四引《深师方》

【组成】　山茱萸、细辛、干姜（炙）各一两　甘草（炙）三两　麦门冬（去心）一升

【主治】　卒中风不能言，厥逆无脉，手足拘急。

【用法】　上切。以水七升，煮取二升，分为四服。

40. 地黄汤

【方源】　《准绳·类方》卷五

【组成】　干地黄、甘草（炙）、麻黄（去节）各一两

【主治】　中风四肢拘挛。

【用法】 上㕮咀。用酒三升,水七升,煎至四升,去滓,分作八服,每日二次,不拘时候。

41. 羌活益气汤

【方源】 《济阳纲目》卷一

【组成】 羌活 川芎 当归 生地黄 龙胆草 半夏 陈皮 薄荷 防风 独活 黄芩 甘草

【主治】 中风。

【用法】 上锉。水煎服。

42. 祛风散

【方源】 《活幼心书》卷下

【组成】 防风(去芦)一两半 南星(生用)、甘草(生用)、半夏(汤煮透,滤,仍锉,焙干)、黄芩各一两

【主治】 ①《活幼心书》:卒暴中风,全不能言,口眼㖞斜,惊瘫搐搦,痰实烦躁,神昏有热,睡卧不稳。②《幼科折衷》:惊瘫鹤膝。

【用法】 上㕮咀,每服二钱,水一盏半,加生姜三片,慢火煎七分,不拘时温服。

43. 加减顺气散

【方源】 《医方类聚》卷二十三引《经验秘方》

【组成】 天台乌药五两 桔梗(去芦)、川白芷、川芎、甘草(炙)、陈皮(去白)、白术各二两半 麻黄(去根节)、枳壳(去瓤,麸炒)各一两半 人参、木香各半两

【用法】 上㕮咀。每服七钱重,水二盏半,加生姜五片,煎至八分,去滓,不拘时服。

【主治】 男子中风瘫痪,手脚拳挛,口眼㖞斜,半身不遂,头目旋晕,痰涎壅盛,语言蹇涩,行步艰辛。

44. 磁石汤

【方源】 《圣济总录》卷九

【组成】 磁石(烧赤,醋淬七遍)三两 防风(去叉)三两 五味子二两 甘草(炙,锉)一两 玄参二两 附子(炮裂,去皮脐)一两 牡丹(去心)二两

【主治】 中风偏枯,骨疼无力。

【用法】 上锉,如麻豆大。每用五钱匕,以水二盏。入黑豆三十五粒,同煎至一盏,去滓,空心、日午、夜卧服。

45. 牛黄通膈汤

【方源】 《卫生宝鉴》卷八

【组成】 牛黄(研)三钱 朴硝(研)三钱 大黄、甘草(炙)各一两

【主治】 ①《卫生宝鉴》:初觉中风一二日属实证者。②《普济方》:风痰。

【用法】 上药除研药为末外,每服一两,水二盏,煎至一盏,去滓,入牛黄、朴硝一

半调服。以利为度,须动三两行,未利再服。

46. 石膏汤

【方源】 《圣济总录》卷五

【组成】 石膏(碎)一两　麻黄(去根节,煎,掠去沫,焙干)一两半　川芎、芍药、桂(去粗皮)、黄芩(去黑心)、甘草(炙)、人参、当归(切,焙)、防风(去叉)各半两　杏仁(汤浸,去皮尖双仁,炒)十五枚

【主治】 肝脏中风,筋脉拘挛,手足不随,或缓或急。

【用法】 上为粗末。每服五钱匕,水一盏半,加生姜(切片)半份,煎至八分,去滓,空心、午时、夜卧各一服。后吃热生姜葱薤稀粥,取微汗出。

47. 龙齿汤

【方源】 《圣济总录》卷十四

【组成】 龙齿、麦门冬(去心,焙)各三两　远志(去心)、茯神(去木)各二两半　防风(去叉)、甘草(炙,锉)、人参(锉)、羚羊角(锉)各二两

【主治】 风惊恐怖,或因迫逐惊惧,悲伤感动,志意颠越,言语失次。

【用法】 上为粗末,每服三钱匕,以水一盏,大枣(拍破)三枚,同煎至七分,去滓,空心、午时、夜卧各一服。

48. 龙骨汤

【方源】 《圣济总录》卷十四

【组成】 龙骨二两半　白茯苓(去黑皮)、远志(去心)、当归(切,焙干)、甘草(炙令微紫,锉)、防风(去叉)、人参各二两　桂(去粗皮)一两半

【主治】 风惊恐,恍惚多忘,神气怯弱。

【用法】 上为粗末。每服三钱匕,水二盏,加生姜三片,大枣二枚,同煎至一盏,去滓,空心、午时、夜卧各一服。

49. 龙骨散

【方源】 《圣惠》卷四

【组成】 龙骨一两　牡蛎粉一两半　远志(去心)三分　白茯苓一两　柏子仁一两　麦门冬(去心,焙)一两　寒水石一两　犀角屑一两　甘草(炙微赤,锉)半两

【主治】 心风恍惚,惊恐妄语,忽喜忽嗔,悲伤不乐。

【用法】 上为细散。每服一钱,以金银汤放温调下,不拘时候。

50. 龙脑丸

【方源】 《圣惠》卷二十五

【组成】 龙脑(细研)一分　麝香(细研)一分　朱砂(细研)半两　天南星(炮裂)一分　白附子(炮裂)一分　半夏(汤洗七遍,去滑)一分　甘草(炙微赤,锉)一分　附子(炮裂,去皮脐)半两　川乌头(炮裂,去皮脐)一分

【主治】 一切风。

【用法】 上为末,以糯米粥为丸,如绿豆大。每服三丸,以温酒送下。

51. 龙麝紫芝煎

【方源】 《御药院方》卷一

【组成】 何首乌、天麻(去苗)、吴白芷、防风(去苗)、羌活(去苗)、甘草(炙)、黑附子(炮)、甘松、胡椒、良姜、零陵香、霍香叶、肉桂、川姜(炮)各一两　白檀半两　麻黄(去节)一两　龙脑二分半　麝香二分半

【主治】 一切诸风,半身不遂,口眼㖞斜,头旋耳鸣,鼻塞咽干,四肢麻木疼痛,痰毒下注,腰膝沉重,筋挛骨冷,皮肤瘙痒,昏迷困倦,饮食进退,行步少力。

【用法】 上为细末,炒米粉四两,黄色糯米粥汁,入白蜜二两和就,作铤子,一寸半长。每服一铤,细嚼,茶酒送下。如病重,每服三铤子,一日三次。

52. 四物茶调散

【方源】 《嵩崖尊生》卷六

【组成】 薄荷　川芎　羌活　甘草　荆芥　白芷　细辛　防风合四物汤

【主治】 左偏头风。

53. 白虎续命汤

【方源】 《保命集》卷中

【组成】 小续命汤一料加石膏、知母各二两　甘草一两

【主治】 中风无汗,身热不恶寒。

54. 圣饼子

【方源】 《普济方》卷四十六引《余居士选奇方》

【组成】 川芎、防风、白芷、甘草各一两　半夏(面略炒)半两　天南星(炮)半两　川乌头(炮,去皮脐)半两　天麻一两　干生姜半两

【主治】 风痰,头风。

【用法】 上为细末,汤泡蒸饼为丸,如梧桐子大,捏作饼子。每服五七饼,茶清、荆芥汤任下,不拘时候。

55. 秘传羌活散

【方源】 《普济方》卷一一四

【组成】 甘草、黄芩(鼠尾者)、生地黄(肥者)、连翘、山栀子、蔓荆子、当归、滑石(桂府者)、香白芷(汤洗)、荆芥(陈者)、石膏(明者用)、薄荷(吉州)、羌活、台芎(水洗)、赤芍药、独活、麻黄、陈皮、桔梗、防风各等分

【主治】 一切风证。

【用法】 上㕮咀。每服一两二钱。初服药之时,必加大黄、朴硝,动脏腑数行,用温粥补之,量病虚实加减。春、冬多利数行,夏微动一二行便补,自后每日一贴,不加大

黄、朴硝,用水煎至分数。煎药当用文武火,于砂石器内煎,存下药滓晒干,多加朴硝在内,煎汤洗浴。

56. 秦艽汤

【方源】 《外台》卷十四《深师方》

【组成】 桂心、防风、黄芩、干姜、茱萸、秦艽、甘草各一两

【用法】 上切。以水五升,煮取一升半,分再服,汤令热。不愈,更作。

【主治】 贼风入腹抢心,拘急,四肢不随,腹满欲死者。

57. 清神散

【方源】 《御药院方》卷一

【组成】 王瓜(细碎,炒令黑色)一两　川芎一两　香附子(炒)二两　防风、薄荷叶、白芷、荆芥穗、羌活、细辛(去叶)、甘草(炙)各一两

【主治】 头风旋晕,面目瞤动,神志不清,鼻塞声重。

【用法】 上为细末。每服一大钱,食后茶清点服;或温水亦得。

58. 檀香散

【方源】 《圣济总录》卷十七

【组成】 白檀香(锉)半两　甘菊花(择)三两　川芎二两　甘草(生用)一两

【主治】 头面风。头目昏眩,肩背疼痛,头皮肿痒,头项拘急。

【用法】 上为散。每服一钱匕,温薄荷汤调下;茶清或沸汤调亦得。

59. 甘羌麻附饮

【方源】 《证治宝鉴》卷十一

【组成】 甘草　天麻　荆芥　羌活　防风　薄荷　黄芩　麻黄　全蝎　僵蚕白芷　竹节附　细辛

【主治】 头痛,风寒痰湿侵入三阳者。

【用法】 水煎服。

60. 加味二陈汤

【方源】 《济阳纲目》卷五十四

【组成】 陈皮　半夏　茯苓　甘草　白术　黄连　远志

【主治】 怔忡惊悸,时作时止,心下有痰。

【用法】 上水煎,加竹沥、生姜汁服。

61. 加减补心汤

【方源】 《扶寿精方》

【组成】 白茯苓、归身、远志(去心)、黄柏、知母、生地黄、陈皮、酸枣仁(去皮)、麦门冬各五钱　人参、石菖蒲、白术、甘草各三钱　白芍药(炒)五钱

【主治】 ①《扶寿精方》:诸虚健忘。②《寿世保元》:惊悸怔忡。

【用法】 上锉。水二钟,煎八分,三六九日服,暑月尤宜。

62. 金鼎汤

【方源】 《四圣心源》卷四

【组成】 甘草二钱　茯苓三钱　半夏三钱　桂枝三钱　芍药三钱　龙骨二钱
牡蛎三钱

【主治】 惊悸。

【用法】 煎大半杯,温服。

63. 平惊通圣散

【方源】 《医统》卷五十

【组成】 当归、人参、黄连、茯神、远志、甘草(炙)各三钱　石菖蒲、朱砂(另研)各
二钱

【主治】 惊悸,怔忡,健忘。

【用法】 上为细末。每服二钱,食后、临卧竹叶煎汤调下。

64. 石膏汤

【方源】 《伤寒大白》卷二

【组成】 石膏　白芍药　柴胡　升麻　黄芩　甘草　白术　茯苓　附子

【主治】 阳虚寒湿之眩晕。

65. 甘草饮

【方源】 《外台》卷六引《延年秘录》

【组成】 甘草(炙)二两　人参二两　干姜四两　厚朴(炙)二两　白术二两

【主治】 脾肾冷气乘心,痛闷吐利,四肢逆冷,或烦疼。

【用法】 上切。以水五升,煮取一升五合,去滓,分温三四服,如人行八九里。

66. 龙齿汤

【方源】 《医方大成》卷五引《简易方》

【组成】 官桂二两半　半夏(汤泡)二两　人参(去芦)、白茯苓(去皮)、甘草(炙)、
当归、龙齿(研)、桔梗(炒)、茯神(去皮)各一两　远志(去心)、枳壳(去瓤,麸炒)各一两
半　黄芪(蜜炙)一两

【主治】 心下怔忡,常怀忧虑,神思多惊,如堕险地,小便或赤或浊。

【用法】 上为末,每服三钱,水一盏,加生姜三片,大枣一枚,粳米百粒,煎服。

67. 龙骨汤

【方源】 方出《肘后方》卷三,名见《圣济总录》卷十四

【组成】 龙骨、远志、茯神、防风、牡蛎各二两　甘草七两　大枣七枚

【主治】 惊忧怖迫逐,或惊恐失财,或激愤惆怅,致志气错越,心行违僻不得安
定者。

【用法】 以水八升,煮取二升,分二次服。日日作之。

68. 龙骨汤

【方源】 《外台》卷十五引《深师方》

【组成】 龙骨、茯苓、桂心、远志(去心)各一两 麦门冬(去心)二两 牡蛎(熬)、甘草(炙)各三两 生姜四两

【主治】 宿惊失志,忽忽喜忘,悲伤不乐,阳气不起者。

【用法】 上㕮咀。以水七升,煮取二升,分为二服。忌海藻、菘菜、醋、生葱。

69. 龙眼汤

【方源】 《杂病源流犀烛》卷六

【组成】 龙眼 丹参 人参 远志 麦冬 茯神 黄芪 甘草 升麻 柴胡

【主治】 健忘,上虚下盛者。

70. 生姜汤

【方源】 《普济方》卷一八七

【组成】 半夏(汤洗七次,焙)半两 人参、前胡(去苗芦)、桂(去粗皮)、赤茯苓(去黑皮)各三两 甘草(炙)各一分 柴胡(去苗)半两

【主治】 胸痹短气。

【用法】 上为粗末。每服五钱,水二盏,生姜五片,大枣(擘开)三枚,同煎至一盏,去滓温服,不拘时候。

71. 生地黄汤

【方源】 《千金》卷十二

【组成】 生地黄一斤 大枣五十枚 阿胶、甘草各三两

【主治】 忧恚呕血,烦满少气,胸中痛。

【用法】 上㕮咀。以水一斗,煮取四升,分四服,日三夜一。

72. 生地丹参汤

【方源】 《不知医必要》卷三

【组成】 生地一钱五分 丹参一钱 青蒿七分 白芍(酒炒)八分 丹皮五分 桔梗六分 竹叶四分 甘草三分

【主治】 急惊初愈者。

73. 生地黄饮子

【方源】 《圣惠》卷十五

【组成】 生地黄三两 玄参一两 赤茯苓一两 麦门冬一两 犀角屑一两 甘草(炙微赤,锉)半两

【主治】 时气,心膈大热烦闷,言语失度。

【用法】 上细锉,和匀。每服半两,以水一大盏,煎至五分,去滓温服,不拘时候。

74. 白金散

【方源】 《卫生总微》卷五

【组成】 天南星(大者,破之)一两　朴硝一两半　白矾一钱　甘草半两

【主治】 急惊发搐。

【用法】 上为粗末,用水五盏,慢火一处煮水尽为度,焙干,为细末,加朱砂末一钱拌匀。每用半钱,煎金银薄荷汤放温调下,不拘时候。

75. 导赤各半汤

【方源】 《症因脉治》卷二

【组成】 生地　木通　甘草　黄连　麦冬　山栀　赤茯苓　车前子　灯心

【主治】 心经咳嗽,脉左寸洪数。

76. 枳实理中丸

【方源】 《御药院方》卷四

【组成】 人参(去芦头)、干姜(炮)、甘草(炙)、白术、枳实(麸炒)、茯苓(去皮)各一两　附子(炮,去皮脐)半两

【主治】 胸痹,心下痞,留气结胸,胸满,胁下逆气抢心。

【用法】 上为细末,炼蜜为丸,每两作四丸。每服一丸,水一大盏,煎至六分,和滓温服,不拘时候。

77. 柏子仁丸

【方源】 《医方类聚》卷十引《神巧万全方》

【组成】 柏子仁、远志(去心)、干地黄各一两半　桂心、茯神、川芎、人参、丹参、防风、沉香各一两　菖蒲、甘草各半两

【主治】 心虚恐畏,腹胁暴痛,志意不乐。

【用法】 上为末,炼蜜为丸,如梧桐子大。每服三十丸,温酒送下,不拘时候。

78. 桂苓甘草汤

【方源】 《伤寒全生集》卷三

【组成】 桂枝　茯苓　甘草

【主治】 水停心下而悸者。

【用法】 水煎服。

79. 健脾汤

【方源】 《何氏济生论》卷五

【组成】 人参、茯神、龙眼肉、黄芪、枣仁(炒,研)、白术各二钱五分　木香、炙甘草各五分

【主治】 健忘。

【用法】 生姜、大枣为引,水煎服。

80. 清神散

【方源】《鸡峰》卷十八

【组成】 川芎、芥穗、香附子各一两　防风、泽泻、甘草、石膏、蒺藜各一两

【主治】 头目不清，精神昏愦。

【用法】 上为细末。每服一钱，茶清调下，不拘时候。

81. 清心牛黄丸

【方源】《医学纲目》卷十七

【组成】 胆星一两　牛黄二钱　黄连一两　归身、甘草、辰砂各半两

【主治】 ①《医学纲目》：癫痫狂，口角流涎不止，口目㖞斜，手足痿软。②《张氏医通》：暴中神昏不语，痰塞心包，口角流涎，烦热气急，一切痰热闭遏证。

【用法】 上为末，浸汤蒸饼为丸，如绿豆大。每服五十丸，临卧时唾津咽下。

82. 甘竹沥汤

【方源】《外台》卷十四引《深师方》

【组成】 甘竹沥一斗　生姜三两　防风、甘草(炙)各三两　防己、麻黄(去节)、人参、黄芩、白术、细辛、茵芋、秦艽、桂心各一两　附子(大者，炮)一枚

【主治】 卒中恶风，噎倒闷，口噤不能语，肝厥，尸厥，死不识人，闭目，灸针不知痛，风狂。

【用法】 上㕮咀。以汤渍药令赤，合竹沥，煮取四升，分为四服。忌海藻、菘菜、桃、李、雀肉、生葱、生菜、猪肉、冷水。

83. 生化夺命汤

【方源】《产宝》

【组成】 川芎三钱　当归四钱　干姜(炙黑)五分　甘草(炙)三分　桃仁(去皮尖，研)十一粒　肉桂三分(服二剂，去此味)

【主治】 形脱气促或有汗晕厥，牙关紧闭，昏乱将绝。

【用法】 上药加黑枣一个，用水一盏半，煎七分，稍热服。

84. 白薇汤

【方源】《全生指迷方》卷三

【组成】 白薇、当归各一两　人参半两　甘草(炙)一分

【主治】 ①《全生指迷方》：郁冒血厥，居常无苦，忽然如死，身不动，默默不知人，目闭不能开，口噤不能语，又或似有知而恶闻人声，或但如眩冒，移时乃寤。②《医学入门》：产后胃弱不食，脉微多汗。

【用法】 上为散。每服五钱，水二盏，煎至一盏，去滓温服。

85. 白术四逆汤

【方源】《医醇剩义》卷一

【组成】　白术三钱　附子三钱　干姜一钱　人参二钱　茯苓二钱　甘草五分
大枣三枚

【主治】　厥心痛。手足厥逆,身冷汗出,便溺清利,甚则朝发夕死者。

【用法】　水三钟,煎一钟,微温服。

86. 加味二陈汤

【方源】　《会约》卷六

【组成】　陈皮(去白)一钱半　半夏二钱　茯苓二钱　甘草一钱　川芎八分　蔓
荆子一钱　北细辛三分

【主治】　痰厥头痛;或呕恶咳嗽,寸关脉滑者。

【用法】　姜汁为引。

87. 吴茱萸汤

【方源】　《审视瑶函》卷三

【组成】　半夏(姜制)、吴茱萸、川芎、炙甘草、人参、白茯苓、白芷、广陈皮各等分

【主治】　厥阴经头风头痛,四肢厥,呕吐痰沫。

【用法】　上锉一剂。加生姜三片,白水二钟,煎至八分,食后服。

88. 姜附汤

【方源】　《普济方》卷二　九引《指南方》

【组成】　干姜三两　附子三分　甘草一两

【主治】　①《普济方》引《指南方》:阴寒暴下。②《医方类聚》引《澹寮方》:中寒口
噤,四肢强直厥冷,语音不出。

【用法】　上㕮咀。每服五钱,水二盏,煎至一盏,去滓温服。

89. 芎辛汤

【方源】　《普济方》卷一　四引《十便良方》

【组成】　川芎半两　细辛(去苗土)一钱　甘草(炙)一钱半

【主治】　膈痰风厥,头目昏痛,鼻塞声重,肩背拘急,不思饮食。

【用法】　上为粗末。每服二钱。以水一盏,煎至七分,去滓温服,不拘时候。

90. 解风汤

【方源】　《圣济总录》卷十三

【组成】　人参、川芎、石膏(碎,研)各二两　防风(去叉)、独活(去芦头)、甘草(炙,
锉)、麻黄(去根节,汤煮,掠去沫,焙)各一两　细辛(去苗叶)半两

【主治】　中风寒热,头目昏眩,肢体疼痛,手足痹,上膈壅滞。

【用法】　上为粗末。每服三钱匕,水一盏,生姜三片,薄荷五叶,煎至七分,去滓温
服,不拘时候。

91. 解风散

【方源】 《宣明论》卷二

【组成】 人参、川芎、独活、麻黄(去节,汤洗,焙)各一两　甘草一两　细辛(去苗)半两

【主治】 风成寒热,头目昏眩,肢体疼痛,手足麻痹,上膈壅滞。

【用法】 上为末。每服三钱,水一盏半,加生姜五片,薄荷叶少许,同煎至八分,不拘时候。

92. 甘草汤

【方源】 《千金》卷三

【组成】 甘草、干地黄、麦门冬、麻黄各二两　川芎、黄芩、栝楼根各三两　杏仁五十枚　葛根半斤

【主治】 在蓐中风,背强不得转动,名曰风痉。

【用法】 上咬咀。以水一斗五升,酒五升,合煮葛根,取八升,去滓;纳诸药,煮取三升,去滓,分二服。一剂不愈,更合良。

93. 甘草汤

【方源】 《圣济总录》卷八

【组成】 甘草(炙,锉)、羌活(去芦头)各一两一分　人参半两　防风(去叉)一两　附子(炮裂,去皮脐)半两

【主治】 风痉,口噤不语,肢体强直,神识不明。

【用法】 上锉,如麻豆大,每服四钱匕,水一盏半,入地黄汁一合,先同煎至八分,去滓,次入荆沥、竹沥各半合,同煎三沸,温服,日夜各一服。

94. 天麻散

【方源】 《普济方》卷三七七

【组成】 天麻、防风、麻黄(去根节)各一两　甘草(炙)、川麻黄、羌活、黄芩、川大黄(炮)各半两

【主治】 癫痫。

【用法】 上为末,每服一钱,水一盏,煎至五分,去滓,放温服。

95. 龙脑安神丸

【方源】 《御药院方》卷一

【组成】 茯神(去粗皮,取末)、人参(去芦头)、麦门冬(去心)、乌犀(取末)、朱砂各二两　真地骨皮、甘草(取末)、桑白皮(取末)各一两　马牙硝(别研)一钱　龙脑(别研)、牛黄(别研)、麝香(别研)各三钱　金箔三十五箔

【主治】 男子、妇人、小儿五积癫痫,无问远年近日,发作无时;及男子、妇人虚劳发热喘嗽,语涩舌强。

【用法】 上为细末,炼蜜为丸,如弹子大,金箔为衣。如有风痫病多岁,冬月用温水化下,夏月凉水化下,不拘时候,多岁病服如二三年病,日进三服,小儿一丸二次服。治男子妇人虚劳发热喘嗽,新汲水一盏化开,男子妇人语涩舌强,日进三服,食后,温凉水化下。

96. 归脾丸

【方源】 《医学六要·治法汇》卷七

【组成】 黄芪、龙眼肉、酸枣仁(炒)、人参各一钱　木香二分　甘草(炙)二分半

【主治】 思伤脾,神不归于脾而健忘怔忡。

【用法】 加生姜三片,水煎服。

97. 龙胆丸

【方源】 《圣济总录》卷四十三

【组成】 龙胆、山栀子仁、白薇、茯神(去木)、大黄(锉,炒)各二两　麦门冬(去心,焙)三两　人参、甘草(炙,锉)各一两半　玄参、羚羊角(镑)各二两半

【主治】 心实热,惊悸善笑。

【用法】 上为细末,炼蜜为丸,如梧桐子大。每服三十丸,食后煎大枣汤送下。

第三节　治疗脾胃系病症

1. 干姜散

【方源】 《医心方》卷九引《效验方》

【组成】 吴茱萸一两　干姜一两　白术一两　甘草一两

【主治】 胃冷,食后吐醋水,洗洗如醋浆,食羹即剧。

【用法】 上药治下筛。每服方寸匕,用酒或汤送下,一日三次。

2. 干姜散

【方源】 《圣惠》卷二十

【组成】 干姜(炮裂,锉)半两　当归(锉,微炒)三分　桂心半两　生干地黄一两　细辛半两　赤茯苓半两　吴茱萸(汤浸七遍,焙干,微炒)一分　赤芍药半两　栀子仁半两　甘草(炙微赤,锉)半两

【主治】 风入腹,疠痛闷乱不止。

【用法】 上为粗散。每服三钱,以水、酒各半中盏,煎至六分,去滓,不拘时候,稍热服。

3. 干姜散

【方源】 《济阳纲目》卷一〇〇

【组成】 干姜二两　人参、甘草、细辛各一两半　麦门冬、桂心、当归各一两七钱半　远志一两　吴茱萸五钱　蜀胡椒七钱半

【主治】 胃虚胫寒,面浮身枯,诸骨节皆痛。

【用法】 上为细末。每服二钱,温酒调服。

4. 大黄散

【方源】 《普济方》卷三十九

【组成】 大黄(炮)五钱　甘草五钱　滑石五钱　绿豆一合

【主治】 大小便不通。

【用法】 上为细末。每服二钱,新汲水调,去滓服之。

5. 天冬饮子

【方源】 《不居集》上集卷十四

【组成】 五味子五个　甘草、白芍、黄芪、人参各一钱　当归、麦冬各八分　紫菀一钱五分

【主治】 脾胃虚弱,气促气弱,精神短少,衄血吐血。

【用法】 上作二服。水煎,食前服。

6. 天胃生姜丸

【方源】 《宣明论》卷七

【组成】 桂心一两　生姜(切作片子,盐三两,腌一日,再焙干)一斤　青皮(去白)、陈皮(去白)、甘草(炙)各二两　缩砂仁四十九个　广术、当归各半两

【主治】 中焦不和,胃口气塞,水谷不化,噫气不通,噎塞痞满,口淡吞酸,食时膨胀。哕逆恶心,呕吐痰水,宿食不消,咳嗽诸肋刺痛。

【用法】 上为末,炼蜜为丸,如弹子大。每服一丸。食前细嚼,沸汤化下。感冒忌服。

7. 开胃通滞汤

【方源】 《证治宝鉴》卷十一

【组成】 山栀　神曲　香附　陈皮　苍术　甘草　黄芩　滑石　干姜　白芷　川芎

【主治】 腹痛,脉结或伏,痛引两胁及肩背,不可俯仰,属气滞,感轻而不寒不热者。

【用法】 水煎服。

8. 木瓜汤

【方源】 《鸡峰》卷十四

【组成】 米斗子二两　木瓜、干姜、甘草各一两

【主治】 泻不止。

【用法】 上为细末。每服二钱,米饮调下,不拘时候。

9. 木香丸

【方源】 《圣惠》卷十五

【组成】 木香二分　人参(去芦头)一两　白术一两半　甘草(炙微赤,锉)半两　枳壳(麸炒微黄,去瓤)一两　干姜(炮裂,锉)三分　麦蘖(炒黄熟)一两　槟榔一两

【主治】 时气后,脾胃虚冷,宿食不消。

【用法】 上为散,炼蜜为丸,如梧桐子大。每服三十丸,食前以姜、枣汤送下。

10. 木香汤

【方源】 《圣济总录》卷二十七

【组成】 木香、草豆蔻(去皮)、陈橘皮(汤浸,去白,炒)、陈曲(炒)、白术、荜茇、桂(去粗皮)、厚朴(去粗皮,生姜汁炙,锉)、人参、柴胡(去苗)、甘草(炙,锉)各半两　桃仁(去皮尖双仁,炒研)三分

【主治】 伤寒食毒,脾胃虚乏,四肢少力,不思饮食,心腹气胀,或时下利,向晚憎寒。

【用法】 上为粗末。每服三钱匕,水一盏,加生姜三片,煎至六分,去滓,食前温服。

11. 木香汤

【方源】 《圣济总录》卷四十五

【组成】 木香、人参、附子(炮裂,去皮脐)、甘草(炙)、白茯苓(去黑皮)各二两　草豆蔻(去皮)半两　干姜(炮)一分　陈曲(炒)、麦蘖(炒)各一两

【主治】 谷劳身重,食已困倦嗜眠。

【用法】 上锉,如麻豆大。每服二钱匕,水一盏,煎至七分,不拘时候,去滓温服。

12. 木香汤

【方源】 《圣济总录》卷四十七

【组成】 木香(锉)半两　胡椒一分　高良姜(锉,炒)一分　甘草(炙)一两　蓬莪术(炮)一两

【主治】 反胃,不下食。

【用法】 上为粗末。每服三钱匕,水一盏,煎至七分,去滓,食前温服。

13. 木香汤

【方源】 《圣济总录》卷五十七

【组成】 木香一分　桔梗(去芦头,炒)、人参、白茯苓(去黑皮)、枳壳(去瓤,麸炒)各一两　桂(去粗皮)、甘草(炙,锉)、槟榔(锉)各半两

【主治】 胁腹痛胀满,上下攻冲烦闷。

【用法】 上为粗末。每服三钱匕,水一盏,加生姜二片,大枣一枚(去核),煎至七

分,去滓温服。

14. 木香散

【方源】 《圣惠》卷四十七

【组成】 木香三分　草豆蔻(去壳)三分　桂心三分　附子(炮裂,去皮脐)三分　白术三分　白芍药三分　丁香三分　甘草(炙微赤,锉)一分　诃黎勒皮(微煨)三分

【主治】 中焦虚寒,或时吐泻腹痛。

【用法】 上为散。每服三钱,以水一中盏,加煨姜半分,煎至五分,去滓,稍热服。

15. 木香散

【方源】 《圣惠》卷五十

【组成】 木香半两　陈橘皮(汤浸,去白瓤,焙)一两　荜茇半两　干姜(炮裂,锉)半两　诃黎勒皮一两　大腹皮三分　桂心半两　附子(炮裂,去皮脐)一两　甘草(炙微赤,锉)二分

【主治】 五膈气,脾胃虚冷,食不消化,呕吐酸水,四肢不和,面色青黄,渐加羸弱。

【用法】 上为细散。每服一钱,以热酒下,不拘时候。

16. 木香散

【方源】 《圣惠》卷五十

【组成】 木香一两　桃仁(汤浸,去皮尖双仁,麸炒微黄)半两　草豆蔻(去皮)一两　诃黎勒皮一两　桂心一两　槟榔一两　麦蘖(炒微黄)三分　白术三分　甘草(炙微赤,锉)二分

【主治】 膈气,胸中不利,宿食不化。

【用法】 上为散。每服四钱,以水一中盏。加生姜半分,煎至六分,去滓,不拘时候,稍热服。

17. 木香散

【方源】 《圣惠》卷五十

【组成】 木香半两　人参(去芦头)半两　赤茯苓三分　神曲(炒微黄)三分　桃仁(汤浸,去皮尖双仁,麸炒微黄)半两　麦蘖(炒微黄)三分　肉豆蔻(去壳)半两　青橘皮(汤浸,去白瓤,焙)三分　甘草(炙微赤,锉)一分

【主治】 五噎,食少,四肢乏力。

【用法】 上为细散。每服一钱,以水一中盏,煎至五分,和滓,不拘时候,稍热服。

18. 木香散

【方源】 《圣惠》卷五十

【组成】 木香一两　厚朴(去粗皮,涂生姜汁,炙令香熟)一两　槟榔一两　陈橘皮(汤浸,去白瓤,焙)二两　白术一两　甘草(炙微赤,锉)半两　高良姜(锉)一两　前胡(去芦头)一两

【主治】 脾胃冷气上攻,胸膈切痛,醋咽不能下食。

【用法】 上为粗散。每服三钱,以水一中盏,加生姜半分,煎至六分,去滓,不拘时候稍热服。

19. 木香散

【方源】《圣济总录》卷二十

【组成】 木香三两 诃黎勒(煨,用皮)半两 附子(炮裂,去皮脐)一两 干姜(炮)一两 厚朴(去粗皮,涂生姜汁炙)二两 枳实(去瓤,麸炒)一两 赤茯苓(去黑皮)一两 甘草(炙,锉)半两 当归(锉,微炒)一两

【主治】 肠痹,腹胀飧泄,小便不利。

【用法】 上为细末。每服二钱匕,食前粥饮调下。

20. 木香散

【方源】《圣济总录》卷六十三

【组成】 木香、丁香、檀香(锉)各半两 人参、沉香(锉)、白茯苓(去黑皮)各一两 甘草、槟榔(锉)各一分

【主治】 干呕。

【用法】 上药约水多少,慢火熬水尽,焙干,捣罗为细末。每服一钱匕,入盐,沸汤点服。

21. 木香散

【方源】《圣济总录》卷六十七

【组成】 木香、茴香子(炒)、芍药、干姜(炮)、甘草(炙,锉)、青橘皮(汤浸,去白,焙)、乌药(锉)各等分

【主治】 上气,胸膈不利,心腹膨胀,饮食不消。

【用法】 上为散。每服一钱匕,炒姜、盐汤调下;妇人,当归酒调下。

22. 木香散

【方源】《鸡峰》卷二十

【组成】 木香、人参、陈皮、甘草各半两 白术、山药各一两

【主治】 三焦不和,脾胃气虚,关格不通。

【用法】 上为细末。每服二钱,水一盏,煎至七分,去滓,食后温服。

23. 木香散

【方源】《直指》卷十三

【组成】 肉豆蔻(面裹煨)、故纸(炒)、白术、白茯苓各半两 木香、甘草(炙)各一分

【主治】 脾肾俱虚泄泻。

【用法】 上锉细。每服三钱,加生姜三片、大枣二枚,水煎,温服。

24. 木香散

【方源】 《张氏医通》卷十六

【组成】 甘草、干姜各一两 附子一两 丁香、木香、肉豆蔻、广藿香、诃子肉、赤石脂各一两

【主治】 虚寒滑泄不止。

【用法】 上为散。每服三钱,陈米汤下。

25. 木通散

【方源】 《圣惠》卷四

【组成】 木通(锉)一两 槟榔、羚羊角屑、赤芍药、黄芩、当归(锉,微炒)、车前子各三分 甘草(炙微赤,锉)半两

【主治】 小肠实热,心胸烦闷,小便涩,小腹中急痛。

【用法】 上为散。每服四钱,以水一中盏,煎至六分,去滓,食前温服。

26. 升阳除湿汤

【方源】 《脾胃论》卷下

【组成】 甘草、大麦蘖面(如胃寒腹鸣者加)、陈皮、猪苓各三分 泽泻、益智仁、半夏、防风、羌活、神曲、柴胡、升麻各五分 苍术一钱

【主治】 ①《脾胃论》:脾胃虚弱,不思饮食,肠鸣腹痛,泄泻无度,小便黄,四肢困弱。②《妇科玉尺》:湿盛血崩。

【用法】 上咬咀。作一服,水三大盏,加生姜三片,大枣二枚,同煎至一盏,去滓,空心服。

27. 升阳除湿汤

【方源】 《外科枢要》卷四

【组成】 甘草、麦芽、陈皮、猪苓各三分 泽泻、半夏、防风、神曲、升麻、柴胡、羌活、益智仁各五分 苍术一钱 白术二钱 茯苓七分

【主治】 脾胃虚弱,不思饮食,肠鸣腹痛,泄泻无度,小便赤黄,四肢困倦。

【用法】 生姜、大枣为引,水煎服。

28. 升阳除湿汤

【方源】 《杏苑》卷四

【组成】 白术三钱 陈皮一钱 甘草(炙)七分 麦芽七分 神曲一钱 益智仁八分 防风一钱 羌活八分 苍术一钱 升麻七分 柴胡一钱 猪苓一钱 泽泻一钱 半夏八分

【主治】 土气亏败,脾湿壅盛,抑遏阳气不得上升所致之泻泄无度,不思饮食,肠鸣腹痛,四肢无力。

【用法】 上咬咀。加生姜三片,大枣二枚,同煎,食后服。

29. 升阳益气汤

【方源】《杏苑》卷三

【组成】 防风八分　羌活八分　独活六分　厚朴(姜汁炒)一钱　甘草(炙)五分　大枣三枚　升麻七分　柴胡一钱　生地七分　白芍七分　泽泻八分

【主治】 过食伤中,传化不及,脾湿壅塞,胃气下溜,以致泻泄腹痛,小便短涩。

【用法】 上锉一剂。水二钟,煎一钟,温服。

30. 升麻补胃汤

【方源】《兰室秘藏》卷下

【组成】 甘草七分　升麻、柴胡、草豆蔻、黄芪各五分　半夏三分　当归、生干姜各二分　红花少许

【主治】 因内伤服牵牛、大黄,食药泄泻过多,腹中大痛。

【用法】 上都作一服。水二盏,煎至一盏,去滓稍热,食远服之。

31. 乌药煮散

【方源】《圣济总录》卷六十七

【组成】 乌药(锉)一两　沉香(锉)、陈橘皮(汤,去白,焙)、甘草(炙,锉)各一分　干姜(炮裂)一分　槟榔(锉)一分

【主治】 上气,腹胁胀满。

【用法】 上为细散。每服三钱匕,水一盏,加生姜一小块(拍碎),同煎至六分,和滓热服;或入盐少许,沸汤点服亦得。

32. 六一汤

【方源】《鸡峰》卷二十五

【组成】 白术六两　甘草一两

【主治】《局方》(宝庆新增方):脾胃不和,心腹痞闷,胁肋膜胀,口苦无味,呕哕恶心,不思饮食,面色萎黄,肠虚自利,肌体瘦弱,膈气翻胃。

【用法】 上为细末。每服二钱,沸汤点之。

33. 六一汤

【方源】《医方类聚》卷一〇二引《御医撮要》

【组成】 白术十二两　甘草、人参各二两

【主治】 养脾胃,进饮食。

【用法】 上为细散。每以一钱,入盐少许,如茶点进。

34. 六神散

【方源】《鸡峰》卷五

【组成】 人参、白术、黄芪、甘草、百合、茯苓各一两

【主治】 脾胃虚弱,不思饮食,肌体瘦瘠,咽干口燥;时气已经汗下,血气已虚,邪

犹未解,变生诸疾。

【用法】 上为细末。每服二钱,水一盏,加生姜二片,大枣一个,煎至六分,去滓服,不拘时候。

35.六君子汤

【方源】 《朱氏集验方》卷十一

【组成】 人参、白术、茯苓、甘草、半夏曲、没石子各等分

【主治】 脾虚胃弱,生风多困。

【用法】 上为末。水七分盏,加冬瓜子少许,同煎服。

36.六君子汤

【方源】 《得效》卷五

【组成】 人参、甘草、白茯苓、白术、肉豆蔻(湿纸裹,煨熟,锉碎,以厚纸盛,压去油)、诃子(煨,去核)各等分

【主治】 脏腑虚怯,心腹胀满,呕哕不食,肠鸣泄泻。

【用法】 上为散。每服三钱,加生姜三片,红枣二个,水煎服;或为末,热盐汤调服亦可。

37.六君子汤

【方源】 《丹溪心法》卷四

【组成】 人参 白术 茯苓 甘草 砂仁 陈皮(一方加半夏)

【主治】 脾胃不和,不进饮食,上燥下寒,服热药不得者。

【用法】 加生姜三片,大枣一个,水煎服。

38.平气汤

【方源】 《圣济总录》卷六十三

【组成】 甘草(锉)、厚朴(去粗皮)各四两 干姜(刮净,锉)二两 生姜(去皮)半斤 大枣一百枚

【主治】 干呕气逆,饮食不下。

39.大黄甘草汤

【方源】 《金匮》卷中

【组成】 大黄四两 甘草一两

【主治】 食已即吐者。

【用法】 以水三升,煮取一升,分温再服。

40.小姜香丸

【方源】 《魏氏家藏方》卷五

【组成】 香附子(去毛,炒)、陈皮(去白,炒)、丁香皮、麦糵(炒)、缩砂仁、神曲(炒)各半两 蓬莪术(炮)、甘草(炙)各二钱半

【主治】 百物所伤,胸膈不快,不思饮食。

【用法】 上为细末,水浸蒸饼为丸,如小赤豆大。每服二三十丸,生姜汤送下,不拘时候。

41. 小理中汤

【方源】 《局方》卷十(吴直阁增诸家名方)

【组成】 苍术(米泔浸,焙)五两　生姜五斤　甘草(生用)十两　盐(炒)十五两

【主治】 脾胃不和,中寒上冲,胸胁逆满,心腹疼痛;饮酒过度,痰逆恶心,或时呕吐,心下虚胀,隔塞不通,饮食减少,短气羸困;肠胃冷湿,泄泻注下,水谷不分,腹中雷鸣;霍乱吐利,手足厥冷;胸痹心痛,逆气结气。

【用法】 上锉,同碾,淹一宿,焙干,碾为细末。每服一钱,空心沸汤点下。

42. 小半夏茯苓汤

【方源】 《丹溪心法》卷三

【组成】 陈皮　茯苓　半夏　甘草　黄芩

【主治】 呃逆。

【用法】 水煎服。

43. 平胃丸

【方源】 《千金》卷十五引崔文行方

【组成】 大黄二两　小草、甘草、芍药、川芎、葶苈各一两　杏仁五十枚

【主治】 丈夫、小儿食实不消,胃气不调,或温壮热结,大小便不利者。

【用法】 上为末,炼蜜为丸,如梧桐子大。一岁儿每服二丸,饮送下,一日三次。

44. 平胃丸

【方源】 《保命集》卷中

【组成】 厚朴一两　白术一两二钱　陈皮(去白)八钱　木香一钱　生半夏(汤洗)一两　槟榔二钱半　枳实五分　甘草(炙)三钱

【主治】 病久胃气虚弱,厌厌不能食,脏腑或秘或清。

【用法】 上为细末,姜汁浸蒸饼为丸,如梧桐子大。每服三五十丸,生姜汤或温水送下。

45. 平胃散

【方源】 《嵩崖尊生》卷九

【组成】 苍术　厚朴　陈皮　炙甘草　香附　炒栀　半夏

【主治】 伤食,嗳气有腐食气。

46. 平胃散

【方源】 《一盘珠》卷二

【组成】 苍术(漂)、陈皮、厚朴(姜水炒)、甘草各等分　香附(酒炒)、青皮(醋炒)

各二钱

【主治】　胃脘气痛饱胀。

【用法】　生姜为引。

47. 正气散

【方源】　《圣济总录》卷七十四

【组成】　缩沙蜜(去皮,炒)、附子(炮裂,去皮脐)、赤石脂、肉豆蔻(去壳)、龙骨、石榴皮(焙)、甘草(炙,锉)、人参、地榆、白术、吴茱萸(汤浸,焙干,炒)、干姜(炮)各一两

【主治】　水泻腹痛,日夜不止。

【用法】　上为散。每服三钱匕,煮粳米饮调下,不拘时候。以止为度。

48. 正脾散

【方源】　《杨氏家藏方》卷六

【组成】　蓬莪术(炮,切)、香附子(炒)、茴香(炒)、陈橘皮(去白)、甘草(炙)各等分

【主治】　①《杨氏家藏方》:大病之后,脾气虚弱,中满腹胀,四肢虚浮,状若水气。②《医学正传》:产后通身浮肿。

【用法】　上为细末。每服二钱,煎灯心、木瓜汤调下。

49. 正元煮散

【方源】　《圣济总录》卷一八七

【组成】　楝实(取肉,炒)、木香、桂(去粗皮)各半两　甘草(炙)一两　茴香子(炒)一分

【主治】　小肠气。

【用法】　上为散。每服三钱匕,水一盏,煎至七分,临熟入盐少许温服;温酒调服亦可。

50. 玉浮丸

【方源】　《济生》卷二

【组成】　人参、白僵蚕(炒去丝)、白术、干姜(炮)、丁香、白豆蔻仁、麦蘗(炒)、附子(炮,去皮脐)、木香(不见火)、南星(炮)、槟榔、半夏(汤泡七次)、甘草(炙)等分

【主治】　男子、妇人脾胃虚弱,一切呕吐,及久新翻胃。

【用法】　上为细末,每药二分,用生面一分和匀,入百沸汤煮令浮,搅和,再取生姜自然汁为丸,如梧桐子大。每服二钱,淡姜汤送下,不拘时候。

51. 甘麦散

【方源】　《鸡峰》卷二十四

【组成】　大麦蘗四两　甘草半两

【主治】　脾胃不和。

【用法】　上为细末。每服二钱,水一盏,煎至八分,温服,不拘时候。

52. 甘草汤

【方源】　方出《圣惠》卷五十五,名见《普济方》卷一九五

【组成】 甘草(炙微赤,锉)一两 栀子仁一两 黄柏(锉)一两 白术一两

【主治】 脾脏瘀热不散,心神烦乱,小便赤涩,或汗出如柏汁。

【用法】 上为散。每服四钱,以水一中盏,煎至六分,去滓温服,一日四五次。

53. 甘桔汤

【方源】 《疡医大全》卷二十一

【组成】 甘草、桔梗、麦门冬各一两

【主治】 胃痈,小便赤淀,腹满不食。

【用法】 水煎服。

54. 甘露汤

【方源】 《普济方》卷三十六引《澹寮方》

【组成】 干饧糟(头酿者)六分 生姜(和皮)四分

【主治】 翻胃呕吐不止,饮食减少。

【用法】 上拌和,研烂作饼子,或焙或晒干,每十两用甘草二两炙,同研为末。每服入盐少许,沸汤调下,不拘时候。

55. 甘露散

【方源】 《普济方》卷一一五引《瑞竹堂方》

【组成】 白滑石六两半 泽泻、甘草(去皮)各一两 人参、茯苓、白术、木猪苓(去黑皮)各半两

【主治】 《医统》:脾虚水湿不利,腹胀中满。《准绳·类方》:肿胀用下药得利后,以此补之。

【用法】 上为细末。每服三钱,白汤调服。欲分阴阳,蜜和丸,如弹子大,用汤化如稀面糊调服之。

56. 甘草芍药汤

【方源】 《万氏家抄方》卷六

【组成】 甘草 砂仁 陈皮 山楂 白芍(炒)

【主治】 痘出时,肚腹胀痛。

【用法】 水煎服。

57. 甘草泻心汤

【方源】 《圣惠》卷十

【组成】 甘草(炙微赤,锉)一两 黄芩半两 黄连(去须)半两 干姜(炮裂,锉)半两 半夏(汤洗七遍,去滑)半两 木通(锉)半两

【主治】 伤寒中风下之后,日数多,腹中雷鸣,心下痞坚而满。干呕而烦,非是结热,是胃中虚气上逆。

【用法】 上为粗散。每服三钱,以水一中盏,加大枣二枚,煎至五分,去滓温服,一

日三四次。

58. 甘草茱萸丸

【方源】 《鸡峰》卷十四

【组成】 吴茱萸(以酒醋各一升,浸一伏时,煮酒醋令尽,焙干,再炒熟)四两 甘草一两 栀子(烧令通赤,以醋七遍淬)弹子大一块 干姜一两 缩砂仁一分 肉豆蔻(大者,和皮用)五个

【主治】 脏腑虚寒,脾胃怯弱,米谷不化,肠滑泻痢,心腹疼痛,腹胀肠鸣,饮食减少。

【用法】 上为细末。酒煮面糊为丸,如梧桐子大。每服十丸至十五丸,烧生姜汤送下。

59. 甘草营实汤

【方源】 《眼科锦囊》卷四

【组成】 大黄、营实各大 白桃花、甘草各中

【主治】 胃中支饮,腹中雷鸣,或吐黄水,郁热上攻眼目者。

【用法】 水煎服。

60. 甘草麻桂汤

【方源】 《症因脉治》卷三

【组成】 甘草 麻黄 桂枝

【主治】 寒湿腹胀,身重身冷无汗。

61. 石膈散

【方源】 《鸡峰》卷二十

【组成】 干姜、厚朴、甘草、木香、青皮、肉豆蔻各半两 枳实、槟榔、益智、三棱、陈皮、蓬莪术、桂各一两

【主治】 膈脘痞闷,吐沫食少。

【用法】 上为细末。加盐少许,生姜三片,大枣一个,水一盏,药二钱,同煎至七分,去滓,食后温服。

62. 石斛清胃散

【方源】 《张氏医通》卷十五

【组成】 石斛、茯苓、橘皮、枳壳、扁豆、藿香、牡丹皮、赤芍各等分 甘草减半

【主治】 麻疹后呕吐,胃虚不食,热滞。

【用法】 上为散。每服三四钱,加生姜一片,水煎服。

63. 石膏二母汤

【方源】 《温热经解》

【组成】 石膏三钱 川贝二钱 知母二钱 甘草一钱

【主治】 胃中有火,午前咳嗽者。

64. 龙骨黄连汤

【方源】 《圣济总录》卷七十四

【组成】 龙骨(碎)一两　黄连(去须,炒)三分　当归(切,焙)、干姜(炮)、甘草(炙,锉)各半两

【主治】 大便滑泄,色如鹜溏。

【用法】 上为粗末。每服五钱匕,水一盏半,煎至八分,去滓,食前温服,一日二次。

65. 归芪汤

【方源】 《诚书》卷十一

【组成】 黄芪(炙)一两　当归(酒焙)、白芍药、川芎各五钱　甘草(炙)三钱

【主治】 伤食,痿黄,洞泄,并痘后目。

【用法】 水煎服。

66. 四圣散

【方源】 《风劳臌膈》

【组成】 白术　川连　陈皮　甘草

【主治】 嘈杂,心膈痛而呕。

【用法】 为散服。

67. 四合饮

【方源】 《古今医鉴》卷十

【组成】 陈皮、半夏、茯苓、紫苏、厚朴、香附、枳壳、郁金、甘草各等分

【主治】 痰积气滞腹痛。

【用法】 上锉一剂。加生姜,水煎服。

68. 四物汤

【方源】 《景岳全书》卷六十四

【组成】 人参、白术、黄芪各三钱　干姜(炮)、附子(炮)、甘草(炙)、陈皮、当归各二钱　柴胡、升麻各五分

【主治】 脾肾虚寒,疮属纯阴,或药损元气,不肿痛,不腐溃,或腹痛,泄泻,呕吐,厥逆,及阳气脱陷。

【用法】 酒水煎服。

69. 四顺汤

【方源】 《医心方》卷十一引《范汪方》

【组成】 甘草三两　人参二两　当归二两　附子一两　干姜三两

【主治】 寒冷饮食不调,下利。

【用法】 以水七升,煮取二升半,分三服。

70. 四神汤

【方源】 《传信适用方》卷四

【组成】 生姜(切片,晒干)一斤　草果(去壳并白皮)半斤　甘草(炒)四两　缩砂四两

【主治】 脾胃虚弱,不思饮食,吐逆满闷,胸膈不利,心腹刺痛。

【用法】 上为末。入盐如常服。

71. 四倍丸

【方源】 《杨氏家藏方》卷六

【组成】 人参(去芦头)一两　甘草(炙)二两　干姜(炮)四两　白术八两

【主治】 泄泻,吐逆,心腹痛。

【用法】 上为细末,炼蜜为丸,如梧桐子大。每服一百丸,空心食前温米饮送下。

72. 四君子汤

【方源】 《鸡峰》卷十二

【组成】 人参、白术、茯苓、甘草各一两

【主治】 ①《鸡峰》:脾胃病。②《成方便读》:脾肺气虚,中土衰弱,食少便清,体瘦神倦,或气短息微,皮聚毛落。

【用法】 上为细末。每服二钱,水一盏,加生姜三片,大枣一枚,同煎至六分,去滓温服,不拘时候。

73. 四苓六一散

【方源】 《麻症集成》卷三

【组成】 赤苓　猪苓　泽泻　江壳　滑石　甘草　车前

【主治】 水入脾胃,白沫泄泻。

【用法】 加生姜,水煎服。

74. 四味当归汤

【方源】 《外台》卷七引《范汪方》

【组成】 当归、桂心、干姜各三两　甘草(炙)二两

【主治】 寒腹痛。

【用法】 上切。以水八升,煮取三升,每服一升,一日三次。忌海藻、菘菜、生葱。

75. 四物当归汤

【方源】 《圣济总录》卷五十七

【组成】 当归(切,焙)一两　桂(去粗皮)、甘草(炙,锉)、干姜(炮裂)各一两半

【主治】 寒中腹痛。

【用法】 上为粗末。每服二钱匕,水一盏,煎至六分,去滓温服,空心、日午、临卧各一服。

76. 四和丁香散

【方源】 《魏氏家藏方》卷五

【组成】 肉豆蔻(分作四份,一份入陈米炒过,去米不用;一份入丁香二钱,粳米一合,和炒裂,去米;一份面煨,去面;一份生用)一两　甘草(半蜜炙,半生用)三两　沉香(生用,不见火)二钱　干姜(炮)二两

【主治】 年高脾胃不和,饮食不化,频频洞泄,四肢无力,行步艰辛。

【用法】 上为细末。每服二钱,食前米饮调下;或地榆、诃子煎汤调下亦得。

77. 四逆理中汤

【方源】 《点点经》卷三

【组成】 条参　白术　秦艽　川芎　淫羊藿　白茯　干葛　桂心　附子　姜炭　甘草

【主治】 酒伤脾胃,四肢逆冷,冷汗常作,发肤焦枯,饮食不思,脉来沉,寸部迟细,尺部洪数。

【用法】 生姜、大枣为引。

78. 四物加黄芪芍药汤

【方源】 《圣济总录》卷五十七

【组成】 黄芪(锉)、桂(去粗皮)、干姜(炮)、芍药(锉,炒)各一两　甘草(炙,锉)、当归(切,焙)各一两半

【主治】 寒冷腹痛。

【用法】 上为粗末。每服三钱匕,水一盏半,煎至八分,去滓温服,空心、日午、临卧各一服。

79. 生胃散

【方源】 《活幼口议》卷二十

【组成】 四圣汤(白术、人参、白茯苓、炙甘草)加石莲子、木香、黄芪

【主治】 久吐胃寒。

80. 生姜汤

【方源】 《医心方》卷九引《深师方》

【组成】 生姜五两　茯苓四两　半夏一升　橘皮一两　甘草二两

【主治】 食已呕逆。

【用法】 以水九升,煮取三升七合,分三服。

81. 生姜汤

【方源】 《外台》卷六引《集验方》

【组成】 生姜四两　泽泻三两　桂心二两　橘皮三两　甘草二两　茯苓四两　人参一两　大黄四两

【主治】　吐逆干呕。

【用法】　上切。以水七升,煮取三升。服五合,一日三次。忌海藻、菘菜、醋物、生葱。

82. 生姜汤

【方源】　《圣济总录》卷六十三

【组成】　生姜(细切丝)十二两　草豆蔻(去皮)四两　甘草(生锉)半斤

【主治】　①《圣济总录》:干呕。②《普济方》:胃有寒,气逆呕哕。

【用法】　上药先捣草豆蔻、甘草为末,同姜丝烂研匀,捏作饼子焙干,再捣罗为末。每服一大钱,空心、食前盐汤点服。

83. 生姜散

【方源】　《圣济总录》卷四十七

【组成】　生姜(切,炒)三两　蓬莪术(锉,炒)一两　陈橘皮(汤浸去白,炒)、甘草(锉,炒)各二两

【主治】　胃反,吐逆不止,心膈不利,饮食减少。

【用法】　上为散。每服一钱匕,入盐少许,沸汤点服。

84. 生姜散

【方源】　《圣济总录》卷四十七

【组成】　草豆蔻(去皮,白面裹煨令熟,去面)二两　甘草(炙锉)四两

【主治】　胃中有寒,气逆呕哕。

【用法】　上为粗末,以生姜去皮半斤细切,与药末同入木臼内捣成饼子,焙干,再捣罗为散。每服一钱匕,入盐点服,不拘时候。

85. 生姜和中汤

【方源】　《脾胃论》卷下

【组成】　生甘草、炙甘草各一分　酒黄芩、柴胡、橘皮各二分　升麻三分　人参、葛根、藁本、白术各五分　羌活七分　苍术一钱　生黄芩二钱

【主治】　食不下,口干虚渴,四肢困倦。

【用法】　上㕮咀,作一服。水二盏,加生姜五片,大枣二枚(擘开),同煎至一盏,去滓,食前稍热服之。

86. 生料健脾丸

【方源】　《普济方》卷三十六引《澹寮》

【组成】　厚朴(去粗皮,生锉)二两五钱　半夏(生)、白豆蔻仁、草果仁、甘草、缩砂仁各二两

【主治】　呕吐反胃,脾泻白痢,肠滑冷痢,一切脾胃病。

【用法】　上㕮咀,用生姜一斤四两,细切捣碎,滓汁并用,同药一处为丸,如鸡子黄

大,晒干。每服一丸,水一盏半,煎至七分,去滓,食前温服。

87. 白术汤

【方源】《圣济总录》卷四十七

【组成】 白术(锉)、甘草(炙,锉)、莎草根(炒去毛)各一两　草豆蔻五枚(大者,去皮,炒)　干姜(炮)、陈曲(炒)、麦蘖(炒)各半两

【主治】 胃气受冷,气逆奔冲,呕哕不定。

【用法】 上为粗末。每服三钱匕,水一盏,加生姜三片,大枣(擘破)二个,同煎至七分,去滓热服,不拘时候。

88. 白术汤

【方源】《圣济总录》卷八十

【组成】 白术、赤茯苓(去黑皮)、人参、甘草(炙)各等分

【主治】 脾胃虚弱,元气不足,面色萎黄,身体瘦弱,倦怠嗜卧,气短懒言,四肢无力,心腹胀满,不思饮食,呕哕吐逆,肠鸣泄泻,脉虚弱。

【用法】 上为粗末。每服五钱匕,水二盏,煎一盏半,去滓温服。

89. 白术汤

【方源】《鸡峰》卷十九

【组成】 白术、甘草各四分　桑白皮三分　茯苓二分

【主治】 水气口渴,脾虚气上,食少发渴。

【用法】 上为末。每觉渴时点一钱服之,不拘时候。切不可饮冷。

90. 白术汤

【方源】《保命集》卷中

【组成】 半夏曲半两　白术二钱　槟榔二钱半　木香一钱　甘草一钱　茯苓二钱

【主治】 胃中虚损,及有痰而吐者。

【用法】 上为细末。每服二钱,食前煎生姜汤调下。

91. 白术汤

【方源】《医方类聚》卷一〇二引《御医撮要》

【组成】 白术一两　木香、青橘皮各半两　神曲、麦蘖、人参、赤茯苓各一两　甘草、槟榔各半两

【主治】 脾胃不和,胸膈痞闷,逆恶不思饮食。

【用法】 上为细末。每服一钱,入盐少许,沸汤点服。

92. 白术散

【方源】《圣济总录》卷四十四

【组成】 白术(锉,炒)、缩砂仁、诃黎勒皮各三分　肉豆蔻(去壳)三枚　甘草(炙,

锉)半分　木香一分　人参、丁香、干姜(炮)各半两

【主治】　脏腑寒,泄泻,不思食。

【用法】　上为散。每服三钱匕,米饮调下。

93. 白术散

【方源】　《症因脉治》卷三

【组成】　白术　猪苓　泽泻　山药　莲肉　白茯苓　人参　炙甘草

【主治】　脾虚身肿。

94. 白术散

【方源】　《诚书》卷九

【组成】　人参　茯苓　白术　藿香　甘草　砂仁　山药　泽泻　肉豆蔻(面煨)

【主治】　久泄。

【用法】　加生姜三片,莲子七粒,水煎服。

95. 白术散

【方源】　《外科证治全书》卷二

【组成】　白术(微炒)三钱　云苓二钱　薏苡仁(炒)五钱　鲜石斛四钱　葛根二钱　木瓜五分　生甘草五分

【主治】　脾家湿热,唇沈湿烂。

【用法】　加石莲肉二十枚,水煎,温服。

96. 白芍药汤

【方源】　《活幼心书》卷下

【组成】　白芍药一两半　泽泻(去粗皮)七钱半　甘草(炙)三钱　薄桂(去粗皮)一钱半

【主治】　①《活幼心书》:冷疝腹痛,及误汗误下之坏证伤寒,并宜先服,次投对证之剂。②《幼科类萃》:胎寒腹痛。

【用法】　上咬咀。每服二钱,水一盏,煎七分,空心温服。

97. 白豆蔻散

【方源】　《博济》卷二

【组成】　白豆蔻仁半两　肉豆蔻三个　白术一两　厚朴(姜汁炙)半两　甘草(炙)三分　肉桂半两　青皮半两

【主治】　心胸满闷,不思饮食,上热下冷。

【用法】　上为末。每服二钱,水一盏,加生姜二片,粟米少许,大枣二个,同煎至七分,去滓热服。

98. 白豆蔻散

【方源】　《圣济总录》卷四十六

【组成】　白豆蔻仁、厚朴(去粗皮,生姜汁炙,锉)、白术、沉香(锉)、陈橘皮(汤浸,去白,焙)、甘草(炙)各等分

【主治】　脾胃气弱,不进饮食。

【用法】　上为散。每服二钱匕,入盐少许,食前沸汤点服。

99. 白豆蔻散

【方源】　《圣济总录》卷七十二

【组成】　白豆蔻(去皮)、干木瓜各一两　生粳米三合　干姜(炮)三分　甘草(炙,锉)半两　缩砂仁一两半

【主治】　胃中诸食结滞不消,心腹胀满,吐泻不止。

【用法】　上为散,每服二钱匕,新汲水调下。

100. 白豆蔻散

【方源】　《直指小儿》卷二

【组成】　白豆蔻仁、缩砂仁、青皮、陈皮、甘草(炙)、香附子、蓬莪术各等分

【主治】　盘肠气痛。

【用法】　上为末,每服一钱,紫苏煎汤调下。

101. 白术神曲丸

【方源】　《普济方》卷二一三

【组成】　白术、神曲末、甘草、干姜、枳实各等分

【主治】　脾胃气微,不能下食,五内中冷及微下痢。

【用法】　上为末,蜜为丸,如梧桐子大。每服二十丸,渐加至三十丸,空腹以温酒送下。忌食海藻、菘菜、桃、李、雀肉等。

102. 白术调中丸

【方源】　《普济方》卷二〇七引《瑞竹堂方》

【组成】　神曲(炒)四两　白术半两　人参(去芦)、白茯苓(去皮)、猪苓(去黑皮)、泽泻各三钱　木香二钱　官桂(去粗皮)一钱半　甘草(去皮,炙)一两　干姜(炮)一两

【主治】　脾胃不和,心下坚痞,两胁胀满,脐腹疼痛,噫宿腐气,霍乱吐泻,米谷不消,久痢赤白,脓血相杂,多日羸瘦,不思饮食。

【用法】　上为末,面糊为丸,如梧桐子大。每服五七十丸,空心淡姜汤送下。

103. 白术理中汤

【方源】　《万氏家抄方》卷一

【组成】　茯苓、白术、甘草(炙)、干姜各等分

【主治】　脏中积冷,立夏后泄泻时作,或小腹疼痛。

【用法】　每服三四钱,水煎服。

104. 白芍甘草汤

【方源】 《医门八法》卷三

【组成】 白芍(醋炒)一两 甘草三钱

【主治】 胃气痛,证属阴虚血燥,肝气妄动,木克土者。其痛在脐腹以上,胸膈之间,时作时愈,愈则安然无恙,偶有拂逆,则复作。

105. 立效散

【方源】 《普济方》卷二〇八

【组成】 乌梅肉、御米壳、白矾、甘草(炙)、夜叉头各等分

【主治】 泻。

【用法】 上为末。每服二钱半,空心米饮汤调下。

106. 玄参汤

【方源】 《慈幼新书》卷七

【组成】 生地 丹皮 甘草 玄参 牛膝 赤芍 荆芥 花粉

【主治】 胃中郁热,赤白游风,往来不定,无色可观。

107. 半夏饮

【方源】 《圣济总录》卷六十三

【组成】 半夏(姜汁浸,炒)三分 白术一两 槟榔(生,锉)五枚 甘草(生,锉)半两

【主治】 脾胃虚寒,痰涎壅滞,呕吐不止。

【用法】 上为粗末。每服五钱匕,水一盏,煎至八分,去滓热服,不拘时候。

108. 半附理中汤

【方源】 《产科发蒙》卷二

【组成】 半夏 附子 人参 白术 干姜 甘草

【主治】 胃中虚冷,呕吐不止。

【用法】 以水一盏半,煎至一盏,温服。

109. 半夏干姜汤

【方源】 《张氏医通》卷五

【组成】 半夏、甘草、干姜各等分

【主治】 干呕,吐涎沫。

【用法】 上为散。每取方寸匕,浆水煎服。

110. 半夏曲芽汤

【方源】 《医统》卷二十四

【组成】 半夏、陈皮、茯苓、枳壳、槟榔、神曲、麦芽、甘草各等分

【主治】 饮食积滞,痰涎壅盛,呕吐不已。

【用法】 加生姜五片,大枣一个,水煎服。

111. 加味二陈汤

【方源】 《济阳纲目》卷七十三

【组成】 陈皮　半夏　茯苓　甘草　黄芩　黄连　山栀子

【主治】 肠鸣,因火动其水,腹中水鸣作痛。

【用法】 上锉。水煎服。

112. 加味二陈汤

【方源】 《玉案)卷四

【组成】 半夏、陈皮、白茯苓、甘草各八分　藿香梗、砂仁、厚朴、香附各一钱　山楂肉、红豆蔻各六分

【主治】 气郁伤脾,饮食停胃,以致呕吐。

【用法】 加生姜五片,水煎服。

113. 加味二陈汤

【方源】 《会约》卷八

【组成】 半夏二钱半　茯苓三钱　陈皮二钱　甘草一钱　苍术一钱三分　桔梗一钱

【主治】 脾经湿滞,痰甚而脉弦滑者。

【用法】 加生姜六分,大枣一枚,水煎服。

114. 加减二陈汤

【方源】 《医学发明》卷六

【组成】 丁香一两　半夏、橘红各五两　茯苓一钱　炙甘草一两半

【主治】 ①《医学发明》:痰饮为患,或呕吐恶心,或头眩心悸,或中脘不快,或发为寒热,或因食生冷,脾胃不和。②《景岳全书》:吞酸,胃脘痛,呃逆。

【用法】 上㕮咀。每服四钱,水一盏半,加生姜七片,乌梅一个,煎至六分,去滓热服,不拘时候。

115. 加减补中汤

【方源】 《医学入门》卷七

【组成】 人参、黄芪、甘草、白术、砂仁、肉豆蔻、陈皮各等分

【主治】 脾冷而食不磨者。

【用法】 水煎服。

116. 加减枳术汤

【方源】 《症因脉治》卷三

【组成】 白术　枳实　人参　广皮　甘草　熟砂仁　白茯苓

【主治】 脾虚心腹时胀,饮食难消者。

117. 加减思食丸

【方源】《御药院方》卷四

【组成】 神曲(炒黄)二两　大麦蘖(炒黄)二两　乌梅四两　干木瓜(切)半两　白茯苓(去皮)、拣甘草(细锉,炒)各二钱半

【主治】 脾胃俱虚,不能消化水谷,胸膈痞闷,腹胁时胀,连年累月,食减嗜卧,口苦无味,虚羸少气;又治胸中有寒,饮食不下,反胃翻心,霍乱呕吐,及病后新虚不胜谷气,或因病气衰,食不复常。

【用法】 上为细末,炼蜜为丸,如樱桃大。每服一丸,细嚼,白汤送下,不拘时候。如渴时嚼化一丸。

118. 加减益黄散

【方源】《袖珍小儿》卷六

【组成】 陈皮、青皮(炒)、诃肉各半两　甘草、木香、肉豆蔻(煨)各二钱

【主治】 冷泻,胃虚腹痛。

【用法】 上锉散。每服二钱,加生姜、大枣,水煎服。或加丁香亦可。

119. 加减理中汤

【方源】《鸡峰》卷十二

【组成】 白术、人参、甘草、干姜各一两　青皮、陈皮各半两

【主治】 脾胃不和,三焦壅滞,胸膈痞闷,胁肋胀痛,呕吐恶心,口淡无味,呼吸寒冷,心腹暴痛,饮酒过伤,全不思食。

【用法】 上为细末。每服一钱,沸汤点服,不拘时候。

120. 加减黄土汤

【方源】《重订通俗伤寒论》引胡在兹方

【组成】 土炒白术、花龙骨、地榆炭各三钱　陈阿胶二钱　黑炮姜、炙甘草、春砂仁各八分

【主治】 小肠寒湿,粪前下血,散而紫黯,或血色淡红,胃弱便溏,素无痔漏证者。

【用法】 先用伏龙肝一两,水化搅烊,澄清煎药。

121. 加味四君子汤

【方源】《准绳·幼科》卷四

【组成】 人参、白术、茯苓、砂仁、橘红各一钱　甘草五分

【主治】 和中。

【用法】 水一钟,煎六分,食前温服。

122. 加味四君子汤

【方源】《寿世保元》卷八

【组成】 人参三分　白茯苓三分　苍术三分　炮干姜四分　白术(炒)六分　制

附子一分　羌活一分　炙甘草四分

　　【主治】　慢脾风,涎痰壅滞。

　　【用法】　上锉。加生姜三片,大枣一枚,水煎服。

123. 加味四君子汤

　　【方源】　《济阳纲目》卷二十二

　　【组成】　人参、白术、茯苓、甘草(炙)、芍药(炒)、升麻各一钱

　　【主治】　虚泻,饮食入胃不住,完谷不化。

　　【用法】　上锉。水煎服。

124. 加味四君子汤

　　【方源】　《玉案》卷四

　　【组成】　白茯苓、白术、人参各一钱二分　甘草、陈皮、厚朴、莲子各一钱

　　【主治】　调理脾胃,进饮食。

　　【用法】　水煎,温服。

125. 加味补中益气汤

　　【方源】　《寿世保元》卷三

　　【组成】　黄芪(炒)二钱　人参一钱　白术(去芦,炒)二钱　白茯苓二钱　陈皮八分　柴胡四分　升麻三分　白芍(酒炒)一钱五分　当归(酒炒)三钱　萝卜子(炒)三钱　厚朴(姜炒)一钱　甘草(炙)八分　枳实(麸炒)八分

　　【主治】　脾胃虚弱,治失其宜,元气虚惫,脾胃伤损,肿胀尤甚。

　　【用法】　上锉一剂。加生姜,水煎服。

126. 加味补中益气汤

　　【方源】　《济阴纲目》卷十四

　　【组成】　黄芪、人参、白术、甘草(炙)各一钱　当归、陈皮各七分　升麻、柴胡各三分　肉豆蔻、补骨脂各五分

　　【主治】　脾肾虚寒,大便不禁。

　　【用法】　上锉一剂。水煎服。

127. 加味橘皮竹茹汤

　　【方源】　《医学入门》卷七

　　【组成】　赤茯苓、橘皮、枇杷叶、麦门冬、竹茹、半夏各一钱　人参、甘草各五分

　　【主治】　胃热多渴,呕哕不食。

　　【用法】　加生姜,水煎,温服。

128. 加减千金思食丸

　　【方源】　《魏氏家藏方》卷五

　　【组成】　乌梅肉、干生姜各一两　小麦蘖、神曲(并炒)各二两　缩砂仁、甘草

（炙）、橘红各半斤

　　【主治】　脾胃病。

　　【用法】　上为细末,炼蜜为丸,如弹子大。每服一二丸,米饮嚼下,不拘时候。

129. 加减参苓白术散

　　【方源】　《丹溪心法附余》卷二十四

　　【组成】　白术三钱　茯苓三钱　山药一两　甘草一钱　薏苡仁二两　白扁豆七钱　陈皮七钱　麦门冬(去心)八钱(一方加菖蒲)

　　【主治】　补脾胃,进饮食。

　　【用法】　上为末。每服二匙,食前白汤调下。

130. 对金饮子

　　【方源】　《准绳·类方》卷三引张子和方

　　【组成】　净陈皮(焙制)八两　苍术(焙)四两　人参一两　厚朴(姜炒)四两　甘草(炙)三两　黄芩(去皮心,黑灰)二两半　黄芪一两

　　【主治】　反胃。

　　【用法】　上咬咀。每服半两,水一盏半,加生姜五片,大枣二枚,同煎至七分,去滓热服。

131. 加味升阳除湿汤

　　【方源】　《济阳纲目》卷七十三

　　【组成】　升麻、柴胡、羌活、防风、苍术、陈皮、神曲、泽泻、猪苓各五分　麦芽(炒)、甘草(炙)各三分　益智仁、半夏各五分

　　【主治】　胃寒,泄泻肠鸣。

　　【用法】　上咬咀。水煎,食后服。

132. 加味生姜理中汤

　　【方源】　《丹溪心法附余》卷九

　　【组成】　人参、白术、生姜、甘草(炙)、半夏、陈皮各等分

　　【主治】　恶心。

　　【用法】　水煎服。

133. 加味补中益气汤

　　【方源】　《济阴纲目》卷二

　　【组成】　黄芪、人参、甘草(炙)、白术、当归、陈皮各一钱　升麻、柴胡各三分　生地黄、天花粉各八分

　　【主治】　饮食劳倦,损伤脾胃,气弱体倦,发热作渴,饮食减少,而不生血者。

　　【用法】　上锉,作一服。水煎服。

134. 加味补中益气汤

【方源】 《济阳纲目》卷四十五

【组成】 黄芪　人参　白术　甘草（炙）　当归　陈皮　柴胡　升麻　钩藤钩

【主治】 胃气虚弱颤振。

【用法】 上锉。水煎服。

135. 加味补中益气汤

【方源】 《济阳纲目》卷七十三

【组成】 人参、黄芪（蜜炙）、白术、白芍药（酒炒）、甘草（炙）、陈皮、当归各一钱　升麻、柴胡、砂仁各五分

【主治】 劳倦饮食损伤元气，或过服寒凉消导之药，致清气下陷，肚腹大痛。

【用法】 上锉一剂。水煎服。

136. 加味和中益气汤

【方源】 《摄生众妙方》卷五

【组成】 人参、白术、陈皮、柴胡、黄芩各钱半　半夏一钱　升麻五分　当归一钱　川芎一钱　黄芪一钱　枳实一钱　甘草五分

【主治】 泄泻，少进饮食。

【用法】 水二钟，加生姜三片，煎至八分，食远服。

137. 加味调中益气汤

【方源】 《医略六书》卷二十六

【组成】 人参钱半　黄芪（蜜炙）三钱　白术（炒）钱半　炙草钱半　当归三钱　生地三钱　花粉三钱

【主治】 劳倦伤脾，心火独旺，发热食少，经闭不行，脉软数者。

【用法】 水煎，去滓温服。

138. 加味黄连香薷饮

【方源】 《杂病证治新义》

【组成】 香薷　黄连　扁豆　厚朴　陈皮　法夏　茯苓　甘草

【主治】 暑热泄泻。

【用法】 水煎服。

139. 加减不换金正气散

【方源】 《寿世保元》卷三

【组成】 苍术（米泔浸）一钱半　陈皮（去白）二钱　厚朴（姜汁炒）八分　藿香三钱　半夏（姜汁炒）二钱　枳实（麸炒）二钱　白术（去芦）一钱五分　白茯苓（去皮）三钱　白豆蔻（去壳）八分　甘草八分　黄连（土炒）六分

【主治】 噎食转食。

【用法】 上锉。加生姜三片,水煎服。

140. 加减益胃升阳渗湿汤

【方源】 《观聚方》卷一引《赤水医案》

【组成】 人参三钱　白术五钱　黄芪三钱　茯苓、益智、苍术、泽泻各一钱　附子、炮姜、炙甘草、升麻、防风各五分

【主治】 脾虚不运,脉沉微,脾泄不止,日夜十二三行,面色黄白带青,两颐浮肿,四肢亦浮,小水不能独利,利必与大便并行,肠鸣四肢冷,口不渴,饮食大减,口唇龈内皆白者。

【用法】 水煎服。

141. 对金饮

【方源】 《痘疹会通》卷四

【组成】 陈皮、甘草各五分　苍术八分

【主治】 吐泻伤食。

【用法】 生姜为引。

142. 佛手汤

【方源】 《玉案》卷四

【组成】 大黄(酒蒸)三钱　青皮(醋炒)、石膏(煅)、黄连(酒炒)、甘草、白芍、厚朴(姜汁炒)各二钱

【主治】 湿流胃经,腹中作痛,时疼时止。

【用法】 水煎,不拘时服。

143. 近侍汤

【方源】 《鸡峰》卷二十五

【组成】 缩砂仁二两　丁香一分　甘草三钱　盐一两

【主治】 和脾胃。

【用法】 上为细末。每服二钱、白汤点服。

144. 启中丸

【方源】 《鸡峰》卷十二

【组成】 厚朴、干姜、白茯苓、陈橘皮各二两　甘草八钱

【主治】 腹胀。

【用法】 上为细末,炼蜜为丸,如弹子大。每服一丸,细嚼,食前热米饮送下。

145. 启峻汤

【方源】 《张氏医通》卷十三

【组成】 人参、黄芪、当归、白术(炒枯)各一钱五分　陈皮八分　甘草(炙)五分肉桂半钱　茯苓一钱五分　干姜(炮)四分　肉果、沉香各八分　附子(炮)一钱五分

【主治】 脾肾俱虚,腹胀少食。

【用法】 水煎,温服。

146. 枇杷散

【方源】 《古今医鉴》卷五

【组成】 枇杷叶(去毛)、橘红各一两　半夏(汤泡)、赤茯苓(去皮)、人参各五钱　麦门冬(去心)、青竹茹各一两二钱　甘草四钱

【主治】 胃虚,呕哕不止。

【用法】 上锉。加生姜三片,水二盏,煎一盏,空心服。

147. 枇杷叶汤

【方源】 《圣济总录》卷四十七

【组成】 枇杷叶(炙,拭去毛)四两　陈橘皮(汤浸,去白,焙)五两　甘草(炙,锉)三两

【主治】 哕逆不止,饮食不入。

【用法】 上为粗末。每服三钱匕,水一盏,加生姜一枣大,切,同煎至七分,去滓稍热服,不拘时候。

148. 枇杷叶散

【方源】 《圣惠》卷二十

【组成】 枇杷叶(拭去毛,炙微黄)一两　枳壳(麸炒微黄,去瓤)一两　人参(去芦头)三分　桂心三分　半夏(汤洗七遍去滑)半两　诃黎勒皮半两　甘草(炙微赤,锉)半两　赤茯苓二两

【主治】 ①《圣惠》:风痰气逆,不能食。②《圣济总录》:风痰气逆,呕吐不止,心腹刺痛,不思饮食。

【用法】 上为散。每服三钱,以水一中盏,加生姜半分,煎至六分,去滓温服,不拘时候。

149. 枇杷叶散

【方源】 《圣惠》卷四十二

【组成】 枇杷叶(拭去毛,炙微黄)一两　槟榔一两　赤茯苓一两　高良姜半两　陈橘皮(汤浸,去白瓤,焙)一两　前胡(去芦头)一两　细辛三分　甘草(炙微赤,锉)半两

【主治】 上气呕吐,心胸满闷,痰滞,不能饮食。

【用法】 上为散。每服五钱,以水一大盏,加生姜半分,去滓温服,不拘时候。

150. 枇杷叶散

【方源】 《鸡峰》卷十三

【组成】 人参、枇杷叶(去毛,以枣汁炙令黄)、白术、陈皮、前胡、藿香叶、白茯苓各

半两　桔梗、甘草各一分　白豆蔻、半夏各半两

【主治】　食饮易伤,腹胁痞满,口干多渴,常欲饮冷,四肢倦怠,大便不利。

【用法】　上为细末,每服二钱,水一盏,加生姜三片,大枣一个,同煎至六分,去滓,食前温服。

151. 芩术汤

【方源】　《三因》卷五

【组成】　白茯苓、厚朴(姜汁制,炒)、白术、青皮、干姜(炮)、半夏(汤泡去滑)、草果(去皮)、甘草(炙)各等分

【主治】　脾胃感风。飧泄注下,肠鸣腹满,四肢重滞,忽忽善怒,眩晕,或左胁偏疼。

【用法】　上为散。每服四钱,水一盏半,加生姜三片,大枣二个,煎七分,去滓,食前服之。

152. 芩桂半夏汤

【方源】　《四圣心源》卷五

【组成】　茯苓三钱　泽泻三钱　甘草二钱　桂枝三钱　半夏三钱　干姜三钱　生姜三钱　芍药三钱

【主治】　噎膈。

【用法】　水煎大半钟,温服。

153. 芩蔻人参汤

【方源】　《四圣心源》卷六

【组成】　人参二钱　甘草二钱　白术三钱　干姜三钱　茯苓三钱　肉蔻(煨,炒)一钱　桂枝三钱

【主治】　泄利。

【用法】　水煎大半杯,温服。

154. 拂手汤

【方源】　《玉案》卷四

【组成】　大黄(酒蒸)三钱　青皮(醋炒)、石膏(煅)、黄连(酒炒)、甘草、白芍、厚朴(姜汁炒)各二钱

【主治】　湿流入胃经,腹中作痛,时疼时止。

【用法】　水煎服,不拘时候。

155. 败毒平胃散

【方源】　《症因脉治》卷四

【组成】　人参　羌活　独活　川芎　柴胡　前胡　陈皮　桔梗　干葛　苍术　厚朴　广皮　甘草

【主治】 风寒湿痢兼阳明胃病,饱闷不食,呕吐恶心。

156. 果腹饮

【方源】 《辨证录》卷八

【组成】 白术一两　甘草一钱　破故纸一钱　砂仁一粒　茯苓三钱　芡实五钱

【主治】 脾胃两损,不食则腹中若饥,食则若饱闷,吞酸溏泻,面色萎黄,吐痰不已。

【用法】 水煎服。

157. 和中丸

【方源】 《脾胃论》卷下

【组成】 人参、干生姜、橘红各一钱　干木瓜二钱　炙甘草三钱

【主治】 脾虚胃弱,纳少脱瘀,干呕吞酸,或肿满。

【用法】 上为细末,蒸饼为丸,如梧桐子大。每服三五十丸,温水送下,食前服。

158. 小建中汤

【方源】 《便览》卷一

【组成】 官桂、陈皮、干姜、甘草各等分

【主治】 腹痛。

【用法】 水煎,空心温服。

159. 木香丸

【方源】 《圣惠》卷五十九

【组成】 木香半两　地榆半两　当归(锉,微炒)半两　甘草(炙微赤,锉)半两　黄连(去须,微炒)二分　枳壳(麸炒微黄,去瓤)三分　黄芪(锉)三分　犀角屑三分

【主治】 热痢腹内疼痛,烦渴不食。

【用法】 上为末,炼蜜为丸,如梧桐子大。每服三十丸,以粥饮送下,不拘时候。

160. 木香丸

【方源】 《圣惠》卷五十九

【组成】 木香半两　诃黎勒(煨,用皮)半两　缩砂(去皮)半两　丁香半两　肉豆蔻(去壳)一两　人参(去芦头)一两　甘草(炙微赤,锉)半两　干姜(炮裂,锉)一两　厚朴(去粗皮,涂生姜汁,炙令香熟)一两

【主治】 痢后,脾胃气虚弱,不能饮食,四肢乏力。

【用法】 上为末,醋煮面糊为丸,如梧桐子大。每服三十丸,煮枣粥饮送下,不拘时候。

161. 木香散

【方源】 《圣惠》卷五十九

【组成】 木香半两　甘草(炙微赤,锉)半两　干姜(炮裂,锉)半两　白术三分

熟干地黄三分　黄芩半两　柏叶（微炒）三分　当归（锉，微炒）三分　黄连（去须，微炒）三分

【主治】　冷热痢，虚损腹痛，不能饮食，日渐乏力。

【用法】　上为散，每服三钱，以水一中盏，煎至五分，去滓，不拘时候温服。

162. 木香散

【方源】　《普济方》卷二〇七

【组成】　米壳一两　神曲半两　甘草一两　干姜半两

【主治】　泻痢。

【用法】　上为粗末。每服三钱，水二盏，煎去滓，不拘时候服。

163. 乌梅丸

【方源】　《普济方》卷二一二

【组成】　乌梅肉二分　黄连二两　艾叶二两　干姜一两　甘草（炙）一两

【主治】　痢下脓血，食不消化。

【用法】　上为末，炼蜜为丸，如梧桐子大。每服三十丸，以粥饮送下，一日三四次。

164. 水解散

【方源】　《鸡峰》卷十四

【组成】　米斛皮四两　陈皮二两半　甘草二两　丁香皮、桂、缩砂仁、白豆蔻仁、白茯苓各半两　白芍药一两

【主治】　水谷并果子所伤，下泻不止，并变痢疾。

【用法】　上为细末。每服二钱，如路上行，即冷水调下。

165. 水煮木香丸

【方源】　《鸡峰》卷十四

【组成】　米囊（去茎，蜜炙）半斤　当归、陈皮各三两　甘草、厚朴、诃子皮各二两　地榆、木香各一两半

【主治】　赤白痢，及脾虚冷热不调，风邪湿冷之气进袭肠胃之间，使谷不化。

【用法】　上为细末，炼蜜为丸，如弹子大。每服一丸，水一盏，加生姜三片，大枣一个（擘），煎至六分，去滓，食前温服。

166. 龙胆散

【方源】　《太平圣惠方》卷五十五。

【组成】　龙胆二分（去芦头）　甘草三分（炙微赤，锉）　牡蛎一两（烧为粉）　麦门冬三分（去心）　柴胡三两（去苗）　川升麻三分　犀角屑三分

【主治】　劳黄，额上汗出，手足中热，四肢烦疼，薄暮寒热，小便自利。

【用法】　上为散。每服三钱，以水一中盏，煎至五分，去滓，加生地黄汁半合，不拘时候温服。

167. 平胃散

【方源】 《博济》卷二

【组成】 厚朴(去粗皮,姜汁涂,炙令香,净)二两半　甘草(炙)一两　苍术(米泔水浸二日,刮去皮)四两　陈皮(去白)二两半　人参一两　茯苓一两

【主治】 ①《博济》:脾胃气不和,不思饮食。②《御药院方》:心腹胁肋胀满刺痛,口苦无味,胸满短气,呕哕恶心,噫气吞酸,面色萎黄,怠堕嗜卧,体重节痛,常多自利,或发霍乱,及五噎八痞,膈气反胃。

【用法】 上为末,每服一钱,水一盏,加生姜枣子,同煎七分,去滓,空心温服;或为细末,蜜为丸,如梧桐子大,每服十丸,空心盐汤嚼下。

168. 正气煮散

【方源】 《魏氏家藏方》卷五

【组成】 青州枣、厚朴(去粗皮,姜汁浸一宿,炒)、甘草各一斤　陈皮(去白)、干姜各六两

【主治】 气不和,五脏停滞,不美饮食,伤寒岚毒,诸般泻痢。

【用法】 上将厚朴、生姜同捣,盛瓷器中,将干姜为粗末,掺厚朴上罨一宿,次日先将罨厚朴同陈皮入锅内,水煮干,次将枣子甘草入锅内,将煮药抄在上,再入水煮干,晒燥,再焙为细末。每服二钱,水一盏,煎至七分,空心、食前温服,入盐沸汤调下亦可。

169. 术附理中丸

【方源】 《赤水玄珠》卷二

【组成】 人参、附子(炮)、炮姜、白术、炙甘草、木香、丁香各等分

【主治】 中寒,心腹急痛。

【用法】 上为末,炼蜜为丸,如梧桐子大。每服六七十丸,食前白汤送下。

170. 术茯车前子汤

【方源】 《医统》卷三十五

【组成】 白术、茯苓、车前子、泽泻、芍药、陈皮、炙甘草各等分

【主治】 一切泄泻。

【用法】 上咬咀。每服七钱,水一盏半,加生姜三片、大枣一枚、灯心,煎至七分服。

171. 甘连汤

【方源】 《女科秘要》卷三

【组成】 甘草五分　黄连二钱

【主治】 月水将临,伤食椒、姜、鸡、热毒物,毒攻五脏,变作痢疾,诸药无效者。

【用法】 水煎服。

172. 甘草汤

【方源】 《外台》卷十四引《深师方》

【组成】 甘草(炙)、防风各一两半　吴茱萸、干地黄、芍药、当归、细辛、干姜各一两

【主治】 贼风入腹,心腹绞痛,胀满拘急,不得气息,并转筋,寒中下重。

【用法】 上㕮咀。以水五升,煮取三升,分为二服。忌海藻、菘菜、生葱菜、芜荑。

173. 甘草汤

【方源】 《千金》卷七

【组成】 甘草、人参各一两　半夏一升　桂心、蜀椒各三两　小麦八合　大枣二十枚　姜八两　吴茱萸二升

【主治】 脚弱,举身洪肿,胃反,食谷吐逆,胸中气结不安而寒热,下痢不止,小便难。

【用法】 上㕮咀。以水一斗二升,煮小麦取一斗,去小麦,纳诸药,煮取三升,分为六服。

174. 甘草汤

【方源】 《外台》卷三十八

【组成】 甘草(炙)、人参、黄连各一两　栀子仁二十一枚

【主治】 服石药后,脾肺苦热,饮水过量,遂成痢疾。

【用法】 上切。以水五升,煮取二升,分服之。

175. 甘草汤

【方源】 《圣济总录》卷七十五

【组成】 甘草(炙,锉)半两　黄连(去须,炒)、附子(炮裂,去皮脐)各三分　阿胶(炙令燥)半两

【主治】 冷痢下,色白,食不消。

【用法】 上锉,如麻豆大。每服五钱匕,水一盏半,煎至八分,去滓,空心,日午温服,一日二次。

176. 甘草汤

【方源】 《圣济总录》卷七十五

【组成】 甘草(炙,锉)半两　生姜(切)一分　生蜜一合

【主治】 夏月暴下热痢。

【用法】 用浆水五合,同煎至四合,去滓,空心温分二服。

177. 甘草汤

【方源】 《圣济总录》卷七十六

【组成】 甘草(炙)、地榆、当归(切,焙)、黄连(去须,炒)、芍药(炒)各半两

【主治】 赤白痢,疼痛不止。

【用法】 上锉细。每服三钱匕,浆水一盏,煎取六分,去滓温服。

178. 甘草汤

【方源】 《普济方》卷二一一引《十便良方》

【组成】 甘草(炙)二寸　乌梅肉(微炒)五枚　诃黎勒(煨,用皮)五枚

【主治】 冷热痢,心神烦渴,腹痛,胸膈滞闷。

【用法】 上锉。以水一大盏,煎至六分,去滓,食前分温二服。

179. 甘草饮

【方源】 《圣济总录》卷七十六

【组成】 甘草(一半生,一半炙)大者二寸许　乌梅(拍碎)五枚　诃黎勒皮五枚

【主治】 冷热痢,或小儿痢渴不止。

【用法】 上锉细。用水一盏,煎取五分,去滓,一半冷服,一半热服。

180. 东风散

【方源】 《痢疟纂要》卷十一

【组成】 苍术、地榆、当归、赤芍、黄芩、甘草、丹皮、红花、枳壳、槟榔、山楂肉、厚朴、青皮各一钱

【主治】 痢疾初起。

【用法】 艾叶为引。

181. 石莲子散

【方源】 《幼科直言》卷四

【组成】 石莲肉　陈皮　甘草　白术(炒)　当归　川木瓜　白芍(炒)　白茯苓　白扁豆(炒)　丹皮

【主治】 久痢,元气虚弱,暑热在内,唇红作烦,而成噤口,水米不进者。

【用法】 乌梅二枚为引。

182. 龙骨丸

【方源】 《千金》卷十五

【组成】 龙骨、当归、龙胆、附子、干姜、黄连、羚羊角各三十铢①　赤石脂、矾石各一两半　犀角、甘草、熟艾各十八铢

【主治】 血痢腹痛。

【用法】 上为抹,蜜为丸,如小豆大。每服十五丸,食前服,一日三次。加至二十丸。

183. 龙骨散

【方源】 《圣济总录》卷七十四

【组成】 龙骨、黄连(去须,炒)各一两　白矾(熬令汁枯)、阿胶(炙燥)、白石脂

---

① 铢:古代重量单位。国家计量总局编《中国古代度量衡图集》记载汉代一两为 15.6 g。汉一两为 24 铢,因此,一铢=0.65 g。

（研）、干姜（炮）、当归（切，焙）、胡粉（炒）、赤石脂（研）、牡蛎（煅，研）各三分　甘草（炙，锉）、附子（炮裂，去皮脐）各半两

【主治】　大便青黑，状如鹜溏者。

【用法】　上为散。每服三钱匕，食前米饮调下，一日二次。

184.归芍饮

【方源】　《医学集成》卷一

【组成】　白芍　当归　莱菔　枳壳　槟榔　甘草

【主治】　痢疾烦渴身热，小水短赤，少腹胀痛而里急后重，年力强壮而形气有余，其脉数而洪滑有力者。

【用法】　先进百顺丸，次用痛痢饮。随进本方。

185.归芍煎

【方源】　《医学集成》卷二

【组成】　当归　白芍　滑石　槟榔　枳壳　广木香　甘草　蕹子

【主治】　痢疾下后。

186.归芍利导汤

【方源】　《不知医必要》卷三

【组成】　油当归七钱　枳壳（面煨，去瓤）、萝卜子、槟榔各一钱　生白芍五钱　车前一钱五分　细甘草一钱

【主治】　痢，日夜数十次，欲下不下，逐点而来者。

187.归芍香连丸

【方源】　《慈幼心传》

【组成】　当归二两五钱　芍药二两　苍术一两　地榆一两　神曲、厚朴各七钱　槟榔、黄连各六钱　黄芩八钱　甘草四钱　木香三钱　山楂一两

【主治】　赤痢。

【用法】　上为末，炼蜜为丸，如弹子大。每服一丸，炒米汤化下。

188.四分散

【方源】　《集选奇效简便良方》卷三

【组成】　苍术（米泔浸，陈土炒焦）三两　杏仁（去皮尖，去油）二两　生甘草（炒）一两五钱　羌活（炒）二两　川乌（去皮，面包煨透）一两五钱　生大黄（炒）一两　熟大黄（炒）一两

【主治】　痢疾。

【用法】　上为细末。每服四分，赤痢，加灯心三十寸，煎浓汤调下；白痢，加生姜三片，煎浓汤调下；赤白痢，加灯心三十寸，生姜三片，同煎浓汤调下；水泻，米汤调下；重者，五服愈。孕妇忌服，小儿减半。

189. 四乌汤

【方源】 《张氏医通》卷十六

【组成】 四物汤加乌药、香附、甘草

【主治】 血中气滞,小腹急痛。

190. 四圣散

【方源】 《医方类聚》卷一四一引《烟霞圣效方》

【组成】 御米壳(蜜炒黄色)四两 甘草二两 陈皮二两 干姜一两(炮裂)

【主治】 赤白痢。

【用法】 上为细末。每服三钱,水一大盏,煎三五沸,食前温服。

191. 四神散

【方源】 《朱氏集验方》卷十

【组成】 白芍药、良姜(煨)、甘草(炙)各一两 香附子一两半(炒)

【主治】 男子、妇人一切气痛不可忍者。及水泻,赤白痢。

【用法】 上为末。每服二钱,酒调服,煎亦好。水泻,紫苏生姜煎;赤白痢,米饮调下。

192. 四苓解毒汤

【方源】 《婴童类萃》卷中

【组成】 白术一钱 茯苓一钱 猪苓一钱 泽泻一钱 干葛二钱 黄连一钱五分 甘草一钱 灯心二十寸

【主治】 中火酒毒,兼治热泄痢疾。

【用法】 水煎,候冷,频频当水灌之。

193. 四物阿胶汤

【方源】 《伤寒全生集》卷三

【组成】 川芎 当归 芍药 地黄 乌梅 甘草 地榆 黄连 阿胶

【主治】 下利脓血。

【用法】 水煎,磨墨温服。

194. 生地黄汤

【方源】 《圣济总录》卷七十五

【组成】 生地黄半两 甘草(炙)一分 地榆三分

【主治】 ①《圣济总录》:热痢不止。②《景岳全书》:热痢便血,崩淋不止。

【用法】 上㕮咀,如麻豆大。水二盏,煎至一盏,去滓,分温二服,空心,日晚再服。

195. 白术丸

【方源】 方出《圣惠》卷四十七,名见《普济方》卷二〇一

【组成】 白术一两 人参一两(去芦头) 白茯苓一两 甘草半两(炙微赤,锉)

厚朴(去粗皮,涂生姜汁炙令香熟)一两

【主治】 霍乱后,腹中冷气下痢。

【用法】 上为末,炼蜜为丸,如梧桐子大。每服三十丸,以粥饮送下,一日四五次。

196. 白术丸

【方源】 《圣济总录》卷十七

【组成】 白术、人参、赤茯苓(去黑皮)各一两半　甘草(炙)半两　厚朴(去粗皮,生姜汁炙)一两

【主治】 胃风腹胀,飧泄下痢。

【用法】 上为细末,炼蜜为丸,如梧桐子大。每服三十丸,米饮送下,一日四五次,不拘时候。

197. 白术汤

【方源】 《圣济总录》卷七十五

【组成】 白术三分　甘草(炙,锉)半两　厚朴(去粗皮,涂生姜汁炙令紫色)一两　黄柏(去粗皮,炙)、龙骨各半两

【主治】 白滞痢及水痢,日夜一二十行,心下痛。

【用法】 上为粗末。每服五钱匕,水一盏半,加生姜三片,同煎至八分,去滓,空心温服,日晚再服。

198. 白术散

【方源】 《医方类聚》卷一四一引《医林方》

【组成】 白术、芍药各一两　甘草五钱

【主治】 米谷不化,泻痢不止。

【用法】 上为细末。每服三钱,白汤调下。

199. 白术散

【方源】 《普济方》卷二一二

【组成】 白术一两　附子一两　龙骨二两　黄连一两　阿胶二两　甘草一两　赤石脂三两　地榆二两　当归一两

【主治】 久赤白痢不止,腹中疼痛。

【用法】 上为细散。每服二钱,粥饮调下,不拘时候。

200. 白花饮

【方源】 《辨证录》卷九

【组成】 白术五钱　苡仁、茯苓各一两　甘草五钱　天花粉三钱　柴胡一钱　枳壳五分

【主治】 胃气壅滞,痰涎流溢于四肢,汗不出而身重,吐痰靡已。

【用法】 水煎服。

201. 白头翁汤

【方源】 《外台》卷二十五引《古今录验》

【组成】 白头翁、干姜各二两　甘草(炙)一两　当归一两　黄连、秦皮各一两半　石榴皮一两(生者二两)

【主治】 寒痢急下及滞下。

【用法】 上切。以水八升,煮取三升,分为四服。

202. 白头翁汤

【方源】 《千金》卷十五

【组成】 白头翁、厚朴、阿胶、黄连、秦皮、附子、黄柏、茯苓、芍药各二两　干姜、当归、赤石脂、甘草、龙骨各三两　大枣三十个　粳米一升

【主治】 赤滞下血,连月不愈。

【用法】 上㕮咀。以水一斗二升,先煮米令熟,出米,纳药煮取三升,分四服。

203. 白术调中汤

【方源】 《宣明论》卷十二

【组成】 白术、茯苓(去皮)、红皮(去白)、泽泻各半两　干姜(炮)、官桂(去皮)、缩砂仁、藿香各一分　甘草一两

【主治】 中寒,痞闷急痛,寒湿相搏,吐泻腹痛。上下所出水液澄彻清冷,谷不化,小便清白不涩,身凉不渴,或虽有阳热证,其脉迟者。

【用法】 上为末,每服三钱,白汤化蜜少许调下,一日三次。炼蜜为丸,每两作十丸,名白术调中丸。小儿一服分三服。或有口疮、目疾、孕妇等吐泻者,以畏干姜、官桂,不服。

204. 半夏散

【方源】 《圣济总录》卷四十七

【组成】 生姜(切作片子,盐淹一宿,焙干称)十二两　甘草(炙,锉)八两　陈曲(炒)二十四两　草豆蔻(去皮)三两　陈橘皮(汤浸,去白)三两　丁香二两半　夏曲一两半

【主治】 五饮酒癖,怔忡动气,心下痞满,呕逆吐酸,背寒中冷,身体寒战,心腹注痛,不思饮食,腹内虚鸣,便往滑利,胃虚气弱,心下有冷痰者。

【用法】 上为散每服三钱匕,入盐少许,沸汤点服,不拘时候。

205. 圣脾散

【方源】 《卫生总微》卷五

【组成】 香附子(炒去皮毛)一合　小黑豆(炒)一合　甘草半分

【主治】 慢脾风。

【用法】 上为细末。每服半钱,饭饮调下。不拘时候。

206. 芍甘汤

【方源】 《简明医毂》卷五

【组成】 白芍三钱　甘草一钱

【主治】 诸腹痛。

【用法】 加生姜五片,水煎服。

207. 败毒散

【方源】 《症因脉治》卷四

【组成】 羌活　独活　川芎　荆芥　防风　前胡　柴胡　桔梗　陈皮　甘草

【主治】 暑湿腹痛,肠中作响,痛泻交作,寒热脉伏,或寒热脉浮大。

208. 和中丸

【方源】 《痘疹一贯》卷六

【组成】 青皮三两　苍术(米泔水,炒)二两五钱　山楂(净肉)二两　枳实(麸炒)二两　香附米(炒)二两　陈皮二两　神曲(炒)二两　厚朴(姜炒)二两　甘草(生)四两

【主治】 脾胃虚弱,饮食停滞,胸膈饱闷。

【用法】 上为细末,炼蜜为丸。大人二钱重一丸,小人一钱或五分重一丸。寒则生姜汤化下;火则灯心汤化下;常服滚白水化服。

209. 京三棱汤

【方源】 《圣济总录》卷七十三

【组成】 京三棱(炮,锉)、木香、甘草(炙,锉)、蓬莪术(炮,锉)各一两　藿香叶一两半　乌药(锉)、茴香子(炒)各半两　赤茯苓(去黑皮)三分

【主治】 痃癖冷气,积滞不消,胸膈痞闷,不思饮食。

【用法】 上为粗末。每服三钱匕,以水一盏,煎至七分,去滓,食前温服。

210. 育气汤

【方源】 《御药院方》卷三

【组成】 白术、丁香、人参、木香、白茯苓、藿香、缩砂仁、肉豆蔻、荜澄茄、甘草(炙)各半两　干山药一两　陈皮(去白)、青皮(去白)各一分

【主治】 通流百脉,调畅脾元,补中脘,益气海,思进饮食,大益脏虚疼痛,祛阴寒,止肠鸣。

【用法】 上为细末。每服一二钱,木瓜汤点服;空心盐汤点亦得。

211. 育神汤

【方源】 《医方类聚》卷一六五引《吴氏集验方》

【组成】 缩砂仁三两　白豆蔻一两　丁香一两　木香半两　甘草(炙)三两　盐三两

【主治】 调中益气,止呕进食,消酒快膈。

【用法】 上为细末,沸汤点服。

212. 枳壳汤

【方源】 《圣济总录》卷七十四

【组成】 枳壳(去瓤,麸炒)三分 黄连(去须,炒)、厚朴(去粗皮,生姜汁炙)各一两 甘草(炙,锉)、阿胶(炙燥)各半两

【主治】 濡泻,暴下不止。

【用法】 上为粗末。每服五钱匕,水一盏半,煎至一盏,去滓,空心温服。一日二次。

213. 枳实散

【方源】 《圣惠》卷十五

【组成】 枳实(麸炒令微黄)一两 人参(去芦头)一两 干姜(炮裂,锉)半两 白术三分 桂心三分 甘草(炙微赤,锉)半两 桔梗(去芦头)三分 木香半两 半夏(汤洗七遍,去滑)半两

【主治】 时气后,脾胃气虚,心腹虚胀,吃食不消。

【用法】 上为散。每服四钱,以水一中盏,加生姜半分,大枣三个,煎至六分,去滓,食前温服。

214. 胡黄连饮

【方源】 《幼幼新书》卷二十六

【组成】 胡黄连、黄药子、人参、甘草(炙)、白术(炒)、秦艽、柴胡各等分

【主治】 疳热,泻无时,饮食进退,面黄髓黑,日渐瘦瘁。

【用法】 上咬咀。每服二钱,水一盏,嫩桃柳枝各七寸,乌梅少许,煎八分,澄清作两分,食后、卧时各一服。小便赤,验,便清止药,便成肌进食。大抵十五岁儿宜此。

215. 南星腹皮散

【方源】 《活幼心书》卷下

【组成】 南星(制)一两 大腹皮(净洗,焙干)、生姜皮、陈皮(去白)、青皮(去白)、桑白皮(锉,炒)、甘草(炙)、扁豆(制)各半两

【主治】 肿疾欲愈未愈之间,脾胃虚慢,气促痰喘,腹胀胸满,饮食减,精神困,小便不利,面色痿黄。

【用法】 上咬咀。每服二钱,水一盏,加生姜二片,煎七分,温服,不拘时候。

216. 荜澄茄丸

【方源】 《圣济总录》卷五十七

【组成】 荜澄茄(炒)、藿香叶、茴香子(炒)、人参、槟榔(锉)各一两 丁香、木香各半两 甘草(炙,锉)、蓬莪茂(煨)各一两

【主治】 气滞不匀,胁痛烦满,不思饮食。

【用法】 上为末,入麝香一钱匕,研细,炼蜜为丸,如鸡头子大。每服一丸,细嚼,空心、食前橘皮、生姜汤送下。

217. 荜澄茄散

【方源】 《扁鹊心书·神方》

【组成】 荜澄茄、高良姜、肉桂、丁香、厚朴(姜汁炒)、桔梗(去芦)、陈皮、三棱(泡,醋炒)、甘草各一两五钱 香附(制)三两

【主治】 脾胃虚满,寒气上攻于心,心腹刺痛,两胁作胀,头昏,四肢困倦,吐逆,发热,泄泻,饱闷。

【用法】 上为细末。每服四钱,加生姜三片,用水一盏,煎七分,和渣服。

218. 草灵丹

【方源】 《赤水玄珠》卷四

【组成】 五灵脂(姜汁煮透) 甘草(烧酒煮透)

【主治】 隔气、反胃呕吐、梅核气及胃脘疼痛。

【用法】 上焙干为末。每服五分,置掌中,用舌舐下。

219. 草蔻丸

【方源】 《症因脉治》卷二

【组成】 草蔻 益智仁 青皮 神曲 麦芽 陈皮 苍术 厚朴 甘草

【主治】 呕吐酸水,脉弦迟者。

【用法】 水煎服。

220. 草蔻汤

【方源】 《简明医彀》卷五

【组成】 泽泻一钱 木香三分 神曲四分 半夏(制)、枳实(麸炒)、草豆蔻、黄芪、益智仁、甘草(炙)各五分 青皮、陈皮各六分 川归、茯苓各七分

【主治】 脐腹虚寒疼痛。

【用法】 上哎咀。加生姜三片,黑枣一个,水煎服。

221. 草豆蔻丸

【方源】 《圣济总录》(人卫本)卷四十四

【组成】 草豆蔻(去皮)、干姜(炮)、桂(去粗皮)各一两 诃黎勒皮(焙)半两 甘草(炙)、白茯苓(去黑皮)、人参各三分

【主治】 脾久虚,不下食,痰逆恶心;脾胃久冷,气攻心腹,肠鸣胀满。

【用法】 上为末,炼蜜为丸,如梧桐子大。每服二十丸,空心温酒或生姜汤送下。

222. 草豆蔻汤

【方源】 《圣济总录》(人卫本)卷四十四

【组成】 草豆蔻(去皮,生用)、人参、白茯苓(去黑皮)、陈橘皮(汤浸,去白,焙)、麦

蘗(炒)、白术各一两　肉豆蔻(去皮)三枚　附子(炮裂,去皮脐)、甘草(炙)各半两

【主治】　脾虚胀闷,喘息不匀,涕唾稠黏,不思饮食。

【用法】　上锉,如麻豆大。每服二钱匕,水一盏半,入蜜一匙头,煎取八分,去滓温服,不拘时候。

223. 草豆蔻汤

【方源】　《圣济总录》卷四十六

【组成】　草豆蔻(去皮)、人参、陈橘皮(汤浸,去白,焙)、厚朴(去粗皮,生姜汁炙)各一两　甘草(炙,锉)、桂(去粗皮)各半两

【主治】　脾胃气冷热不和。

【用法】　上为粗末。每服三钱匕,水一盏,加生姜二片,同煎至六分,去滓,食前温服。

224. 草豆蔻散

【方源】　《博济》卷三

【组成】　草豆蔻(每个面裹煨,候面焦黄,去面用)半两　甘草(炙)一两　肉桂(去皮)一两　陈皮(去白)一两　蛮姜一两

【主治】　胃口冷,吃食无味;脾泄泻不止;酒后数圊如痢,心胸不快,不思饮食。

【用法】　上为细末。每服一钱半,更入陈米末一钱,大枣二个,水一盏,同煎七分,温服,其滓再煎服之。

225. 草豆蔻散

【方源】　《圣济总录》卷四十七

【组成】　草豆蔻(去皮,锉)八两　生姜(和皮切作片子用)一斤　甘草(炙,锉)四两　陈橘皮(去白,焙)一两

【主治】　胃寒气逆,呕哕不止。

【用法】　上和匀,入银器内,用水过药三指许,慢火熬令水尽,取出焙干为散。每服一钱匕,沸汤点之,夏月煎作冷熟水服。

226. 草果饮子

【方源】　《杨氏家藏方》卷六

【组成】　草果子仁、乌梅肉(焙)、紫苏叶(去土)、赤茯苓(去皮)、厚朴(去粗皮,生姜制,炒干)、陈橘皮(去白)、甘草(炙)、肉桂(去粗皮)、人参(去芦头)各等分

【主治】　温脾养胃,顺气消饮,生津液,美饮食。

【用法】　上咬咀。每服四钱,水一盏,加生姜三片,同煎至一盏,去滓温服,不拘时候。

227. 草果平胃散

【方源】　《易简方》

【组成】 厚朴三两半　苍术五两半　橘红三两半　甘草一两　草果一枚　乌梅一枚

【主治】 脾寒痎疾。

【用法】 上㕮咀。每服四钱,加生姜七片,同煎。

228. 草果平胃散

【方源】 《医方类聚》卷一○○引《医方大成》

【组成】 苍术(去皮,米汁浸二日)五两　厚朴(去皮,姜制,炒香)、陈皮(去白)各三两二钱　甘草(炒)三十两　草果

【主治】 ①《医方类聚》引《医方大成》脾胃不和,不进饮食。②《医学入门》,寒热疟疾。

【用法】 水一盏,生姜三片,大枣一个,煎或盐汤点服亦可。

229. 草果养脾汤

【方源】 《魏氏家藏方》卷五

【组成】 草果仁、茯苓(白者,去皮)、缩砂仁各半两　桔梗一分　甘草(灸)一两半　生姜(用白面四两同拌和,罨一宿,炒黄)六两

【主治】 健脾化痰。开胃进食,久服无疟痢疾。

【用法】 上为细末,每服一钱,沸汤点下。

230. 草蔻大顺饮

【方源】 《症因脉治》卷二

【组成】 草蔻　炮姜　广皮　半夏　厚朴　甘草

【主治】 食积呕吐属寒者。

231. 茴香汤

【方源】 《局方》卷十(宝庆新增方)

【组成】 白芷(不见火)、肉桂(不见火)各二两　桔梗(焙)三十两　茴香、甘草(并炒)各六两

【主治】 元脏气虚冷,脐腹胀满,疞刺疼漏,不思饮食及一切冷气。

【用法】 上为末,每服一钱,盐少许,食前沸汤点下。

232. 茴香理中丸

【方源】 《普济方》卷二十三

【组成】 白术、人参(去芦)、干姜(炮)、甘草各二两半　茴香一两

【主治】 中焦不和,脾胃虚冷,心下虚痞,肠中疼痛,呕吐冷痰,饮食不下,噫气吞酸,怠惰嗜卧;霍乱吐利,肠鸣不渴,手足不和,米谷迟化;大病、新产吐唾不止,及新产内虚。

【用法】 上为细末,炼蜜为丸,每二分作十丸,每服一丸,食前用白汤化下,嚼服亦得;或丸如梧桐子大服亦得。

233. 香连平胃散

【方源】《症因脉治》卷四

【组成】 川黄连　木香　熟苍术　厚朴　陈皮　甘草

【主治】 ①《症因脉治》：疫痢湿热，满闷不舒者。②《张氏医通》：食积发热，腹痛作泻。

234. 姜米散

【方源】《圣济总录》卷七十四

【组成】 陈米（用生姜二斤取汁浸米，焙，捣筛为末，炒令黄）一升　肉豆蔻（去壳）三枚　草豆蔻（煨，去皮）十枚　陈橘皮（去白，炒）、甘草（炙，锉）、烧盐（研）各一两

【主治】 脾胃气虚，腹胀飧泄困劣，服暖药即呕逆，食饮不下。

【用法】 上为散。每服二钱匕，沸汤点服，不拘时候。

235. 姜附汤

【方源】《朱氏集验方》卷四

【组成】 白豆蔻（去壳）半两　附子（七钱，炮）一个　缩砂仁三钱　白姜（炮）一两　甘草半两

【主治】 脾虚腹胀，呕吐痰饮，食不进，或发寒热。

【用法】 上㕮咀。每服三钱，水一盏半，煎八分，空心服。

236. 姜桂散

【方源】《圣济总录》卷七十八

【组成】 干姜（炮）三两　甘草（锉，二味用砂糖二两，水微化开，同炒干）一两　桂（去粗皮）一分

【主治】 ①《圣济总录》：洞泄、飧泄，里急后重，腹痛。②《不知医必要》：顷刻间咽喉痛极难忍。

【用法】 上为散。每服二钱匕，白汤调下。

237. 姜汁六一丸

【方源】《济阳纲目》卷三十六

【组成】 滑石六两　甘草二两

【主治】 实火及饮积翻胃。

【用法】 上为末，用生姜自然汁澄清，取白脚，制成小丸，时时服之。

238. 姜桂大顺散

【方源】《症因脉治》卷二

【组成】 干姜　肉桂　杏仁　甘草

【主治】 呕吐酸水，脉弦迟者。

【用法】 水煎服。

239. 姜桂苓砂汤

【方源】 《四圣心源》卷十

【组成】 茯苓三钱 甘草二钱 干姜三钱 桂枝三钱 芍药三钱 砂仁一钱

【主治】 饮食不消。

【用法】 煎大半杯,入砂仁末,温服。

240. 祛风顺气香枳散

【方源】 《普济方》卷一〇六引《余居士选奇方》

【组成】 枳壳(去瓤,麸炒)、防风(去叉,锉)各一两 甘草(炙,锉)半两

【主治】 大肠秘涩。

【用法】 上为散。每服二钱匕,沸汤点服,空心、食前各一服。

241. 神芎丸

【方源】 《医统》卷六十三

【组成】 藿香、木香、当归各一钱 升麻二钱 生地黄(酒洗)、生甘草各三钱 黄连(炒)、砂仁各半两

【主治】 食肉多口臭。

【用法】 上为末,蒸饼为丸,如绿豆大。每服一百丸,汤送下。

242. 神曲丸

【方源】 《普济方》卷一四六

【组成】 神曲(捣,炒黄)一两 干姜(炮)、白术、人参各一两半 枳壳(去瓤,麸炒)、甘草(炙)、大麦蘗(炒黄)、厚朴(去粗皮,生姜汁炙)、杏仁(汤浸,去皮尖双仁,炒黄,另研)各一两 桂(去粗皮)三分

【主治】 伤寒后脾胃虚冷,食不能化。

【用法】 上除杏仁外,为末,入杏仁同研匀,炼蜜为丸,如梧桐子大。每服二十丸,空心温酒送下,每日二次。

243. 神效丸

【方源】 《一盘珠》卷八

【组成】 藿香一两 砂仁(微炒)一两 白茯苓一两 赤茯苓一两 煨甘草一两 生甘草一两

【主治】 胃虚泄泻,并治呕吐。

【用法】 上为丸,每丸重一钱。

244. 神仙更生散

【方源】 《普济方》卷二〇四

【组成】 丁香二钱半 蓬术二钱半 木香一钱 官桂一钱半 干姜(炮)一钱一分 缩砂十个 诃子肉四个 草果一个 甘草四钱 川芎一钱 神曲一钱一分 巴

豆(捣成膏)七粒

【主治】 五膈、五噎。因忧思劳伤食气,阴阳不和,气滞为病,结于胸膈咽嗌,而致胸膈痞闷,呕逆吞酸,噎塞妨闷,饮食不下,作痛,肋下支满,饮食减少,四肢无力,气不升降。

【用法】 上为末,和巴豆令匀。每服一匙,沸汤送下。

245. 退热清气汤
【方源】 《医学入门》卷七

【组成】 柴胡、陈皮、茯苓各一钱　半夏、枳壳各八分　香附七分　川芎五分　砂仁七粒　木香、甘草各三分

【主治】 气逆身热,中脘痞满。

【用法】 加生姜三片,水煎,温服。

246. 退热清气汤
【方源】 《杏苑》卷四

【组成】 黄芪一钱　人参、甘草各一钱　橘皮、当归各八分　白术六分　升麻、柴胡、干葛各四分　黄柏(炒)、黄芩、白芍药各五分　红花三分

【主治】 气逆身热,中脘痞满;及五心烦热,虚热日晡发作,自汗倦怠。

【用法】 上㕮咀,水煎熟,食前热服。

247. 柔脾汤
【方源】 《千金翼》卷十五

【组成】 干地黄三两　黄芪、芍药、甘草(炙)各一两

【主治】 脾气不足,下焦虚冷,胸中满塞,汗出,胁下支满,或吐血、下血。

【用法】 上切,以酒三升渍之,三斗米下蒸,以铜器承取汁。随多少服之。

248. 桂枝汤
【方源】 《保命集》卷中

【组成】 桂枝、白术、芍药各半两　甘草(炙)二钱

【主治】 ①《保命集》:大肠经动,下痢为鹜溏,大肠不能禁固,卒然而下,成水泄,青色,其中或有硬物,欲起而又下,欲了而不了,小便多清。②《济阳纲目》:内寒泄泻。

【用法】 上锉。每服半两,水一盏,煎至七分,去滓取清,宜温服之。

249. 桂枝汤
【方源】 《儒门事亲》卷十二

【组成】 桂枝一两　茯苓半两　芍药一两　甘草七钱

【主治】 风寒暑湿之气,入于皮肤而未深,飧泄不止,日夜无度,完谷不化,身表微热,两手脉息俱浮。

【用法】 上为粗末。每服三钱,水一盏,加生姜、大枣同煎,温服。

250. 倍陈汤

【方源】 《医学入门》卷七

【组成】 陈皮四钱　人参二钱　甘草四分

【主治】 胃虚呃逆。

【用法】 水煎服。

251. 倍术二陈汤

【方源】 《医统》卷三十五引《辨疑》

【组成】 白术加倍　陈皮、半夏（制）、白茯苓各等分　甘草减半

【主治】 湿痰泻泄。

【用法】 上㕮咀。加生姜三片，水一盏半，煎服。

252. 健中汤

【方源】 《杏苑》卷六

【组成】 甘草（炙）七分　大枣三枚　黄芪三钱　干姜二钱　肉桂一钱　川芎二钱　白芍七分

【主治】 汗多亡阳，中气亏败，致成痞满。

【用法】 上㕮咀。水煎熟，温服。

253. 健脾散

【方源】 《晋济方》卷二十三

【组成】 人参、白茯苓（去黑皮）、黄芪（锉）、麦蘖（炒黄）各一两　甘草（炙，锉）、面曲（炒令黄）各半两

【主治】 脾胃虚冷，水谷迟化，不能饮食。

【用法】 上为末。每服二钱匕，入盐沸汤点服，不拘时候。

254. 健脾止泻汤

【方源】 《麻疹集成》卷四

【组成】 茯苓　芡实　建曲　楂肉　扁豆　泽泻　谷芽　甘草

【主治】 脾胃虚弱泄泻。

255. 健脾和胃汤

【方源】 《点点经》卷二

【组成】 条参一钱　白术、茯苓、六曲、砂仁、陈皮、怀药、枣皮、芡实、车前各一钱半　青皮一钱　建泻一钱　甘草三分

【主治】 酒伤瘦弱，饮食减少，四肢麻木。

【用法】 生姜、大枣为引，水煎服。

256. 健脾理中汤

【方源】 《医钞类编》卷十

【组成】　人参　白术　白苓　白芍（酒炒）　陈皮　苍术　炮姜　升麻　甘草　肉蔻（煨）　诃子（煨，去核）

【主治】　脏寒泄泻，完谷不化。

【用法】　加生姜、大枣，水煎服。

257. 凉胃汤

【方源】　《医宗必读》卷八

【组成】　黄连一钱二分　生甘草　陈皮（去白）二钱　茯苓（去皮）四钱

【主治】　①《医宗必读》：脾胃有热，消谷善饥，溺色黄赤。②《杂病源流犀烛》：胃气盛，身以前皆热。

【用法】　水二杯，煎一杯，食远服。

258. 调中平胃丸

【方源】　《摄生秘剖》卷二

【组成】　人参五钱　黄芪（蜜炙）、陈皮各二两　甘草（蜜炙）、苍术（酒浸炒）、厚朴（姜汁炒）、木香各一两

【主治】　脾胃虚弱，中气不调。

【用法】　上为末，米糊为丸，如椒目大。每服三钱或二钱，食后白滚汤送下。

259. 调中白术丸

【方源】　《鸡峰》卷十二

【组成】　橘皮半斤　丁香、人参、白术、甘草各四两　神曲、麦蘖各一两

【主治】　和脾胃，进饮食。

【用法】　上为细末，炼蜜为丸，如弹子大。每服一丸，空心白汤嚼下。

260. 理中丸

【方源】　《伤寒论》

【组成】　人参、干姜、甘草（炙）、白术各三两

【主治】　脾胃虚寒，自利不渴，呕吐腹痛，不欲饮食，中寒霍乱，阳虚失血，胸痹虚证，病后喜唾，小儿慢惊。

【用法】　上为末，炼蜜为丸，如鸡子黄许大。以沸汤数合，和一丸，研碎，温服之，日三次，夜二次。腹中未热，益至三四丸。忌桃、李、雀肉、海藻、菘菜。

261. 黄连饮

【方源】　《圣济总录》卷七十四

【组成】　黄连（去须，炒）、诃黎勒（煨，去核）、地榆、芍药（炒）各一两　甘草（炙）二分　木香、当归（切，焙）各三分

【主治】　脾寒洞泄。

【用法】　上锉细，每服五钱匕，水一盏半，煎至八分。去滓温服，一日三次。

262. 黄连饮

【方源】 《圣济总录》卷一四三

【组成】 黄连(去须)一两　干姜(炮)一分　甘草(炙)半两

【主治】 肠风泻血如痢,腹中疠痛,面色萎黄。

【用法】 上为粗末。每服三钱匕,以水一盏,加生姜二片、大枣一枚(擘),同煎至五分,去滓温服。

263. 清脾汤

【方源】 《三因》卷八

【组成】 茯苓、橘皮、草果(去皮)、白术各二两　人参、桂心、白芷、甘草(炙)、川芎各一两　半夏(洗七次)三两

【主治】 ①《三因》:脾湿热病,苦足寒胫热,腹胀满,烦扰不得卧,舌本强,体重,面黄,右胁满痛偏胀,口唇干裂,寒热如疟。②《袖珍》:脾实伏热,口苦咽干,或有头痛,寒热如疟。

【用法】 上为散。每服四大钱,用水二盏,加生姜七片,紫苏三叶,煎至七分,去滓服。

264. 清脾饮子

【方源】 《魏氏家藏方》卷五

【组成】 紫苏叶(去土)一两　草果(炮)、厚朴(去粗皮,姜制,炙)、人参(去芦)、桑白皮各三分　香附子(去毛,炒)、大腹皮(酒洗,炒)各一分　甘草(炙)、诃子皮(炒)各半两

【主治】 脾气久虚,中脘气膈,三焦不和,饮食不进,津液内燥,遂致脾气不清,头目重痛,手足心热,羸瘦面黄,胃气既亏,中脘生痰,不美饮食。

【用法】 上咬咀。每服三大钱,以水一盏半。加生姜四片,大枣一枚,煎至七分。取清汁,食前服。

265. 清神益气汤

【方源】 《脾胃论》卷下

【组成】 茯苓、升麻各二分　泽泻、苍术、防风各三分　生姜五分　青皮一分　橘皮、生甘草、白芍药、白术各二分　人参五分　黄柏一分　麦门冬二分　五味子三分

【主治】 素有脾胃虚损病,目疾时作,身面目睛俱黄,小便或黄或白,大便不调,饮食减少,气短上气,怠惰嗜卧,四肢不收。

【用法】 上锉如麻豆大,都作一服。以水二盏,煎至一盏,去滓,空心稍热服。

266. 清热和中汤

【方源】 《金鉴》卷五十二

【组成】　白术(土炒)　陈皮　厚朴(姜炒)　赤苓　黄连　神曲(炒)　谷芽(炒)　使君子　生甘草　泽泻

【主治】　痄泻。积热伤脾,以致水谷不分,频频作泻。

【用法】　引用灯心,水煎服。

267. 清热胜湿汤

【方源】　《症因脉治》卷四

【组成】　黄柏　黄连　泽泻　苍术　厚朴　白茯苓　陈皮　甘草

【主治】　暑湿腹痛,肠中作响,痛泻交作,脉弦数者。

268. 清热调中汤

【方源】　《女科万金方》

【组成】　黄芩　柴胡　茯苓　厚朴　甘草　藿香　草果　人参　半夏　苍术　枳壳　香附

【主治】　发热,肚内痛,嗳气,不觉饥饱,大便不实。

【用法】　上以水二钟,加生姜三片,乌梅一枚,煎服。

269. 羚羊角散

【方源】　《圣惠》卷五十

【组成】　羚羊角屑一两　前胡(去芦头)一两　甘草(炙微赤,锉)半两　人参(去芦头)二两　陈橘皮(汤浸)二两　赤茯苓一两　马蔺子(微炒)二两

【主治】　食噎。饮食不下,妨闷极甚。

【用法】　上为粗散。每服三钱,以水一中盏,加生姜半分,煎至六分,去滓,稍热服,不拘时候。

270. 清膈宽中汤

【方源】　《摄生众妙方》卷五

【组成】　橘红、半夏、茯苓、苍术、厚朴、藿香、青皮、香附子各一钱五分　甘草五分　枳实二钱

【主治】　胃不宽,饮食少思。

【用法】　上咬咀。用水二钟。煎至八分,食远温服。

271. 石母降炎汤

【方源】　《辨证录》卷三

【组成】　石膏、茯苓、荆芥(炒黑)各三钱　知母一钱　麦冬一两　玄参一两　甘草一钱　升麻五分　天花粉三钱

【主治】　胃火独盛,有升无降,牙痛日久,上下牙床尽腐烂。至饮食不能用,日夜呼号。

【用法】　水煎服。四剂全愈。

272. 淮南王枕中丸

【方源】 《外台》卷十七引《古今录验》

【组成】 川芎二两 附子(炮)二两 桂心二两 甘草(炙)二两 黄芩二两 芍药二两 干姜二两 蜀椒(汗)二两 杏仁(去皮尖,熬)四两 白术五两 当归二两 大黄一两

【主治】 五劳六极七伤,胃气不和,发于五脏,虚劳小便或难或数,令人多思,脾气不和,宿食热所为,流入百脉,食饮不进,沉滞着中膈,并来着一边,或食不消。

【用法】 上为末,炼蜜为丸,如梧桐子大。每服五丸,以酒送服,每日三次,夜服三丸。忌海藻、菘菜、生葱、猪肉、冷水、桃李、雀肉等。

273. 续断汤

【方源】 《外台》卷二十五引《崔氏方》

【组成】 续断 当归 桔梗 阿胶(炙) 桂心(炙)三两 干姜、干地黄、川芎各四两 蒲黄一升 甘草(炙)二两

【主治】 下焦虚寒泄,或前便转后见血,此为远血或痢下,或不痢,或因劳而发。

【用法】 上切。以水九升,煮八物,取三升五合,去滓,下阿胶,更烊胶取沸,下蒲黄,分三服。

274. 温中丸

【方源】 《医方类聚》卷一五三引《施圆端效方》

【组成】 山药二两 干姜(炮)、甘草(炒)各一两

【主治】 心腹疼痛。

【用法】 上为细末,炼蜜为丸,如小弹子大。每服一丸,食前白汤化服。

275. 温胃汤

【方源】 《直指》卷十七

【组成】 熟附子、当归、厚朴(制)、人参、橘红、半夏曲、生白姜、甘草(炙)各一两 川椒(去合口者)三分

【主治】 冷则气聚,胀满不下食。

【用法】 上锉散。每服三钱,加大枣二枚,水煎,食前服。

276. 温胃汤

【方源】 《会约》卷四

【组成】 山药(炒)三钱 扁豆(炒,研)三钱 甘草(炙)一钱半 茯苓一钱半 白术二钱 干姜(炒)一二钱 吴茱萸(开水泡用)八分 补骨脂(炒)一钱半 肉豆蔻(去油)一钱三分

【主治】 腹冷痛下泄,手足厥逆,脉微欲绝,及下利清谷。

【用法】 水煎服。

277. 温胃饮

【方源】 《会约》卷十

【组成】 白术三钱　扁豆(炒)二钱　陈皮一钱　干姜(炒)一二钱　甘草(炙)一钱　茯苓一钱半　当归一二钱(滑泄者勿用)　柴胡一二钱

【主治】 寒湿伤脾,疟痢并作,或呕恶厌食。

【用法】 水煎服。

278. 滋唇饮

【方源】 《外科证治全书》卷二

【组成】 生地黄四钱　鲜石斛三钱　竹茹、石膏(生研)、白芍、当归各二钱(生)生甘草一钱

【主治】 唇上干燥,渐裂开缝作痛,系脾热者。

【用法】 水煎去滓,加白蜜少许和服。

279. 滋脾丸

【方源】 《东医宝鉴·杂病篇》卷四引《必用》

【组成】 神曲(炒)、麦芽(炒)、半夏曲、陈皮、莲肉、枳壳、缩砂、甘草各一两

【主治】 滋脾养胃,消化饮食。

【用法】 上为末,陈米饭和丸,如梧桐子大。每服百丸,米饮吞下。

280. 解酲汤

【方源】 《普济方》卷二十四引《十便良方》

【组成】 胡椒、桂心、丁香各一分　檀香二铢(三钱)　藿香(不见火)半两　甘草(炙)三两　白盐(炒)四两

【主治】 饮酒过度,脾胃不健,不思饮食。

【用法】 上为末。每取一钱,沸汤点服,不拘时候。

281. 韵姜汤

【方源】 《百一》卷二十

【组成】 生姜一斤　甘草五两　盐六两　缩砂仁三两

【主治】 胸膈痞闷,呕吐恶心。

【用法】 先将甘草炙过,用姜、盐为碎块子,同淹一宿,焙干,趁热罨缩砂一宿,为细末,汤点如常服。

282. 新制润下丸

【方源】 《证治汇补》卷二

【组成】 陈皮(盐水拌,煮透晒干为末)四两　炙甘草一两

【主治】 《医略六书》:胃虚痰滞,气不流行,痰因气涩,胸中痞满,恶心食少,脉弦者。

【用法】 水酒糊为丸,如绿豆大,清茶化下。

283.醅醾丸
【方源】 《杨氏家藏方》卷二十
【组成】 木香半两 甘草(炙)半两 丁香、枝杖、姜黄各一两
【主治】 顺气宽膈,美进饮食。
【用法】 上为细末,炼蜜为丸,每两作四十丸。每服一丸,细嚼,温热水送下。

284.雌黄丸
【方源】 《圣济总录》卷四十七
【组成】 雌黄(研)一分 甘草(生)半分
【主治】 胃反。呕吐不止,饮食不下。
【用法】 上为末,烂饭和丸,如梧桐子大。用五叶草、糯米同煎汤,送下四丸。

285.摩痛饮
【方源】 《玉案》卷四
【组成】 陈皮、半夏、甘草、白芍各一钱 香附、苍术、厚朴、胆星、青皮、乌药各二钱
【主治】 湿痰腹痛。
【用法】 水煎。热服。

286.橘皮丸
【方源】 《医方类聚》卷一〇六引《御医撮要》
【组成】 橘皮七两二分(拣得六两) 桂心十二两(拣得四两) 干姜十两(拣得八两) 人参六两一分(拣得五两) 甘草五两(拣得四两) 白术六两(拣得四两)
【主治】 理呕逆,除胃冷,进饮食,和宿食,止咳嗽。
【用法】 上为末,炼蜜为丸服。

287.橘皮汤
【方源】 《医心方》卷九引《范汪方》
【组成】 人参、白术各一两 橘皮、甘草(炙)各二两 生姜三两
【主治】 呕吐反逆,食饮不下。
【用法】 上切。以水一斗,煎取三升,每服一升,食前服,一日三次。

288.橘皮汤
【方源】 《千金翼》卷十八
【组成】 橘皮、通草、干姜、桂心、甘草(炙)各二两 人参一两
【主治】 呕哕。
【用法】 上咬咀。以水六升,煮取二升,分三次服。

289. 橘皮汤

【方源】 《外台》卷六引《广济方》

【组成】 橘皮一斤　生姜八两　甘草(炙)二两　枇杷叶(拭毛,蜜炙)四两

【主治】 ①《外台》引《广济方》:呕哕不止。②《奇效良方》:霍乱,呕哕不止。

【用法】 上切。以水五升,煮取二升五合,绞去滓,分三次温服,每服相去如人行六七里。忌海藻、菘菜。

290. 橘皮汤

【方源】 《圣济总录》卷四十七

【组成】 陈橘皮(汤浸,去白,焙)、人参、泽泻、甘草(炙,锉)各一两　桂(去粗皮)、干姜(炮裂)、赤茯苓(去黑皮)各一两半　青竹茹二两半

【主治】 脾虚胃反,食下即吐。

【用法】 上为粗末。每服四钱匕,水一盏半,煎至七分,去滓温服,不拘时候。

291. 橘皮汤

【方源】 《圣济总录》卷一四六

【组成】 陈橘皮(汤浸,去白,炒)、葛根(锉)、甘草(炙,锉)、石膏(打碎)各一两

【主治】 饮酒过度,酒毒积在肠胃,或呕吐不食,渴多引饮。

【用法】 上为粗末。每服三钱匕,水一盏,煎至七分,去滓温服,不拘时候。

292. 橘红汤

【方源】 《鸡峰》卷二十五

【组成】 盐二两　黄橘四两　生姜半斤　甘草二两　神曲、大麦芽各一两　草豆蔻一两

【主治】 快气消食。

【用法】 上拌匀,同罨一宿,焙干,捣罗为细末。白汤点热,食后呷之。

293. 橘红散

【方源】 《圣济总录》卷四十六

【组成】 陈橘皮(去白,以生姜四两取自然汁,拌匀,慢火炒干)二两　陈曲(炒)、麦蘖(炒)、杏仁(汤浸,去皮尖双仁,麸炒,别研)各二两　甘草(炙)一两半　人参、草豆蔻(去皮,面裹煨熟,去面)、山芋(山茱萸)各一两

【主治】 脾气虚弱,宿寒留滞,胃受水谷不能磨化,心腹胀满。

【用法】 上为细散。每服二钱匕,加生姜两片,盐少许,沸汤点服。

294. 橘皮饮子

【方源】 《医方大成》卷三十引汤氏方

【组成】 陈皮(去白)、人参、高良姜(米泔煮)、槟榔各二钱　白茯苓、甘草各一钱二分半

【主治】 食不化,心腹服满,呕逆恶心,不进乳食。

【用法】 上咬咀。每服二钱,水一小盏,加生姜、大枣、水煎服。

295. 橘皮煮散

【方源】 《博济》卷三

【组成】 橘皮(去白)、白术各二两 诃子、干姜(炮)、官桂(去皮)、枳壳(去瓤,麸炒)、木香、人参、甘草(炙)各一两 草豆蔻(去皮)七枚 厚朴(姜汁涂,炙黄)一两半 槟榔五枚 半夏(汤洗二十度用)二分

【主治】 脾元气不和,泄痢不止,腹内雷鸣,气胀膨满,冷气刺痛。

【用法】 上为末。每服二钱,加生姜三片,大枣二枚,水一盏,同煎七分,去滓温服。

296. 橘皮干姜汤

【方源】 《医学纲目》卷三十二

【组成】 橘皮、通草、干姜、桂心、甘草各三两 人参二两

【用法】 上咬咀。每服四钱,水一盏,煎至六分,去滓温服,一日三次。

【主治】 ①《医学纲目》:胃寒生哕。②《妇人良方》:胃寒呕哕不食,或吐痰,腹痛兼泻。

297. 橘皮甘草汤

【方源】 《奇效良方》卷十二

【组成】 橘皮(生用)、甘草(炙)、厚朴(去皮,姜汁制)各一两 羌活、防风、肉豆蔻、茯苓各二钱半 川芎半两 吴茱萸一钱

【主治】 脾脏不和,泻痢,疟疾,腹痛,下部无力,体重足痿,脚下痛,饮食中满,四肢不举。

【用法】 上咬咀。每服四钱,水一盏半,加生姜三片,煎至八分,去滓,食前服。

298. 橘红石斛汤

【方源】 《会约》卷七

【组成】 橘红二钱 甘草一钱半 石斛二三钱 茯苓一钱半 神曲(炒)、山楂各一钱 半夏一钱八分

【主治】 胃不和则卧不安。

299. 醒脾汤

【方源】 《外科正宗》卷三

【组成】 白术、黄芪、人参、茯神各一钱 酸枣仁、地骨皮、远志各七分 柴胡、甘草、桔梗、黄连、木香、香附各五分 龙眼肉七个

【主治】 怀抱郁结,思虑伤脾,致脾气不行,逆于肉里,壅肿,疼痛不眠,心烦不安,神气不清。

【用法】 以水二钟,加生姜三片,大枣二枚,煎八分,不拘时候服。

300. 醒脾散

【方源】 《得效》卷十二

【组成】 人参、白术、白豆蔻、甘草、干姜、藿香各等分

【主治】 脾胃虚弱,吐泄。

【用法】 上为末。每服一钱或半钱,姜汤下,如醒脾胃,冬瓜子仁米饮下。

301. 醒脾散

【方源】 《仙拈集》卷三引王牧斋方

【组成】 大黄、槟榔、黑白丑各二钱 白术二钱 炙草、木香、人参各三分

【主治】 痰嗽喘急,吐泻腹胀。

【用法】 上为末。每服三五分,蜜调滚水下。如不能食,蜜拌抹乳上,服两次自愈。

302. 醒脾散

【方源】 《引径证医》卷四

【组成】 姜皮 白术 甘草 大枣 砂仁 苍术 荷叶(包饭煨焦)

【主治】 脾虚泄泻。

303. 薏苡仁汤

【方源】 《医方类聚》卷七十七引《济生》

【组成】 薏苡仁(炒)、防己、赤小豆(炒)、甘草(炙)各等分

【主治】 风肿在脾,唇口瞤动,或生结核,或为浮肿。

【用法】 上咬咀。每服四钱,水一盏半,加生姜三片,煎至八分,去滓温服,不拘时候。

304. 薏苡仁散

【方源】 《圣惠》卷二十六

【组成】 薏苡仁一两 石膏二两 川芎一两 桂心半两 羚羊角半两 赤芍药半两 防风(去芦头)一两 当归一两 甘草(炙微赤,锉)半两 汉防已一两 杏仁(汤浸,去皮尖双仁,麸炒微黄)半两

【主治】 肉极。肌肤如鼠走,津液开泄,或痹不仁,四肢急痛。

【用法】 上为粗散。每服四钱,以水一中盏,加生姜半分,煎至六分,去滓温服,不拘时候。忌生冷、油腻、毒滑、鱼、肉。

305. 磨积药

【方源】 《袖珍》卷三

【组成】 桔梗、枳壳、青皮、陈皮、槟榔、蓬术、三棱、乌药、甘草、茯苓、半夏、白术各六钱 针砂(醋炒)三两 皂角一两 生铁四两

【主治】 积聚。

【用法】 上药各用五钱,好酒一瓶煮,各余下药,碾为细末,水糊为丸,如梧桐子大,每服五十丸,量虚实大小加减,用煮前药温酒送下。

306. 磨脾汤

【方源】 《鸡峰》卷十二

【组成】 附子半两 白豆蔻、甘草、诃子、人参、茯苓、草豆蔻各一两 肉豆蔻、木香、麦芽各一两半 曲二两

【主治】 脾胃不和,食少倦怠。

【用法】 上为细末。每服二钱,入盐白汤点下,不拘时候。

307. 磨脾散

【方源】 《圣济总录》卷六十二

【组成】 木香、人参、附子(炮裂,去皮脐)、甘草(炙)、赤茯苓(去黑皮)各二两 草豆蔻(去皮)、干姜(炮)各一分 陈曲(炒)、麦芽(炒)各一两

【主治】 膈气宿食不消。

【用法】 上为散。每服二钱匕,入盐点下,不拘时候。

308. 燥脾汤

【方源】 《会约》卷十

【组成】 白术二钱 茯苓一钱半 甘草(炙)、干姜(炮)、砂仁(炒,研)、藿香、肉桂各一钱 肉豆蔻(饭或面包煨)一钱

【主治】 脾胃虚寒,湿淫转甚,泄泻不止。

【用法】 红枣、生姜为引。

309. 藿香汤

【方源】 《圣济总录》卷六十二

【组成】 藿香(去梗)二钱 草豆蔻(去皮)一分 阿魏(用作面饼,焙干)一钱 木香一分 人参、陈橘皮(汤浸去白,焙)各半两 桔梗(炒)一分 干姜(炮制)一钱 甘草(炙)、诃黎勒(炮,去核)各一分

【主治】 膈气,痰结不止。

【用法】 上为粗末。每服三钱匕,水一盏,加生姜三片,同煎至八分,去滓,空心服。

310. 藿香汤

【方源】 《圣济总录》卷六十七

【组成】 藿香叶、厚朴各一两 青橘皮(汤浸去白,焙)、甘草(炙,锉)各三分 桂(去粗皮)半两 干姜(炮)、枇杷叶(炙去毛)各一分

【主治】 诸气不调,胸膈痞滞,升降不匀。

【用法】　上为粗末。每服三钱匕,水一盏,加生姜三片,大枣三个(擘),煎至七分,去滓,稍热服。

311. 藿香汤

【方源】　《圣济总录》卷六十七

【组成】　藿香叶、白术各二两　人参、白茯苓(去黑皮)各一两　丁香、甘草(炙)各半两

【主治】　气逆上盛,头目昏眩,不思饮食,时发恶心,或作中满。

【用法】　上为粗末。每服三钱匕,水一盏,加生姜三片,同煎至七分。去滓温服,不拘时候。

312. 藿香散

【方源】　《卫生总微》卷十

【组成】　藿香叶(去土)、半夏曲、甘草(炙)各一两　陈皮(去白)、厚朴(去粗皮,姜制)各二两　人参(去芦)、白术各半两

【主治】　脾胃气不和,吐逆,心腹胀满。

【用法】　上为细末。每服半钱或一钱,水一小盏,加生姜三片,煎至六分,去滓温服,不拘时候。

313. 藿香正气汤

【方源】　《疡医大全》卷九

【组成】　白术　陈皮　半夏　桔梗　砂仁　藿香　苏叶　白芷　甘草　白茯苓厚朴

【主治】　散风寒,消饮食,止呕吐,定泻痢。

【用法】　加生姜,水煎服。

第四节　治疗肾系病症

1. 甘草散

【方源】　《圣惠》卷四十四

【组成】　甘草(炙微赤,锉)一两　干姜(炮裂,锉)一两　白术三两　白茯苓三两当归二两

【主治】　肾着之为病,身体冷,从腰以下痛重。

【用法】　上为粗散。每服四钱,以水一中盏,煎至六分,去滓,食前温服。

2. 甘草干姜茯苓白术汤

【方源】　《金匮》卷中

【组成】 甘草、白术各二两　干姜、茯苓各四两

【主治】 肾着。寒湿下侵,身重,腰以下冷重而痛,饮食如故,口不渴,小便自利。

①《金匮》:肾着之病,其人身体重,腰中冷,如坐水中,形如水状,反不渴,小便自利,饮食如故。病属下焦,身劳汗出,衣里冷湿,久久得之。腰以下冷痛,腰重如带五千钱。②《圣济总录》:胞痹,小便不利,鼻出清涕者。③《金匮要略讲义》:呕吐腹泻,妊娠下肢浮肿,或老年人小便失禁,男女遗尿,妇女年久腰冷带下等,属脾阳不足而有寒湿者。

【用法】 以水五升,煮取三升,分温三服。腰中即温。《外台》:忌海藻、菘菜、桃李、雀、肉、酢物。

3. 石胆散

【方源】 《鲁府禁方》卷二

【组成】 莲蕊　石莲肉　芡实　人参　麦门冬　茯神　远志　甘草

【主治】 遗精。

【用法】 上锉。水煎,空心服。

4. 石斛汤

【方源】 《医方大成》卷四引《济生》

【组成】 小草、石斛(去根)、黄芪(去芦)、麦门冬(去心)、生地黄(洗)、白茯苓(去皮)、玄参各一两　甘草(炙)半两

【主治】 精实极,眼视不明,齿焦发落,通身虚热,甚则胸中烦疼,夜梦遗精。

【用法】 上咬咀。每服四钱,水一盏半,加生姜五片,煎服,不拘时候。

5. 右归饮

【方源】 《景岳全书》卷五十一

【组成】 熟地二三钱或加至一二两　山药(炒)二钱　山茱萸一钱　枸杞二钱　甘草(炙)一二钱　杜仲(姜制)二钱　肉桂一二钱　制附子一至三钱

【主治】 肾阳不足,腰膝痠痛,气怯神疲,大便溏薄,小便频多,手足不温,及阳痿遗精,舌苔淡薄,脉象沉细者。

①《景岳全书》:命门之阳衰阴胜者。②《会约》:阳虚咳嗽。③《医部全录》:产妇虚火不归元而发热者。④《医方简义》:肾虚火衰,睾坠而痛。⑤《方剂学》:肾阳不足,气怯神疲,腹痛腰痠,肢冷,舌淡苔白,脉沉细;或阴盛格阳、真寒假热之证。

【用法】 水二钟,煎七分,空腹温服。

6. 右归饮

【方源】 《医家心法》

【组成】 熟地六两六钱　山药、山萸肉、菟丝各二两二钱　补骨脂、桂心、附子、甘草(炙)各一两一钱　北五味八钱八分

【主治】 命门虚寒,腹痛泄泻胀满,阳痿精寒,不能生子,两膝痠疼,脚软无力,眼目昏花,八味丸治之不效者。

7. 左归饮

【方源】 《景岳全书》卷五十一

【组成】 熟地二三钱或加至一二两　山药二钱　枸杞二钱　炙甘草一钱　茯苓一钱半　山茱萸(畏酸者少用之)一二钱

【主治】 真阴不足,腰痠且痛,遗精盗汗,咽燥口渴。

①《景岳全书》:命门之阴衰阳胜者。②《会约》:阴衰阳胜,身热烦渴,脉虚气弱。③《医方简义》:肾虚腰痛,偏坠遗精。④《方剂学》:真阴不足,症见腰痠遗泄,盗汗,口燥咽干,口渴欲饮,舌光红,脉细数。

【用法】 水二钟,煎七分,空腹服。

8. 龙骨丸

【方源】 《千金》卷二十

【组成】 龙骨、柏子仁、甘草、防风、干地黄各五分　桂心、禹余粮、黄芪、茯苓、白石英各七分　人参、附子、羌活、五味子各六分　玄参、川芎、山茱萸各四分　磁石、杜仲、干姜各八分

【主治】 膀胱肾冷,坐起欲倒,目䀮䀮,气不足,骨痿。

【用法】 上为末,蜜为丸,如梧桐子大。每服三十丸,空腹酒送下,一日二次。加至四十丸。

9. 龙骨汤

【方源】 《圣济总录》卷九十二

【组成】 龙骨(研)五两　人参、白茯苓(去黑皮)、甘草(炙)、牡蛎(煅)、桂(去粗皮)、熟干地黄(焙)各二两

【主治】 小便白淫及遗泄,无故自出者。

【用法】 上为粗末。每服五钱匕,水一盏半,煎至八分,去滓,空心、食前服。

10. 龙骨散

【方源】 《医方类聚》卷一三四引《肘后方》

【组成】 龙骨大如指(赤理如锦者)　甘草一两　桂心、干姜各二两

【主治】 男子失精

【用法】 上为散。每服方寸匕,酒调下,一日三次。

11. 归养心脾汤

【方源】 《理虚元鉴》卷下

【组成】 人参　黄芪　白术　芡实　北五味　甘草　生地　枣仁　茯神　当归身　山药

【主治】 梦遗滑精。

12. 四白汤

【方源】 《医学入门》卷七

【组成】 白术、白芍、白茯、扁豆、人参、黄芪各一钱　甘草五分

【主治】 ①《医学入门》：色疸。②《杏苑》：色疸，房事过伤，发黄，小腹连脐下痛，神思倦怠，头目昏重，自汗。

【用法】 加生姜、大枣，水煎服。

13. 四白散

【方源】 《云岐子保命集》卷下

【组成】 黄芪、厚朴、益智仁、藿香、白术、白扁豆、陈皮各一两　半夏、白茯苓、人参、乌药、甘草、白豆蔻仁各半两　芍药一两半　檀香、沉香各二钱半

【主治】 男子妇人，血虚发热，夜多盗汗，赢瘦，脚痛不能行。

【用法】 上为细末。每服三钱，加生姜三片，大枣一个，水煎服。

14. 四倍丸

【方源】 《瑞竹堂方》卷二

【组成】 杜仲(瓦器内炒黄色，去丝)四两　破故纸(瓦器内炒黄色)四两　甘草四两　胡桃仁(去皮油)四两

【主治】 腰膝疼痛。

【用法】 上为细末，酒糊为丸，如梧桐子大。每服五七十丸，空心用甘草末调汤送下。

15. 冬青汤

【方源】 《普济方》卷二四九

【组成】 冬青叶、小檗、甘草各等分

【主治】 外肾肿不下。

【用法】 煎汤五升，瓶盛，汤浸三两时必下。

16. 生附汤

【方源】 《玉案》卷二

【组成】 大附子、苍术、香附、白术各一钱　甘草三分　干姜五分　杜仲、牛膝、茯苓、厚朴各八分　生姜三片　大枣二枚

【主治】 湿溜下部，两足无力，步履艰难，腰膝疼痛。

【用法】 水煎八分服。

17. 白龙汤

【方源】 《回春》卷四

【组成】 桂枝、白芍(酒炒)、龙骨(煅)、牡蛎(煅)、甘草(炙)各三钱

【主治】 男子失精，女子梦交，自汗盗汗。

【用法】 上锉一剂。加大枣两个，水煎服。

18. 加减建中汤

【方源】 《医统》卷三十九

【组成】 人参三两　炙甘草、官桂、白茯苓各二两　当归四两　附子（炮）、厚朴（姜制）各半两　龙骨一两　黄芪、麦门冬（去心）各三两　白芍药、生地黄各四两

【主治】 肾虚，津液不能荣筋脉而瘛疭。

【用法】 上㕮咀。每服三钱，水一盏半，加生姜五片，大枣二枚，饴少许，煎八分，温服。

19. 加减大建中汤

【方源】 《施圆端效方》引《局方》（见《医方类聚》卷一五三）

【组成】 黄芪、芍药各四钱　人参、当归（切，焙）、甘草（炙）各二钱　桂六钱　半夏（洗七次）半两　熟附子（老衰久冷，加至二钱半）一钱

【主治】 内虚极冷，手足厥逆，小腹挛痛，不堪劳苦，食减喘乏，梦寐精泄。

【用法】 上㕮咀。每服四钱，水二盏，加生姜二钱三字，大枣半枚，慢火同煎至一盏，去滓。食前温服，每日二三次。

20. 戎盐散

【方源】 《圣惠》卷五十八

【组成】 戎盐三分　甘草（炙微赤，锉）半两　蒲黄一两　白矾（烧令汁尽）三分　龙骨一两　鹿角胶（捣碎，炒令黄燥）二两

【主治】 遗尿恒涩。

【用法】 上为细散。每服二钱，食前煎大枣汤调下。

21. 荜澄茄煮散

【方源】 《圣济总录》卷五十二

【组成】 荜澄茄、甘草（炙，锉）、人参、芍药各一两　茴香子（炒）、槟榔（锉）各三分　干姜（炮）、诃黎勒皮、桂（去粗皮）各半两

【主治】 肾脏虚冷，气攻胸胁，疼痛胀满，烦倦。

【用法】 上为散。每服三钱匕，水一盏，煎至七分，温服，不拘时候。

22. 茴香子散

【方源】 《圣济总录》卷五十一

【组成】 茴香子（炒）、桃仁（炒去皮尖双仁）、干姜（炮）、甘草（炙，锉）、桂（去粗皮）、熟干地黄（焙）、石斛（去根，锉）、杜仲（去粗皮，切，焙）各等分

【主治】 肾胀，气攻腰腹痛。

【用法】 上为散。每服二钱匕，空心、食前温酒调下。

23. 宣气散

【方源】《普济方》卷二一六引《济生》

【组成】甘草、木通各三钱　栀子二钱　葵子、滑石各一钱

【主治】小便不通,脐腹急痛。

【用法】上为末。每服半钱,灯心汤调下。

24. 桂心散

【方源】《圣惠》卷三十

【组成】桂心一两　白芍药一两　龙骨一两半　牡蛎粉一两半　甘草(炙微赤,锉)半两

【主治】虚劳梦泄,甚者心下悸,腹里急,阴头寒,目眶痛,发落。

【用法】上为粗散。每服三钱,以水一中盏,加生姜半分、大枣三枚,煎至六分,去滓,食前温服。

25. 秘元煎

【方源】《景岳全书》卷五十一

【组成】远志(炒)八分　山药(炒)二钱　芡实(炒)二钱　枣仁(炒,捣碎)二钱　白术(炒)、茯苓各一钱半　炙甘草一钱　人参一二钱　五味子(畏酸者去之)十四粒　金樱子(去核)二钱

【主治】肝肾亏虚,脾虚气陷,遗精滑精,小便频数,带浊漏下。
①《景岳全书》:遗精带浊、久遗无火,不痛而滑者。②《证治宝鉴》:肝肾虚而精滑者。③《会约》:脾土虚陷,不能统摄荣血,而为漏为数。

【用法】水二钟,煎七分,食远服。

26. 秘真丸

【方源】《御药院方》卷六

【组成】莲花蕊一两　白茯苓(去皮)　缩砂仁半两　益智仁一两　黄柏二两　甘草(炙)二两　半夏　木猪苓(去皮)二钱半

【主治】肾水真阴本虚,心火狂阳过甚,心有所欲,速于感动,应之于肾,疾于施泄。

【用法】上为细末,水浸蒸饼为丸,如梧桐子大。每服四五十丸,空心以温酒送下。

27. 透泉散

【方源】《圣济总录》卷九十六

【组成】滑石末一两　甜硝(研)、甘草末各半两　琥珀(研)一分

【主治】小便赤涩。

【用法】上为细末。每服二钱匕,空心、食前煎灯心汤调下。

28. 黄连清心饮

【方源】 《内经拾遗》卷二

【组成】 黄连　生地(酒洗)　归身(酒洗)　甘草(炙)　茯神(去木)　酸枣仁　远志(去骨)　人参(去芦)　石莲肉(去壳)

【主治】 白淫,遗精,精滑。

①《内经拾遗》:白淫。②《医学入门》:心有所慕而遗者。③《杂病源流犀烛》:精滑。

【用法】 水二钟,煎八分,食后服。

29. 澄化汤

【方源】 《衷中参西》上册

【组成】 生山药一两　生龙骨(捣细)六钱　牡蛎(捣细)六钱　牛蒡子(炒,捣)三钱　生杭芍四钱　粉甘草一钱半　生车前子(布包)三钱

【主治】 小便频数,遗精白浊,或兼疼涩,其脉弦数无力,或咳嗽,或自汗,或阴虚作热。

30. 甘草麻黄汤

【方源】 《金匮》卷中

【组成】 甘草二两　麻黄四两

【主治】 里水,一身面目黄肿,其脉沉,小便不利。

【用法】 以水五升,先煮麻黄,去上沫,纳甘草,煮取三升,温服一升。重覆汗出,不汗再服。

31. 汉防己散

【方源】 《圣惠》卷五十四

【组成】 汉防己一两　木通(锉)一两　桑根白皮(锉)一两　赤茯苓一两　甘草(炙微赤,锉)半两　大腹皮(锉)半两　牵牛子(微炒)一两

【主治】 水气,四肢肿满,上气喘急,小便秘涩。

【用法】 上为粗散。每服三钱,以水一中盏,加生姜半分,葱白七寸,煎至六分,去滓温服,不拘时候。

32. 苓桂阿胶汤

【方源】 《四圣心源》卷五

【组成】 茯苓三钱　泽泻三钱　甘草二钱　桂枝三钱　阿胶三钱

【主治】 水胀。

【用法】 水煎大半杯,热服。

33. 戊己丸

【方源】 《续本事》卷一

【组成】 茴香(拣净)三两　甘草(炙)一两　胡椒(拣净)五两　人参一两　白术二两　朱砂半两　白茯苓三两　香附子半两

【主治】 ①《续本事》：丈夫妇人禀赋怯弱，饮食无味，气血衰败，肌肉不生，项背拘紧，腰脚无力，胸膈膨胀，多睡少寐，终日昏蒙，夜多异梦，及积年脾蛊时下，恶心噫酸吐水，小儿吐乳，大人翻胃。②《济阴纲目》：新婚男子女人，素禀虚寒滑泄。

【用法】 上为细末，生姜汁打面糊为丸，如梧桐子大。每服二十丸，空心白汤送下，一日二次。

34. 利气散

【方源】 《朱氏集验方》卷六

【组成】 绵黄芪、陈皮、甘草各等分

【主治】 老人小便秘涩不通。

【用法】 上为末。水煎服。自然通。

35. 秘元汤

【方源】 《会约》卷十三

【组成】 志肉(炒)八分　山药(炒)二钱　芡实(炒)二钱　枣仁(炒，捣碎)一钱半　白术(土炒)、茯苓各一钱半　甘草(炙)一钱　五味子(微炒，捣)十四粒

【主治】 思虑劳倦而遗。久遗无火，不痛而遗滑者。

【用法】 水煎，食远服。

36. 石韦汤

【方源】 《圣济总录》卷九十八

【组成】 石韦(去毛)三分　葛根(锉)、甘草(炙、锉)、桑根白皮(锉)、独活(去芦头)、防风(去叉)各半两　冬葵子(略炒)一两　木通(锉)一两　滑石(碎)三分

【主治】 血淋，小肠涩痛，烦闷。

【用法】 上为粗末。每服三钱匕，水一盏，煎至七分，去滓温服，不拘时候。

37. 石韦汤

【方源】 《产科发蒙》卷四

【组成】 石韦　瞿麦　车前子　葵子　木通　甘草　茯苓

【主治】 妇人小便淋沥，阴中痛。男子脓淋。

【用法】 水煎服。

38. 石韦饮

【方源】 《圣济总录》卷九十五

【组成】 石韦(去毛)、瞿麦穗、木通(锉)、葛根(锉)、麦门冬(去心，焙)、黄芩(去黑心)、赤茯苓(去黑皮)、冬葵子、生干地黄(焙)、滑石(碎)各一两　甘草(炙，锉)半两

【主治】 膀胱蕴热，小便不通。

【用法】 上为粗末。每服五钱匕,以水一盏半,煎取八分,去滓,空心顿服。

39. 石韦散

【方源】 《外台》卷二十七引《古今录验》

【组成】 通草二两 石韦(去毛)二两 王不留行一两 滑石二两 甘草(炙)、当归各二两 白术、瞿麦、芍药、葵子各三两

【主治】 ①《外台》引《古今录验》:石淋、劳淋、热淋,小便不利,胞中满急痛。②《局方》:肾气不足,膀胱有热,水道不通,淋沥不宣,出少起数,脐腹急痛,蓄作有时,劳倦即发,或尿如豆汁,或便出沙石。

【用法】 上为散。每服方寸匕,食前以麦粥清下,一日三次。

40. 石韦散

【方源】 《幼幼新书》卷三十引《玉诀》

【组成】 石韦(去毛)、瞿麦、海金沙、滑石、木通、甘草(炙)各等分

【主治】 小便淋热涩痛。

【用法】 上为末。每服一钱,炒灯心煎汤调下。

41. 石韦散

【方源】 《圣惠》卷十八

【组成】 石韦(去毛)一两 木通(锉)半两 瞿麦一两 甘草(炙微赤,锉)半两 葵子三合 子芩半两

【主治】 热病,小便不通。

【用法】 上为散。每服四钱,以水一中盏,煎至六分,去滓,不拘时候温服。

42. 石韦散

【方源】 《圣惠》卷五十八

【组成】 石韦(去毛)一两 瞿麦一两 滑石二两 车前子一两 葵子一两 甘草(炙微赤,锉)三分

【主治】 热淋,心神烦闷,小腹满胀。

【用法】 上为细散。每服二钱,食前以粥饮调下。

43. 石韦散

【方源】 《医学纲目》卷五

【组成】 石韦、木通、滑石、王不留行各二两 甘草梢一两 当归、白术、瞿麦、芍药、葵子各三两 黄芪二两

【主治】 膀胱有热,水道淋涩,或尿如豆汁及出沙石。

【用法】 上为细末。每服空心煎汤调下。

44. 石韦散

【方源】 《杏苑》卷七

【组成】　白芍药、白术、滑石、葵子、木通、瞿麦、石韦(去毛)、当归各八分　甘草梢五分　王不留行、人参、黄芪各七分

【主治】　淋沥不出,脐腹疼痛,劳役则发。

【用法】　上咬咀。水煎熟,食前服。

45.石淋散

【方源】　《续名家方选》

【组成】　浮石、阿胶各一钱　木通、甘草各五分

【主治】　砂石淋。

【用法】　上锉。水煎服。

46.石膏汤

【方源】　《圣济总录》卷五十三

【组成】　石膏(碎)、山栀子(去皮)、赤茯苓(去黑皮)、甘草(炙,锉)、木通(锉)各一两

【主治】　膀胱实热,小便癃闭,舌燥引饮,烦闷。

【用法】　上为粗末。每服三钱匕,水一盏,煎至七分,去滓温服。

47.龙胆泻肝汤

【方源】　《医统》卷六十

【组成】　龙胆草八分　升麻、柴胡各三分　羌活根、酒黄柏各一钱　防风根、麻黄根各二钱　苍术五分　猪苓、泽泻各三分　藁本、红花、当归各二分　黄芩五分　炙甘草三分

【主治】　尿黄,臊臭淋沥,两丸如水,汗浸两胯,阴头亦冷。

【用法】　上咬咀,作一服。水二盏煎,稍热服。忌酒、面。

48.草豆汤

【方源】　方出《直指》卷十六,名见《普济方》卷三八八

【组成】　黑豆一百二十粒　甘草(生,锉)一寸

【主治】　砂石淋。

【用法】　上以新水煎,趁热入滑石末一钱调和,空腹服。

49.榆皮汤

【方源】　《外台》卷二十七引《小品》

【组成】　榆皮半斤　滑石(一方一两)二两　黄芩(一方二两)一两　甘草(炙)、瞿麦各二两　葵子一升

【主治】　①《外台》引《小品》:诸淋。②《普济方》:气淋结涩,泄便不利。

【用法】　上切。以水一斗,煮取三升,温服一升,旦服。忌海藻、菘菜。

50. 瞿麦散

【方源】 《圣惠》卷五十八

【组成】 瞿麦一两　桑根白皮(锉)一两　木通(锉)一两　滑石一两　赤芍药一两　子芩一两　甘草(炙微赤,锉)一两　榆白皮(锉)一两　川芒硝一两

【主治】 热淋涩痛,热极不解。

【用法】 上为粗散。每服四钱,以水一中盏,煎至六分,去滓温服,不拘时候。

51. 京三棱散

【方源】 《普济方》卷三八八引《汤氏宝书》

【组成】 京三棱、莪术(炒)各一两　益智子(去壳)、甘草(炙)、神曲(炒)、麦蘖(炒)、橘红各半两

【主治】 白浊。

【用法】 上为末。白汤点下。

52. 白茯苓散

【方源】 《普济方》卷二一六引《十便良方》

【组成】 白茯苓、龙骨、甘草(炙,锉细)、干姜、桂心、续断、附子各一两　熟干地黄、桑螵蛸(微炒)各一两半

【主治】 小便不禁,日夜不止;白浊,甚至下血。

【用法】 上为散。每服四钱,水一钟,煎至六分,去滓,每于食后温服。

第四章 治疗五官科疾病

1. 白术汤
【方源】 《银海精微》卷下
【组成】 白术、川芎、蔓荆子、没药、白蒺藜（去刺）、黄芩、防风、五味子、菊花、甘草各等分
【主治】 眼痛而憎寒,此乃气衰血盛。
【用法】 水煎服。

2. 木贼散
【方源】 《准绳·类方》卷七
【组成】 木贼　苍术　蒺藜　防风　羌活　川芎　甘草
【主治】 眼出冷泪。
【用法】 水煎服。

3. 升阳柴胡汤
【方源】 《兰室秘藏》卷上
【组成】 肉桂五分　柴胡（去苗）一钱五分　知母（酒炒,如大者,加作五钱）、防风、白茯苓、泽泻、陈皮各一钱　生地黄（酒炒）、楮实（酒炒微润）、黄芪、人参、白术各五钱　甘草梢、当归身、羌活、熟地黄、独活、白芍药各一两
【主治】 ①《兰室秘藏》:青白翳。②《审视瑶函》:视正反斜。
【用法】 上锉。每服五钱,水二盏,煎至一盏,去滓,稍热食远服。别合一料,炼蜜为丸,如梧桐子大,每服五十丸,茶清送下。每日与前药各一服,食远,不可饱服。

4. 正料消风散
【方源】 《眼科全书》卷五
【组成】 前胡　川芎　白茯　甘草　防风　荆芥　羌活　僵蚕　蝉蜕　厚朴人参　合香
【主治】 胎风赤烂外障。
【用法】 水煎服。

5. 龙胆泻肝汤
【方源】 《症因脉治》卷一
【组成】 龙胆草　柴胡　黄芩　川黄连　山栀　知母　麦冬　甘草
【主治】 外感齿痛,身发寒热,痛连头目,甚则攻注牙龈,肿痛作脓,属肝经积

热者。

6. 甘草汤

【方源】 《医心方》卷五引《疗眼方》

【组成】 甘草一分　黄柏一分　苦参一分　当归一分

【主治】 眼为物所触中,疼痛、肿赤、结热。

【用法】 水一升二合,煎取七合,待冷洗眼,日五六,夜一。

7. 甘草汤

【方源】 《圣济总录》卷一〇三

【组成】 甘草(炙)一两　地骨皮五两　荠苨五两　葛根(锉)一两

【主治】 目赤痛,心躁口干。

【用法】 上为粗末。每服五钱匕,水一盏半,加竹叶七片,煎至七分,去滓,放温,食后临卧服。

8. 甘草汤

【方源】 《圣济总录》卷一〇三

【组成】 甘草(炙)、甘竹茹(细切)各一两　芦根(锉)二两　新粟米三合

【主治】 眼赤肿痛。

【用法】 上为粗末。每服五钱匕,水一盏半,煎至七分,去滓,食后服,临卧再服。

9. 甘草汤

【方源】 《圣济总录》卷一〇九

【组成】 甘草(炙,锉)、防风(去叉)、羚羊角(镑)、羌活(去芦头)、生干地黄(焙)、细辛(去苗叶)、菊花、玄参、杏仁(去皮尖双仁,炒令黄)、地肤子、栀子仁、青葙子、当归(切,焙)、决明子、蜀椒(去目并合口,炒出汗)各一两

【主治】 风毒攻眼,渐生胬肉,碜涩疼痛。

【用法】 上为粗末。每服五钱匕,水一盏半,煎至一盏,去滓,食后温服。

10. 甘菊花散

【方源】 《圣济总录》卷一〇四

【组成】 甘菊花四两　防风(去叉)二两　蒺藜子(炒去角)、恶实(炒)各一两　甘草(炙,锉)半两

【主治】 风毒攻眼,碜痛不可忍。

【用法】 上为散。每服二钱匕,熟水调下,食后、临卧服。

11. 石膏散

【方源】 《圣济总录》卷一〇七

【组成】 石膏(火煅过)二两　川芎一两　甘草(炙,锉)半两

【主治】 目风眼寒,偏头痛,夹脑风,鼻出清涕,眼目冷痛。

【用法】 上为细散。每服一钱匕,食后生葱、好茶调下,一日二次。

12. 石膏散

【方源】 《永乐大典》卷一一四一二引《黄帝七十二证眼论》

【组成】 石膏(生)一两 川乌(炮,去皮脐)半两 山茵陈半两 僵蚕半两 甘草半两 防风半两 川芎半两 白芷半两

【主治】 一切风毒气眼,烂弦风,头风疼,冷泪睛疼。

【用法】 上为末。每服二钱,食后茶调下。

13. 石膏散

【方源】 《张氏医通》卷十五

【组成】 生石膏三两 藁本、白术(生)、甘草(炙)各一两半 白蒺藜(炒,去刺)一两

【主治】 头风患眼。

【用法】 上为散。每服四五钱,热茶清调,空腹、临卧各一服。

14. 石决明散

【方源】 《圣济总录》卷一○七

【组成】 石决明、羌活(去芦头)、草决明、菊花各一两 甘草(炙,锉)半两

【主治】 风毒气攻入头系,眼昏暗,及头目不利。

【用法】 上为散。每服二钱匕,水一盏,煎至六分,和滓,食后、临卧温服。

15. 龙脑煎

【方源】 《秘传眼科龙木论》卷五

【组成】 龙脑一分 秦皮、防风、细辛、甘草、宣黄连各一两半

【主治】 天行后赤眼外障。

【用法】 上为末,以水一大碗,浸药末三日三夜,用银铫子煎至七分,以束绵滤去滓,加入蜜四两,煎至五七沸,入瓷瓶子内盛,勿令泄气。每用点眼。

16. 龙脑膏子

【方源】 方出《圣惠》卷三十二,名见《普济方》卷七十四

【组成】 龙脑半钱 秦皮(锉)、黄连(去须)、甘草(生,锉)、马牙硝(炼过,细研)各半两

【主治】 风毒暴赤眼,肿涩痛。

【用法】 上为末。用水一大盏,浸药一宿,以银铫子煎五分,用新绵滤过,入龙脑,搅令匀,瓷器中盛。以铜箸点眼。

17. 龙胆泻肝汤

【方源】 《温热经解》

【组成】 龙胆草一钱半 酒芩一钱 泽泻一钱 生地六钱 北柴胡五分 车前

子一钱　青皮七分　黑山栀一钱　甘草一钱

【主治】　火邪伤人,耳聋目瞑者。

18.归葵汤

【方源】　《兰室秘藏》卷上

【组成】　柴胡二分　生甘草、蔓荆子、连翘、生地黄、当归身、红葵花、人参各三分　黄芪、酒黄芩、防风、羌活各五分　升麻一钱

【主治】　目中溜火,恶日与火,隐涩难开,目小眦紧,视物昏花,迎风有泪。

【用法】　上咬咀。每服五钱,水二盏,煎至一盏,去滓,食后温服。

19.归芍红花散

【方源】　《审视瑶函》卷四

【组成】　当归、大黄、栀子仁、黄芩、红花(以上俱酒洗,微炒)、赤芍药、甘草、白芷、防风、生地黄、连翘各等分

【主治】　眼胞肿硬,内生疙瘩

【用法】　上为末。每服三钱,水煎,食远服。

20.四圣散

【方源】　《医方类聚》卷七十引《施圆端效方》。

【组成】　当归一两　甘草四两　芍药二两　黄连三两

【主治】　赤眼。

【用法】　上为细末。水煎,洗目并吃。

21.四顺饮

【方源】　《普济方》卷七十一

【组成】　大黄一两半　川芎、山栀仁、赤芍药、朴硝各一两　当归、枳壳、甘草(炙)各一两

【主治】　远年眼目赤肿,大便不通。

【用法】　上咬咀。每服二钱,加生地黄三寸煎。

22.四物清肺汤

【方源】　《眼科临症笔记》

【组成】　大熟地五钱　当归尾三钱　川芎二钱　赤芍三钱　栀子三钱　银花三钱　胡黄连三钱　石决明四钱　槐实三钱　甘草一钱　冬虫草五分

【主治】　迎风流热泪。

【用法】　水煎服。

23.四顺凉肝散

【方源】　《银海精微》卷下

【组成】　荆芥、川芎、当归、防风、赤芍药、甘草、汉防己各等分

【主治】 视物不明,如纱遮睛者。

【用法】 水煎,温服。

24. 仙术散

【方源】 《博济》卷三

【组成】 苍术(米泔浸淘一两宿)一两 木贼一两 蝉蜕(净泥秤)一分 谷精草一分 甘草(炙)一两 黄芩半两 蛇退皮(汤洗焙干,滴油杵)一钱

【主治】 眼目翳膜,遮障昏暗。

【用法】 上为细末,每服一钱,空心、临卧时冷水调下。

25. 生犀丸

【方源】 《御药院方》卷十

【组成】 荆芥穗、大黄各一两 甘草、川芎各半两 薄荷叶七钱

【主治】 目赤肿痛隐涩,眵泪生疮。

【用法】 上为细末,炼蜜为丸,每两作十丸。每服二丸,食后细嚼,温水送下。

26. 生犀升麻汤

【方源】 《葆光道人眼科龙木论》

【组成】 犀角一两一钱 川升麻、防风、白附子、白芷、黄芩各五钱 甘草一钱

【主治】 内障。气血皆衰,荣卫凝滞,瞳仁倒者。

【用法】 上㕮咀。每服三钱,水一钟半,煎至半钟,去滓再煎,食后服,一日三次。

27. 白药子散

【方源】 《宣明论》卷十四

【组成】 白药子一两 甘草半两

【主治】 一切疳眼赤烂,目生翳膜,内外障疾,并小儿吐痢。

【用法】 上为末。用猪肝一叶,批开掺药五钱,水一大盏,煮熟,食后服。

28. 白蒺藜散

【方源】 《眼科全书》卷五

【组成】 白蒺藜(炒)、蔓荆子、茺蔚子、苍术(米泔浸)、菊花各二两 草决明 升麻 石决明 甘草

【主治】 肝风目暗外障。

【用法】 上为末。食后酒调温服。

29. 立应散

【方源】 《准绳·类方》卷七

【组成】 橡斗子一个 甘草三钱

【主治】 冷泪。

【用法】 上为细末。每服二钱,熟水调下。

30. 圣僧丸

【方源】 《永乐大典》卷一一四一三引《眼科诀髓》

【组成】 羌活、川芎、防风、木贼、甘草、苍术、青皮、菊花、石膏、蒺藜各一两　枸杞子、蛇蜕、石决明各半两

【主治】 退翳明目。

【用法】 上为末,炼蜜为丸,如弹子大。每服半丸,食后冷水送下。忌毒物。

31. 地骨散

【方源】 《朱氏集验方》卷九

【组成】 地骨皮、生地黄、黑参、甘草、木通、黄芩各等分

【主治】 心经受热,眼赤或生翳膜。

【用法】 上为粗末。水煎服。

32. 地骨皮汤

【方源】 《圣济总录》卷一〇七

【组成】 地骨皮一两半　甘菊花、升麻、黄连(去须)、防风(去叉)、木通(锉)、蕤蕤、大黄(锉,炒)、甘草(炙,锉)、蕤仁(去皮)各一两

【主治】 心肺风热,目干涩痛痒。

【用法】 上为粗末。每服五钱匕,水一盏半,煎至七分,去滓,食后、临卧温服。

33. 地骨皮散

【方源】 《圣惠》卷三十二

【组成】 地骨皮、川升麻、玄参、甘草(炙微赤,锉)、防风(去芦头)、黄芩各一两　赤茯苓二两　羌活三分　桑根白皮(锉)二两　决明子二两半　石膏二两　柴胡(去苗)二两半

【主治】 肝壅毒气上攻,眼睛赤涩疼痛,心躁体热。

【用法】 上为粗散。每服四钱,以水一中盏,加生姜半分,淡竹叶二七片,黑豆五十粒,煎至六分,去滓,食后温服。

34. 地骨皮散

【方源】 《圣济总录》卷一〇三

【组成】 地骨皮(去土)、羌活(去芦头)、防风(去叉)、土蒺藜(去刺,微炒)、甘草(炙,锉)各一两

【主治】 风毒气上攻,两眼碜涩疼痛,及暴赤眼。

【用法】 上为细散。每服二钱匕,荆芥茶清调下;如患暴赤眼,浓煎甘草汤调下,食后、临卧服。

35. 芍药汤

【方源】 《圣济总录》卷一〇五

【组成】 芍药、白茯苓(去黑皮)、决明子、玄参、羚羊角(镑)、前胡(去芦头)、菱蕤、秦皮、甘草(炙)、人参、苦参各一两

【主治】 风热上攻,眼目飞血赤脉,涩痛难开。

【用法】 上为粗末。每服三钱匕,水一盏,煎至七分,去滓,加生地黄汁少许,再煎沸,食后、临卧温服。

36. 芍药汤

【方源】 《圣济总录》卷一〇五

【组成】 芍药、川芎、黄芩(去黑心)、大黄(锉,炒熟)、甘草(微炙,锉)各半两 黄连(去须)一两

【主治】 目小眦赤脉。

【用法】 上为粗末。每服五钱匕,水二盏,煎至一盏,去滓,食后、临卧温服。

37. 芎辛汤

【方源】 《兰室秘藏》卷上

【组成】 细辛二分 川芎、蔓荆子各五分 甘草、白芷各一钱 防风一钱五分

【主治】 两眼昼夜隐涩难开,羞明恶日,视物昏暗,赤肿而痛。

【用法】 上㕮咀,都作一服,水二盏,煎至一盏,临卧温服。

38. 吹鼻散

【方源】 《万氏家抄方》卷一

【组成】 火硝四两 黄丹二两 石膏二两 乳香二钱 没药二钱 藜芦三分 细辛三分 天麻二钱 雄黄三分 川芎三钱 天门冬、麦门冬、皂角、甘草各六钱

【主治】 偏正头风,火眼。

【用法】 上为末,吹鼻,吹时须令病人含水一口。

39. 羌活柴胡散

【方源】 《陈氏幼科秘诀》

【组成】 川芎 当归 黄连 山栀 连翘 防风 玄参 陈皮 羌活 甘草 赤芍 龙胆草

【主治】 肝热所致暴赤眼肿。

40. 谷精草散

【方源】 《眼科全书》卷六

【组成】 谷精草 防风 甘草

【主治】 目翳落后。

【用法】 上为细末。米饮调下。

41. 苓泽石膏汤

【方源】 《四圣心源》卷八

【组成】 茯苓三钱　泽泻三钱　栀子三钱　甘草二钱　半夏三钱　石膏

【主治】 湿热熏蒸,目珠黄赤者。

【用法】 水煎大半杯,热服。

42. 拨云散

【方源】 《银海精微》卷下

【组成】 黄芩　甘草　藁本　栀子　防风　菊花　密蒙花　连翘　桔梗　薄荷　赤芍药　白蒺藜

【主治】 三焦积热、肝膈风热上攻,眼赤涩肿痛,年深有红翳于乌睛上,浓泪如红霞映日者。

【用法】 水煎,食后服。

43. 拨云散

【方源】 《救偏琐言·备用良方》

【组成】 生地　黄连　木通　荆芥穗　谷精草　甘草　赤芍　羚羊角　大黄一分至三分　木贼　甘菊　金银花　羌活　望月砂

【主治】 痘后热毒在肝,两目通红,甚至起障生翳者。

【用法】 加灯心、白芙蓉叶煎服。

44. 败毒黄连丸

【方源】 《异授眼科》

【组成】 黄连、甘草、连翘、羌活各一两

【主治】 眼丹。

【用法】 上为末,炼蜜为丸,如梧桐子大。每服五十丸,白汤送下。

45. 乳香膏

【方源】 《圣济总录》卷一〇四

【组成】 甘草、黄连(去须)各半两(宣州者)　黄柏(去粗皮)三分

【主治】 暴赤眼。

【用法】 上为粗末,以水二盏,煎至七分,绵滤去滓,后入腻粉少许、黄明乳者皂子大二块,研匀,点之。

46. 炙肝散

【方源】 《圣济总录》卷一一一

【组成】 石决明(洗)、谷精草(洗)各四两　皂荚(炙,去皮子)一分　甘草(炙,锉)二两　木贼(锉)、黄芩(去黑心)各五两　苍术(米泔浸七日,切,焙)半斤

【主治】 外障赤肉,翳膜遮障不明。

【用法】 上为散。每用豮猪肝一叶,去筋膜,切数缝,掺药末五钱,分于缝内,仍掺盐一钱合定,用旋斫湿柳枝三四条搁起,慢火炙香熟,早晨空心冷吃尽,续吃冷饭一盏

压之。仍于三里穴灸二三七壮,三日后有泪下为验,七日翳膜必退,每旦用新水漱口。

47. 夜光柳红丸

【方源】 《眼科纂要》卷下

【组成】 人参、甘草、藁本、苍术、羌活、防风、荆芥、薄荷各一两　全蝎一钱　首乌、川芎、当归身、蒲黄、北细辛各一两

【主治】 目过午后疼痛。

【用法】 炼蜜为丸。茶送下。

48. 栀子仁散

【方源】 《圣惠》卷十六

【组成】 栀子仁、黄连(去须)、枳壳(麸炒微黄,去瓤)、龙胆(去芦头)、赤芍药、甘草(炙微赤,锉)、川大黄(锉碎,微炒)各半两

【主治】 时气热毒未除,心胸烦闷,毒气上攻,两眼赤肿。

【用法】 上为散。每服五钱,以水一大盏,煎至五分,去滓,食后温服。

49. 荆芥散

【方源】 《异授眼科》

【组成】 荆芥、蔓荆子、白菊、白芍、香附、苍术(炒)、草决明(炒)、甘草各等分

【主治】 肝经风邪,致目遇风作痒。

【用法】 上为细末。每服一钱,黑豆汤送下。另点虎液膏。

50. 草香饮

【方源】 《惠直堂方》卷二

【组成】 夏枯草四两　香附子四两　甘草八钱

【主治】 目疾,至夜则甚,或点苦寒反重者,及肝虚冷泪,怕日羞明。

【用法】 上为末。每服一钱五分,清汤送下。

51. 草龙胆散

【方源】 《袖珍》卷三引《圣惠》

【组成】 龙胆草(洗,去头)、菊花(去梗)、木贼(洗净,去节)、草决明(微炒)、甘草(炙)各二两　香附子(炒,去毛)、川芎(不见火)各四两

【主治】 上焦受于风热,气毒攻冲眼目暴赤,磣涩羞明,肿痛多眵,迎风有泪,翳膜攀睛,胬肉隐痛。

【用法】 上为细末,每服二钱,用麦门冬熟水,入砂糖少许同调,食后服;或米泔调下亦得。

52. 草龙胆散

【方源】 《活幼心书》卷下

【组成】 草龙胆、木贼(去节)、荆芥、菊花、防风(去芦)、草决明(半生半炒)、甘草

各半两

【主治】 暴赤火眼,昼夜涩痛,作肿泪多。

【用法】 上咬咀。每服二钱,水一盏。煎七分,不拘时候温服。

53. 茵芋汤

【方源】 《千金》卷十三

【组成】 茵芋一分　人参、甘草、苁蓉、黄芪、茯苓、秦艽、厚朴各一两　防风十两　乌喙二两　松实、山茱萸各三两

【主治】 风虚眩,眼暗。

【用法】 上咬咀。以水一斗,煮取二升半,分三服,强人令日夜尽;劣人分五服,二日尽。

54. 茵陈汤

【方源】 《普济方》卷四十七

【组成】 茵陈一分　人参、甘草、苁蓉、黄芪、茯苓、秦艽、厚朴、乌喙各二两　防风六两　山茱萸、松实各三两

【主治】 风头眩眼暗。

【用法】 上咬咀。以水一斗,煮取二升半,分五服,强者一日夜尽,羸劣者分五服,二日尽。

55. 姜桂参苓首乌汤

【方源】 《四圣心源》卷八

【组成】 人参三钱　首乌三钱　桂枝三钱　甘草二钱　茯苓三钱　干姜三钱

【主治】 目珠塌陷。

【用法】 煎大半杯,温服。

56. 神功汤

【方源】 《眼科锦囊》卷四

【组成】 知母　人参　龙骨　天麻　附子　甘草

【主治】 诸般内障。

【用法】 水煎服。

57. 神应膏

【方源】 《得效》卷十一

【组成】 黄柏一两　真绿豆粉一两半　甘草四两　红花二两

【主治】 护眼,防豆花入眼生翳,令疮痘面上亦少。

【用法】 上为末。生清油调涂两眼四畔。

58. 神应回光散

【方源】 《急救他方》卷三

【组成】 木贼、白芷、甘草、青葙子、楮实子、草决明、羌活、石决明、川乌(炮)、白蒺藜、蝉蜕各等分

【主治】 障翳赤眼,胬肉攀睛。

【用法】 上为末。每服一钱,食后茶汤调下;酒调亦可。

59. 退赤丸

【方源】 《准绳·类方》卷七

【组成】 生地黄、草决明、黄芩、当归、白术、木通、连翘、甘草各等分

【主治】 目赤。

【用法】 上为细末,炼蜜为丸,如梧桐子大。每服四十丸,淡竹叶煎汤吞下。

60. 退赤散

【方源】 《葆光道人眼科龙木集》

【组成】 生地黄、木通、甘草、栀子各等分

【主治】 肝实而血盛,血气上冲,流注于目,致目赤而不痛。

【用法】 上为细末。每服二钱,食后用竹叶汤调下,每日三次。

61. 退翳汤

【方源】 《诚书》卷七

【组成】 柴胡、甘草、黄芪各三钱　羌活、黄连、升麻、五味子、归身各二钱　防风一钱半　黄芩、黄柏(酒炒)、芍药、龙胆草(酒洗)各五钱　石膏二钱五分

【主治】 退翳。

【用法】 上取三钱,水煎服。

62. 秦皮洗眼汤

【方源】 《圣惠》卷三十二

【组成】 秦皮二两　秦艽(去苗)、细辛、防风(去芦头)各一两　甘草(炙)半两

【主治】 ①《圣惠》:热毒风上攻,眼睛疼痛。②《幼幼新书》引《龙木论》:疮疹入眼。

【用法】 上为细散,每用一两,以水一大盏半,煎至一盏,绵滤去滓,每晚三合洗。

63. 秦皮洗眼汤

【方源】 《圣济总录》卷一〇六

【组成】 秦皮一两　秦艽一两　甘草半两　玄参一两　柴胡(去苗)三分

【主治】 热毒风上攻,目睛疼痛。

【用法】 上为粗末。每用一两,以水三盏,煎取一盏半,绵滤去滓,微热淋洗,冷即再暖用。

64. 桂枝菖蒲汤

【方源】 《四圣心源》卷八

【组成】 柴胡三钱 桂枝三钱 丹皮三钱 生姜三钱 甘草二钱 菖蒲二钱

【主治】 瞳子缩小。

【用法】 水煎半杯,热服。

65.真珠散

【方源】 《圣惠》卷三十三

【组成】 真珠末半两 石决明(捣碎,细研,水飞过)一两 黄芩二两 甘菊花一两 青葙子二两 川芎一两 甘草(炙微赤,锉)一两 人参(去芦头)一两

【主治】 眼忽生翳膜,赤涩疼痛。

【用法】 上为细散。每服一钱,食后以温浆水调下。

66.秘方苍术汤

【方源】 《葆光道人眼科龙木集》

【组成】 苍术、玄参、甘草、远志、茺蔚子各等分

【主治】 视物不明。

【用法】 上㕮咀。每服五钱,入秦皮一片,水一钟半,煎至一钟,食后温服,滓再煎。

67.秘方连翘散

【方源】 《葆光道人眼科龙木集》

【组成】 连翘、栀子、甘草、朴硝、黄芩、薄荷各等分

【主治】 白膜遮睛。

【用法】 上为末。每服三钱,茶清调下;无根水亦可。

68.秘方洗心散

【方源】 《葆光道人眼科龙木集》

【组成】 荆芥、甘草、菊花、大黄、当归、芍药各等分

【主治】 ①《葆光道人眼科龙木集》:目痛而身热。②《济阳纲目》:风邪客于腠理,湿气相争,停于两睑,目时赤痛。

【用法】 上㕮咀。每服三钱,加生姜、薄荷少许,水一钟半,煎至一钟,去滓,食后温服。

69.秘方菊花散

【方源】 《葆光道人眼科龙木集》

【组成】 菊花、甘草、防风、荆芥、蝉蜕、大黄、石决明(煅)各等分

【主治】 目痛而身热。

【用法】 上为细末,每服三钱,食后卧时以水一钟调服;茶亦可。

70.凉肝散

【方源】 《圣济总录》卷一〇三

【组成】 川芎、栀子仁、槐蛾(炒)各一两 荆芥穗二两 甘草(炙)半两

【主治】　赤眼肿痛。

【用法】　上为散,每服一钱或二钱匕,食后以砂糖水调下。

71.萎蕤汤

【方源】　《圣济总录》卷一〇九

【组成】　萎蕤、升麻、黄连(去须)各一两半　秦皮(去粗皮)三分　地骨皮、山栀子仁、甘草(炙,锉)各一两

【主治】　眼生息肉淫肤。

【用法】　上为粗末。每服五钱匕,水一盏半,煎至一盏,去滓,投芒硝末一钱匕。食后、临卧温服。

72.萎蕤汤

【方源】　《圣济总录》卷一一一

【组成】　萎蕤(去皮)、地骨皮(去土)、赤芍药各一两半　犀角屑、黄芩(去黑心)、茯神(去木)、甘草(炙,锉)、升麻各一两

【主治】　眼生肤翳。

【用法】　上为粗末。每服五钱匕,以水一盏半,煎至一盏,去滓,食后温服,临卧再服。

73.菊花散

【方源】　《御药院方》卷十

【组成】　薄荷(去土)三两　甘草(微炒)二两　大黄(去粗皮)、芒硝各一两　甘菊花(去枝杖并土)、缩砂仁各半两

【主治】　眼目暴赤,生疮赤肿疼痛,目自泪出。

【用法】　上为细末。每服三钱,食后茶清调下。

74.菊花散

【方源】　《普济方》卷七十四

【组成】　黄芩、大黄、菊花、甘草、防风各二两　土当归半两

【主治】　目赤肿,及因麻痘伤寒后,服热药并毒食,致令肿痛,如桃李大,不得开。

【用法】　上为散。每服五钱,水一盏煎,空心服。

75.菊花散

【方源】　《银海精微》卷上

【组成】　菊花、川芎、木贼、香附子、夏枯草、羌活各一两　草乌一钱　防风、甘草、荆芥、白芷各五钱

【主治】　热泪。

【用法】　上为末。每服三钱,茶下;水煎服亦可。

76. 菊花散

【方源】 《葆光道人眼科龙木集》

【组成】 菊花、甘草、防风、荆芥、蝉蜕、大黄、石决明各等分

【主治】 目痛而身热者。

【用法】 上为细末。每服三钱,食后、卧时,水一钟调下,茶亦可。

77. 黄连膏

【方源】 《医方类聚》卷七十引《经验秘方》

【组成】 白矾、黄连、甘草、乳香、杏仁各等分

【主治】 眼痛不可忍。

【用法】 上同于口内嚼烂,以绵滤过,以指头黏于眼皮上。

78. 清毒散

【方源】 《异授眼科》

【组成】 大黄 荆芥 牛蒡子 甘草

【主治】 风湿眼痛。

【用法】 水煎服。

79. 清凉散

【方源】 《得效》卷十六

【组成】 蔓荆子、荆芥、苦竹叶、甘草各半两 山栀子(去皮)一分

【主治】 冰瑕深翳。五脏俱受风热,黑水内横深瑕盘,青色沉沉深入,痛楚无时。

【用法】 上锉散。每服三钱,以水一盏半,加薄荷七叶煎,温服。

80. 清热泻火汤

【方源】 《会约》卷六

【组成】 生地一钱半 赤芍一钱二分 白芷一钱 川芎八分 荆芥七分 大黄(酒炒)一钱半 薄荷七分 羌活七分 防风、连翘各八分 甘草八分 黄芩一钱 山栀子(炒黑)一钱 独活八分

【主治】 目暴痛,赤肿羞明。

【用法】 水煎,食后服。

81. 羚羊角散

【方源】 《圣惠》卷三十二

【组成】 羚羊角屑、赤芍药、薏仁(汤浸,去赤皮)、赤茯苓、甘草(炙微赤,锉)、地骨皮、麦门冬(去心,焙干)各一两

【主治】 眼目涩痛,渐渐昏暗。

【用法】 上为散。每服三钱,以水一中盏,煎至六分,去滓,食后温服。

82. 绿风还睛丸

【方源】 《金鉴》卷七十七

【组成】 甘草、白术、人参、茯苓、羌活、防风、菊花、生地黄、蒺藜、肉苁蓉、山药、牛膝、青葙子、密蒙花、菟丝子、木贼、川芎各一两

【主治】 内障,已成绿风不足证。

【用法】 上为细末,炼蜜为丸,如梧桐子大。每服三钱,空心清茶送下。

83. 韩相进灵丹

【方源】 《准绳·类方》卷七

【组成】 防风、石决明、威灵仙、蕤仁、蛤粉、谷精草、枸杞子、苍术、甘草、菊花各一两

【主治】 目内外障。

【用法】 上为末,用雄猪肝一具,竹刀劈开去膜,擂极烂,和药为丸,如绿豆大。每服三十丸,盐汤送下。

84. 犀角饮

【方源】 《圣济总录》卷一○七

【组成】 犀角(镑)、石膏、芦根、大黄(锉,炒)、生麦门冬(去心)各一两半 甘草(炙)一两 淡竹叶五十片 生地黄二两

【主治】 五脏风热,眼赤,并黑睛上生黄翳,隐涩疼痛。

【用法】 上咬咀,如麻豆大。每服五钱匕,水一盏半,煎至八分,去滓,下芒硝末半钱匕,更煎令沸,食后温服。

85. 嚼化丸

【方源】 《眼科阐微》卷三

【组成】 当归、川芎、木贼、天麻、干菊花、白蒺藜、黄连、藁本、羌活、独活、青葙子、楮实子、荆芥、苍术、甘草、夜明砂各等分

【主治】 眼胞肿硬,疼痛难忍。

【用法】 上为末,炼蜜为丸,如指顶大。嚼化,早、晚各一次。

86. 镇肝散

【方源】 《卫生总微》卷十八

【组成】 胡黄连、栀子仁各一两 甘草(微炙)、马牙硝、青葙子各半两 真珠(另研)一分 牛黄(别研)一分

【主治】 痰热眼生翳膜。

【用法】 上为末,拌匀,每服一钱,加荆芥、薄荷各少许,用水一盏,煎至半盏,去滓。食后温服。

87. 镇肝固胆汤

【方源】《眼科临症笔记》

【组成】 何首乌五钱　生地四钱　熟地四钱　金石斛三钱　菟丝子(炒)三钱　芜蔚子三钱　甘草一钱　冬虫草五分　车前子(炒,另包)三钱

【主治】 心脏衰弱,肾水不足,肝胆之精液不能上注于目,致生水晶障,两眼风轮色白清莹,膏厚满珠,头疼目酸,不时流泪。

【用法】 水煎服。

88. 熟地黄丸

【方源】《银海精微》卷下

【组成】 熟地黄一两　五味子、枳壳(炒)、甘草(炙)各三钱

【主治】 血弱阴虚,不能养心,致心火旺,阳火盛,偏头肿闷,瞳子散大,视物则花。

【用法】 上为细末,炼蜜为丸。每服一百丸,食远清茶送下,一日三次。忌食辛辣物及寒冷物。

99. 翳云散

【方源】《种痘新书》卷十二

【组成】 防风、甘草、羌活、黄芩、黄连、菊花、白芷、荆芥、蒺藜、龙胆草、石膏、川芎、大黄、石决明、木贼各等分

【主治】 痘后眼生翳障。

【用法】 上为末,蜜水调服。

90. 木通丸

【方源】《圣济总录》卷一一四

【组成】 木通(锉)、细辛(去苗叶)、桂(去粗皮)、菖蒲、当归(切,焙)、甘草(炙,锉)、独活(去芦头)各半两　附子(炮裂,去皮脐)、磐石(研如粉)各一分

【主治】 耳鸣耳聋。

【用法】 上为末,旋以葱汁为丸,如枣核大。绵裹塞耳中。

91. 四顺煎

【方源】《医学集成》卷二

【组成】 当归　赤芍　羌活　防风　连翘　炒栀　大黄　甘草　灯心

【主治】 寒火冲耳。

92. 石膏黄芩汤

【方源】《医学启蒙》卷四

【组成】 石膏、黄芩、甘草、桑白皮、荆芥、鸡苏、桔梗各等分

【主治】 鼻渊。

【用法】 水煎服。

93. 荆芥散

【方源】 《杨氏家藏方》卷十一

【组成】 荆芥穗、薄荷叶(去土)、细辛(去叶土)、甘草(炙)各等分

【主治】 风虫牙痛,牙槽浮肿。

【用法】 上为细末。每服二钱,茶调下;或用药五钱,水一大碗,煎三五沸,通口慢慢盥漱亦得。

94. 茴香散

【方源】 《医方类聚》卷七十三引《经验秘方》

【组成】 广木香、茶各一两　八角、茴香、乳香、人参各半两　川楝子(去皮子)二两半　甘草、知母、小茴香、贝母各一两半　沉香二钱　安息香二钱半

【主治】 牙痛。

【用法】 上为细末。好酒和聚,阴干为末。每服三钱,空心酒下。

95. 凉膈散

【方源】 《寿世保元》卷六

【组成】 连翘、栀子各三钱　大黄(酒蒸)四钱　芒硝一钱　黄芩三钱　薄荷八分知母一钱五分　升麻四分　石膏三钱　黄连六分　甘草八分

【主治】 胃有实热,齿痛,或上牙痛尤甚者。

【用法】 上锉一剂,水煎,频服。

96. 黄芩石膏汤

【方源】 《四圣心源》卷八

【组成】 黄芩二钱　石膏三钱　生甘草二钱　半夏三钱　升麻二钱　芍药三钱

【主治】 牙痛龈肿。

【用法】 水煎半杯,热服,徐咽。

97. 失笑散

【方源】 《鸡峰》卷二十一

【组成】 川乌头、芎、甘草、地骨皮、细辛、白芷、高良姜各等分

【主治】 牙疼。

【用法】 上为细末。每用少许,于痛处擦三二次,涎出,以温水漱。

98. 立效散

【方源】 《兰室秘藏》卷中

【组成】 细辛二分　炙甘草三分　升麻七分　防风一钱　草龙胆(酒洗)四钱

【主治】 牙齿痛不可忍,连及头脑项背,微恶寒饮,大恶热饮。

【用法】 上㕮咀。都作一服,水一盏,煎至七分,去滓,以匙抄在口中,煠痛处,待少时则止。

99. 玉池散

【方源】 《袖珍》卷三

【组成】 藁本(去土)、升麻、防风(去芦)、细辛、白芷、甘草节、当归、槐花、川芎、独活各等分

【主治】 牙脓血变骨槽风,及骨已出者。

【用法】 上为细末。每服三钱,加生姜三片,水一盏,煎七分,温漱,服之无妨。

100. 清胃散

【方源】 《嵩崖尊生》卷六

【组成】 丹皮一钱　青皮六分　甘草五分　石膏一钱　生地黄、防风、荆芥各一钱

【主治】 胃热牙痛面热。

101. 固胎泻火汤

【方源】 《眼科临症笔记》

【组成】 当归四钱　川芎二钱　白芍三钱　黄芩三钱　连翘三钱　寸冬三钱　丹皮二钱　石决明三钱　芥穗(炒黑)二钱　艾叶二钱　菟丝子三钱　枳壳二钱　甘草一钱

【主治】 兼胎病目症(妊娠性弥漫性浅层角膜炎)。头疼目赤,白膜隐隐,流泪酸疼。

【用法】 水煎服。

102. 地骨皮散

【方源】 《圣济总录》卷一二一

【组成】 地骨白皮(微炒)一两　当归(切,焙干)三分　升麻半两　桂(去粗皮)一分　甘草(炙黄赤色)半两　川芎三分　紫矿(炙)半两　寒水石二两半　莨菪子(炒香熟)半两

【主治】 齿动,吃食不稳。

【用法】 上为散。每用一钱匕,涂齿根下;甚者绵裹如弹子大,日吞三两丸,口中含化亦炒。

103. 甘露饮

【方源】 《痘科金镜赋集解》卷六

【组成】 人参　白茯苓　甘草　生地　麦冬　五味子　知母　花粉　葛根

【主治】 喉舌牙疳,痘后牙疳出血,口臭口烂。

104. 玉池散

【方源】 《局方》卷七(续添诸局经验秘方)

【组成】 当归(去芦)、藁本、地骨皮、防风、白芷、槐花(炒)、川芎、甘草(炙)、升麻、

细辛(去苗)各等分

【主治】 风蛀牙痛,肿痒动摇,牙龈溃烂,宣露出血,口气等。

【用法】 上为末。每用少许揩牙,痛甚即取二钱,水一盏半,加黑豆半合,生姜三片,煎至一盏,稍温漱口,候冷吐之。

105. 清胃散

【方源】 《治疹全书》卷下

【组成】 黄连　石膏　升麻　生地　丹皮　连翘　元参　甘草　粳米

【主治】 牙痛,牙宣,口臭,口疮。

106. 白龙丸

【方源】 《普济方》卷二九九

【组成】 南硼砂一钱半　缩砂一钱　地栗(去皮)三十个　甘草二钱　寒水石(烧)二钱　白僵蚕(直者)三十个　桂心二钱　白茯苓二钱

【主治】 一切口内诸疮。

【用法】 上为细末,水为丸,如小豆大,蛤粉为衣。咽喉中有一切痰痛,用清水半盏,放药在内,用竹箸搅动出,细呷之。

107. 滑胃消疳汤

【方源】 《洞天奥旨》卷十二

【组成】 石膏一钱　人参三分　芦荟一钱　黄柏五分　茯苓一钱　炙甘草三钱　生地一钱　天花粉一钱

【主治】 走马牙疳。

【用法】 水煎服。

108. 牛黄散

【方源】 《救急选方》卷上引《幼幼新书》

【组成】 甘草二两　郁金一两　马牙硝半两　朱砂二钱

【主治】 走马疳。

【用法】 上为细末,衮拌令匀。每服一钱或半钱,新汲水调下。

109. 甘草丸

【方源】 《圣济总录》卷一一七

【组成】 甘草(炙赤色)一寸　杏仁(汤浸去皮尖双仁,研)二十枚　黄连末一分

【主治】 口糜生疮,痛不得食

【用法】 上为末,和匀。每服如杏仁大。绵裹含化咽津。

110. 升麻汤

【方源】 《圣济总录》卷三十

【组成】 升麻一两　麦门冬(去心,焙)三两　牡丹皮、甘草(炙,锉)各半两

【主治】 伤寒口舌疮赤烂。

【用法】 上为粗末。每服五钱匕,水一盏半,加竹叶三七片,大枣二枚(擘破),煎至八分,去滓,食后温服。

111. 甘露饮

【方源】 《医学摘粹》

【组成】 生地三钱　熟地三钱　天冬三钱　麦冬三钱　石斛三钱　甘草二钱枳壳二钱　枇杷叶三钱

【主治】 口糜龈烂出血;食亦,善食而瘦。

【用法】 水煎大半杯,温服。

112. 甘露饮

【方源】 《普济方》卷二九九引《如宜方》

【组成】 枇杷叶、石斛、甘草(炙)、生地黄、黄芩、麦门冬(去心)各等分

【主治】 口舌生疮,牙宣心热。

【用法】 上㕮咀。水煎,食后服。

113. 甘露饮

【方源】 《灵验良方汇编》卷一

【组成】 枇杷叶(拭去毛)、生地黄、熟地、天冬、黄芩、石斛、山豆根、犀角屑、枳壳各一钱　甘草五分

【主治】 口舌生疮,咽喉肿痛,牙龈肿烂,时出脓血。

【用法】 水二钟,煎七分,食后服。

114. 白茯苓汤

【方源】 《圣济总录》卷一一九

【组成】 白茯苓(去黑皮)、牛黄(研)各三分　犀角屑一分　甘草(炙)、人参、羚羊角屑、熟干地黄(焙)、白术、桂(去粗皮)各半两。

【主治】 舌肿强。

【用法】 上为粗末。每服三钱匕,水一盏,煎至七分,去滓温服,一日三次。

115. 戎盐丸

【方源】 方出《千金》卷六,名见《卫生总微》卷十五

【组成】 戎盐、黄芩(一作葵子)、黄柏、大黄各五两　人参、桂心、甘草各二两

【主治】 舌上黑,有数孔,大如箸,出血如涌泉。

【用法】 上为末,炼蜜为丸,如梧桐子大。每服十丸,以饮送下,一日三次。亦烧铁烙之。

116. 桂枝地黄汤

【方源】 《四圣心源》卷八

【组成】 桂枝三钱　芍药三钱　生地三钱　阿胶三钱　当归三钱　甘草二钱

【主治】 肝燥舌卷。

【用法】 水煎大半杯,温服。

117. 黄药汤

【方源】 《圣济总录》卷一

【组成】 黄药、甘草(炙,锉)各一两

【主治】 舌肿及重舌。

【用法】 上为粗末。每服三钱匕,以水一盏。煎至一分,去滓,食后温服。

118. 清热饮

【方源】 《玉案》卷六

【组成】 黄连、生地各一钱　甘草、木通、连翘、石莲子各五分

【主治】 ①《玉案》:重舌。②《金鉴》:心脾积热,舌下近舌根处肿突似舌形。

【用法】 上加淡竹叶七片,水煎,时时灌入口中。

119. 甘露饮

【方源】 《疡医大全》卷十四

【组成】 犀角、生甘草、生地、银柴胡、枳壳、麦门冬、知母、枇杷叶、黄芩、金钗石斛、茵陈各一钱

【主治】 茧唇。

【用法】 用淡竹叶七片,灯心十根为引,水煎服。

120. 归脾养荣汤

【方源】 《疮疡经验全书》卷一

【组成】 当归　川芎　白芍　生地　茯苓　陈皮　甘草　麦冬　升麻　山栀　桔梗　黄芪　白术　防风　黄连　黄柏　知母　牡丹皮　小柴胡

【主治】 茧唇久不愈者。

121. 斩关丸

【方源】 《疡科选粹》卷三

【组成】 薄荷、玄参、硼砂、风化硝、石膏、山豆根、桔梗、甘草各二钱　片脑三分

【主治】 咽喉肿痛,兼治口舌生疮。

【用法】 上为极细末,和匀,生蜜为丸,如芡实大。每用一丸,舌上嚼化。

122. 春冰散

【方源】 《御药院方》卷九

【组成】 大黄(生)一两　盆硝二两　薄荷、甘草(微炒)各三两

【主治】 脾肺积热,咽喉赤肿疼痛。

【用法】 上为细末,每服二钱,食后新水一盏调服,入蜜少许亦可。

123. 南星饮

【方源】 《医方类聚》卷七十五引《吴氏集验方》

【组成】 半夏(每个作四片)七枚　大皂角(去黑皮)一寸　南星半个　生姜拇指大一块　甘草三寸

【主治】 痰涎,咽喉不通。

【用法】 上用水一碗,煎取一茶盏,候冷服。

124. 胜冰丹

【方源】 《局方》卷六(续添诸局经验秘方)

【组成】 白药子一两半　山豆根、红内硝、黄药子、甘草(炙)、黄连各二两　麝香(研)、龙脑(研)各二钱

【主治】 三焦壅盛,上冲头目,赤热疼痛,口舌生疮,咽喉不利,咽物有碍,神思昏闷,并皆治之。

【用法】 上为末,用建盏盛,于饭上蒸,候冷,次入脑、麝,令匀,如鸡头大,每用一丸,含化,又用津唾于指甲上,磨少许,点赤眼。

125. 桔梗散

【方源】 《圣惠》卷十

【组成】 桔梗(去芦头)三两　甘草(生用)二两　苦参(锉)半两

【主治】 伤寒三二日,咽喉痛。

【用法】 上为粗散。每服五钱,以水一大盏,煎至五分,去滓温服,不拘时候。

126. 射干丸

【方源】 《圣惠》卷三十五

【组成】 射干半两　山柑皮半两　山豆根二分　黄药一分　川升麻半两　硝石一分　甘草(炙微赤,锉)一分

【主治】 咽喉生谷贼肿痛。

【用法】 上为末,炼饧为丸,如樱桃大。绵裹一丸,含化咽津,不拘时候。

127. 射干丸

【方源】 《奇效良方》卷六十一

【组成】 射干、甘草(炙)、杏仁(汤浸,去皮尖及双仁,双炒微黄)各半两　木鳖子、川升麻、川大黄(微炒)各一分

【主治】 悬痈肿痛,咽喉不利。

【用法】 上为细末,炼蜜为丸,如小弹子大。常含一丸,咽津。

128. 射干汤

【方源】 《古今医彻》卷三

【组成】 射干一钱　防风、荆芥、桔梗、薄荷各一钱　大力子(焙,研)一钱半　广

皮八分　甘草三分

【主治】　喉痹。

【用法】　加灯心一握,生姜一片,水煎服。

129. 射干汤

【方源】　《医学集成》卷二

【组成】　射干　豆根　连翘　大力　玄参　荆芥　防风　桔梗　甘草　竹心

【主治】　喉症实证,痛而不肿。

130. 射干散

【方源】　《奇效良方》卷六十一

【组成】　射干、天竺黄(研)、马牙硝(研)各一两　犀角屑、玄参、川升麻、白矾、白药、黄药、甘草(炙)各半两

【主治】　悬痈肿痛,咽喉不利,胸中烦热。

【用法】　上为细末,研匀,炼蜜为丸,如小弹子大。以绵裹一丸,含咽津,不拘时候。

131. 射干散

【方源】　《麻科活人》卷四

【组成】　射干、玄参各一钱半　牛蒡子一钱　升麻八分　桔梗、甘草各一钱

【主治】　咽喉肿痛。

【用法】　水煎服。

132. 射干丸

【方源】　《外台》卷二十三引《古今录验》

【组成】　射干二两　豉三合　川芎、杏仁(去尖皮)各一两　犀角(屑)一两　升麻二两　甘草(炙)一两

【主治】　喉痹塞。

【用法】　上药治下筛,炼蜜为丸。含之,稍稍咽津,每日五六次。

133. 息炎汤

【方源】　《辨证录》卷三

【组成】　黄连、甘草、黄芩各一钱　麦冬五钱　天冬、生地、玄参各三钱　紫菀、天花粉、石膏各二钱　竹叶三十片　陈皮三分

【主治】　生长膏粱,素耽饮酒,劳心过度,心火太盛,移热于肺,致咽喉臭痛。

【用法】　水煎服。

134. 黄芩射干汤

【方源】　《圣济总录》卷一二四

【组成】　黄芩(去黑心)、射干各一两　枳实(去瓤,麸炒)、半夏(汤洗七遍,去滑,

焙)、甘草(炙,锉)各二分　升麻一两半　桂(去粗皮)一两一分

【主治】　咽喉如有物噎塞。

【用法】　上为粗散。每服五钱匕,水一盏半,入生姜五片,同煎至八分,去滓温服。每日二次。

135. 黄连清喉饮

【方源】　《外科证治全书》卷二

【组成】　川连一钱　桔梗、牛蒡子(炒)、玄参、赤芍、荆芥各一钱五分　甘草一钱　连翘、黄芩、天花粉、射干、防风各一钱五分

【主治】　喉痈。喉间红肿疼痛。

【用法】　水煎,热服。

136. 清咽丸

【方源】　《外科百效》卷二

【组成】　薄荷、桔梗、柿霜、甘草各四两　硼砂、儿茶各三钱　冰片二分

【主治】　喉痛。

【用法】　上为末,炼蜜为丸,如弹子大。噙化,不拘时候。

137. 清咽散

【方源】　《喉科家训》卷二

【组成】　甘草　桔梗　荆芥　防风　牛蒡　枳壳　薄荷　前胡

【主治】　一切咽喉肿痛,或红或白,形寒恶热,头疼身痛,汗少不得宣达,风痰壅塞,汤饮难咽。

【用法】　水煎服。

138. 清胃汤

【方源】　《伤寒大白》卷一

【组成】　升麻　生地　丹皮　山栀　甘草　黄连

【主治】　阳明有热,咽喉作痛,咽物即痛。

139. 清凉散

【方源】　《回春》卷五。

【组成】　山栀、连翘、黄芩、防风、枳壳、黄连、当归、生地、甘草各等分　桔梗　薄荷减半　白芷减半(或不用亦可)

【主治】　一切实火咽喉肿痛。

【用法】　上锉一剂。如灯心一团,细茶一撮,水煎,磨山豆根调服。

140. 清上养中汤

【方源】　《寿世保元》卷六

【组成】　小甘草、桔梗各二钱　玄参、当归、黄芩各一钱　陈皮(去白)、白术(去

芦)、白茯苓(去皮)、麦门冬(去心)、连翘各八分　人参、防风、金银花各八分

【主治】　咽喉肿痛,属素虚弱者,或服凉药过多而作泻者。

【用法】　上锉一剂。水煎,食远频服。

141. 生熟地黄丸

【方源】　《医学入门》卷七

【组成】　生地、熟地各五钱　川芎、赤茯苓、枳壳、杏仁、黄连、半夏曲、天麻、地骨皮、甘草各二钱半　黑豆四十五粒

【主治】　肾虚血少神劳,眼目昏黑,瞳仁散大,视物昏花,或卒然见非常异处,偏头肿闷;小儿疳,眼闭合不开,内有朦雾。

【用法】　上为末,炼蜜为丸,如梧桐子大。每服三十丸,空心、临卧白汤送下。

142. 清咽双和饮

【方源】　《喉科紫珍集》卷上

【组成】　桔梗、银花各一钱五分　当归一钱　赤芍一钱二分　生地、元参、赤苓各二钱　荆芥、丹皮各八分　真川贝、甘草各五分　甘葛、前胡各七分

【主治】　一切喉症初起。

【用法】　加灯心一分,地浆水煎服。

143. 清喉消毒散

【方源】　《咽喉经验秘传》

【组成】　金银花　甘草　玄参　薄荷　黄连　牛蒡子　山栀　连翘　防风荆芥

【主治】　喉症,咽喉雍肿疼痛者。

【用法】　上加灯心三十根,取水二碗,煎至八九分,食后服。

144. 清嗌黄连解毒汤

【方源】　《医学探骊集》卷四

【组成】　黄连二钱　山栀子四钱　澎大海三个　黄芩四钱　山豆根三钱　木通片三钱　射干三钱　黄柏三钱　甘草二钱

【主治】　咽喉初起红肿作痛,脉微数者。

【用法】　水煎,温服。先取少商二穴,以锋针刺二三分,出血。内服本方。

145. 粘子解毒汤

【方源】　《喉科紫珍集》卷下

【组成】　粘子、花粉、甘草、连翘、生地、升麻、白术、防风、桔梗、黄芩、川连、青皮、栀子、元参各等分

【主治】　酒药喉痹。

【用法】　水二钟,煎七分,食后服。

146. 喉痛饮

【方源】 《仙拈集》卷二

【组成】 甘草、贝母、黄芩、黄连、薄荷、川芎各一钱　桔梗三钱　玄参二钱

【主治】 喉肿痛。

【用法】 水煎服。

147. 解腥丹

【方源】 《辨证录》卷三

【组成】 甘草二钱　桔梗二钱　麦冬五钱　桑白皮三钱　枯芩一钱　天门冬三钱　生地三钱　贝母五分　丹皮三钱

【主治】 生长膏粱，素耽饮酒，劳心过度，心火太盛，移热于肺，胃火助之，致咽喉臭痛。

【用法】 水煎服。连服二剂而痛止，再服四剂而臭除。

148. 碧雪

【方源】 《中藏经·附录》

【组成】 焰硝二两　甘草(不炙，生用)二两　青黛半两　僵蚕半两

【主治】 口疮，咽喉肿痛。

【用法】 上为细末，取黄牛胆汁和之，令匀，却入胆内，当风吊。如咽喉肿痛，即含化。

149. 碧雪

【方源】 《济生》卷五

【组成】 蒲黄、青黛、硼砂、焰硝、甘草各等分

【主治】 ①《济生》：一切壅热，咽喉闭肿不能咽物，口舌生疮，舌根紧强，言语不正，腮项肿痛。②《片玉心书》：重腭、重舌、木舌。

【用法】 为细末。每用手指捻，掺于喉中，津咽或呷少冷水送下，频频用之。

150. 碧玉散

【方源】 《普济方》卷六十三

【组成】 僵蚕、青黛各一两　蒲黄、盆硝、甘草各二两　薄荷三两

【主治】 咽喉肿痛。

【用法】 上为末。每用少许吹咽喉内。咽之无妨，频用炒。

151. 噙化丸

【方源】 《回春》卷五

【组成】 拣参五钱　怀生地一两　生甘草二两　白桔梗三钱　山豆根八钱　片脑三分　南薄荷叶

【主治】 咽喉肿痛，或声不清，或声哑，咽喉干燥，或生疮者。

【用法】 上为细末,炼蜜为丸,如龙眼大。每服一丸,分三次服,临卧时噙入口中,津液渐渐化下。

152. 噙化龙脑丸

【方源】 《杂病源流犀烛》卷二十四

【组成】 冰片、射干各二分半　钟乳粉、升麻、牙硝、黄芪各一钱　大黄、甘草各五分　生地五钱

【主治】 喉肿。

【用法】 上为蜜丸服。

153. 碧雪

【方源】 《玉案》卷三

【组成】 芒硝、石膏、青黛、寒水石、马牙硝(研细末)各二两　甘草六两　牛黄三钱

【主治】 积热不行,口舌生疮,心烦喉闭,并痰火之症。

【用法】 将甘草煎浓汤去滓,入诸药末,再以柳木条不住手搅令消溶,入青黛和匀,倾砂盆内候冷,结成霜,研为末。

154. 镇惊丸

【方源】 《玉钥》卷上

【组成】 山药四两　桔梗二两　栀炭二两　甘草一两

【主治】 喉症已平。

【用法】 上为细末,米糊为丸,如莲子大。朱砂为衣。每服一丸,薄荷、灯心汤送下。

155. 一捻金散

【方源】 《传信适用方》卷二引何仲颜方

【组成】 全蝎(微炒)、郁金、白僵蚕(去丝头,炒)、甘草(炙)各半两　地龙八钱

【主治】 喉闭欲死,及咽喉痛。

【用法】 上为细末。每服少许,干掺舌根。

156. 升麻汤

【方源】 《外台》卷二十三引《古今录验》

【组成】 甘草(炙)一两　升麻、石膏(碎)、牡丹皮各一两

【主治】 咽喉生疮

【用法】 上切。以水七升,煮取三升,每服七合,一日三次。

157. 升麻散

【方源】 《圣惠》卷三十五

【组成】 川升麻一两　防风(去芦头)半两　黄芪(锉)半两　甘草(炙微赤,锉)半

两　　细辛一分　　黄芩三分　　杏仁(汤浸,去皮尖双仁,麸炒微黄)三分　　羚羊角屑半两　　羌活半两

　　【主治】　咽喉闭塞,疼痛口噤

　　【用法】　上为粗散。每服三钱,以水一中盏,煎至六分,去滓,不拘时候,温温即灌之。

第五章　治疗外科疾病

1. 大黄汤

【方源】　《千金翼》卷二十二

【组成】　大黄三两　麦门冬(去心)一两　栀子(擘)十四枚　黄芩、芒硝、甘草(炙)各二两

【主治】　石发,烦热胀满,身生疮,年月深久,治不愈,虚热生疮。

【用法】　上㕮咀。以水七升,煮取二升五合,分为五服,得下止。

2. 大黄汤

【方源】　《备急方》引蒋家方(见《外台》卷五)

【组成】　大黄、常山、升麻、甘草(炙)各三两

【主治】　患瘴热实,兼吐利者。

【用法】　上切。以水七升,煮取二升半,分三服,发前尽服。任取吐利。

3. 开豁腠理汤

【方源】　《专治麻莎初编》卷三引《痘疹折衷》

【组成】　升麻　葛根　羌活　荆芥　防风　前胡　紫苏　牛蒡子　陈皮　甘草　桔梗　枳壳

【主治】　麻疹。

【用法】　水煎服。

4. 不二散

【方源】　《普济方》卷二七三

【组成】　甘草半两　豆粉一两

【主治】　疔疮。

【用法】　分作二服,酸斋水下。

5. 不换金正气散

【方源】　《便览》卷四

【组成】　陈皮　厚朴(姜制)　藿香叶　半夏(姜炒)　甘草

【主治】　疮痘正出之时,被天气寒冷所折,内为乳食所伤,气血壅遏,荣卫不和,毒气返复而出。

【用法】　上每服三钱,加生姜三片,大枣二枚,紫草并糯米同煎服。

6. 木瓜散

【方源】 《仁斋直指方论》卷四

【组成】 大腹皮、紫苏、羌活、木香、茯苓、陈皮、甘草(炙)各半两 宣木瓜干一两

【用法】 上为粗末。每用三钱,加生姜、大枣,水煎服。

7. 木香汤

【方源】 《圣济总录》卷一三五

【组成】 木香、鸡舌香、鳖甲(去裙襕,醋炙)、升麻、熏陆香(研)、乌蔹根、雄黄(研)、吴茱萸(汤洗去涎,炒)、甘草(炙)各半两

【主治】 毒肿。

【用法】 上药研七味如麻豆大,入研药和匀。以水三升,煎至二升,去滓,用故帛三五重浸汤中,更互拓肿上,不计遍数,冷再暖用。

8. 木贼散

【方源】 《圣济总录》卷一四五

【组成】 木贼(锉,炒)三两 麻黄(去根节)一两半 甘草(炙)三分

【主治】 打扑损疼痛。

【用法】 上为散。每服五钱匕,热酒调下。随酒量饮至醉,候醒,折处觉不痛是效。未服药先整骨裹缚,方可服之。

9. 木通散

【方源】 《圣惠》卷十

【组成】 木通(锉)一两 羚羊角屑一两 川升麻一两 射干一两 赤芍药半两 芦根(锉)一两 甘草(生用)一两

【主治】 伤寒,咽喉闭塞不通,小便赤涩。

【用法】 上为粗散。每服五钱,以水一大盏,煎至五分,去滓,不拘时候温服。

10. 木通散

【方源】 《圣惠》卷六十一

【组成】 木通(锉)一两 黄芩一两 栀子仁三分 漏芦一两 木瓜根(锉)一两 川大黄(锉碎,微炒)一两 甘草(炙微赤,锉)一两 川朴硝一两

【主治】 痈疽发背,脏腑气壅,大小便不通。

【用法】 上为粗散。每服二钱,以水一中盏,煎至六分,去滓,不拘时候温服。以通利为度。

11. 木通散

【方源】 《普济方》卷二八六引《圣惠》

【组成】 木通(锉)、薏苡仁、生干地黄、甘草(炙微赤,锉)、桔梗(去芦头)、丹参、麦门冬(去心)各一两 赤芍药一两半 赤茯苓一两 败酱二两 牡丹一两 黄芪(锉)

一两

　　【主治】　肠痈,小便不利似淋,腹中苦痛,寒热汗出,时时利脓。

　　【用法】　上为粗散。每服四钱,水一中盏,加生姜半分,煎至六分,去滓,不拘时候温服,以小便利为度。

12. 木通散

　　【方源】　《普济方》卷二八二

　　【组成】　木通、瞿麦、荆芥、薄荷、白芷、天花粉、甘草、赤芍药、麦门冬(去心)、生干地黄、山栀子、车前子、连翘各等分

　　【主治】　痈疽,以升麻葛根汤表散后,服此药。

　　【用法】　上锉散。每服二钱,加灯心、生地黄,水煎,温服。上膈食后服,下膈,空心服。

13. 牛蒡甘草汤

　　【方源】　《痘治理辨》卷下

　　【组成】　牛蒡子(麸炒)一两　甘草(炙)一钱

　　【主治】　麻痘初作。

　　【用法】　上为细末,每服一字或二字,胡荽煎汤调服,不拘时候。

14. 牛蒡甘枯汤

　　【方源】　《外科正宗》卷四

　　【组成】　牛蒡子、桔梗、陈皮、天花粉、黄连、川芎、赤芍、甘草、苏木各一钱

　　【主治】　颐毒,表邪已尽,耳项结肿,微热不红疼痛者。

　　【用法】　水二钟,煎八分,食后服。

15. 牛蒡甘桔汤

　　【方源】　《痘疹会通》卷五

　　【组成】　炒牛蒡子一钱　桔梗三钱　甘草一钱　山豆根一钱　牛膝一钱　元参一钱

　　【主治】　麻子喉咙痛甚,不拘先后。

　　【用法】　加灯心为引,水煎服。

16. 升天散

　　【方源】　《疡医大全》卷三十三

　　【组成】　杏仁、防风、甘草、麻黄、栀子、干葛、干姜各五分

　　【主治】　痘疮。

　　【用法】　水煎服。

17. 升君汤

　　【方源】　《医钞类编》卷六

【组成】 人参　白术　茯苓　甘草　升麻　葛根　芍药

【主治】 元气虚弱,斑欲出不透,脉微弱者。

【用法】 水煎服。

18. 升麻汤

【方源】 《外台》卷二引《深师方》

【组成】 升麻一两　甘草(炙)一两　竹叶(切)五合　麦门冬(去心)三分　牡丹一分　干枣(擘)二十枚

【主治】 伤寒口疮烂者。

【用法】 上切。以水四升,煮取一升半,去滓,分五服含,稍稍咽之。忌海藻、菘菜、胡荽等。

19. 升麻汤

【方源】 《原瘄要论》

【组成】 升麻　干葛　白芷　甘草　姜葱

【主治】 疹已出而反没者。

【用法】 水煎,热服。

20. 升麻散

【方源】 《朱氏集验方》卷十一

【组成】 山栀子　柴胡　黄芩　赤芍药　甘草　升麻　干葛

【主治】 发痘出后,一向作热。

【用法】 上㕮咀,薄荷汤同煎服。

21. 升麻散坚汤

【方源】 《外科正宗》卷二

【组成】 升麻、甘草、莪术、三棱、陈皮、桔梗、黄连、龙胆草、葛根、川芎、白芍、夏枯草、连翘、黄芩、当归各五分

【主治】 瘰疬绕颈或至颊车,属足阳明;核深远陷,隐曲肉底,又属足少阴。俱作肿块、坚硬,大小不一。

【用法】 水二钟,煎八分,食后热服。再用上药加倍,为末,蜜丸,如绿豆大。每服百丸,临睡黄酒调下。头不枕更妙。

22. 六一汤

【方源】 《医学纲目》卷三十七

【组成】 黄芪六钱　甘草(炙)一钱

【主治】 专发痘疮之脓。

【用法】 上㕮咀。每服二钱,水六分,入酒二分,同煎至半盏,温服。更加橄榄同煎尤好,加山药亦得。

23. 六君子汤

【方源】 《片玉痘疹》卷八

【组成】 人参 白术(炒) 白茯苓 甘草(炙) 黄芪(炙) 陈皮 半夏 神曲(炒) 木香 砂仁 升麻(酒炒)

【主治】 痘疮起发之后,能食而泄泻者。

【用法】 大枣为引,水煎服。

24. 平和汤

【方源】 《活幼心法》卷末

【组成】 人参、当归、桔梗、白芍、紫苏、黄芪各四分 防风、白芷、甘草各三分 官桂、沉香、檀香、乳香、藿香各二分

【主治】 痘症。因邪秽所触,伏陷而出不快,其痘痒者。

【用法】 加生姜一片,水煎,温服。

25. 正骨散

【方源】 《医方类聚》卷一八八引《烟霞圣效》

【组成】 麻黄(去节)、木贼(去节)、甘草各等分

【主治】 《普济方》:伤折骨损疼痛。

【用法】 上为细末。每服三钱,热酒调下。

26. 正气快斑汤

【方源】 《片玉痘疹》卷八

【组成】 羌活 苍术 甘草 防风 干葛 当归 桔梗 白芷 川芎

【主治】 痘疹失于调护,为寒凉所郁不能起发者。

【用法】 生姜为引,水煎服。

27. 正骨顺气汤

【方源】 《接骨图说》

【组成】 当归 川芎 白芍药 苍术 厚朴 茯苓 半夏 白芷 枳壳 桔梗 干姜 桂枝 麻黄 甘草 羌活 蜜香

【主治】 诸般打扑伤损。

【用法】 加生姜,水煎服。

28. 玉红膏

【方源】 《伤科汇纂》卷七

【组成】 当归二两 白芷五钱 甘草一两二钱 紫草二钱 血竭、轻粉各四钱 白占二两 麻油一斤

【主治】 ①《伤科汇纂》:金疮棒毒溃烂,肌肉不生。②《中药成方配本》:痈疽溃疡,腐肉已脱。并润肌肤枯燥。

【用法】 前四味入油内浸三日,慢火熬至药枯,去滓滤净,次下白占、血竭、轻粉,即成膏矣。

29. 玉烛散

【方源】 《卫生宝鉴》卷十三

【组成】 当归、芍药、川芎、甘草、芒硝、熟地黄、大黄、黄芩各等分

【主治】 ①《卫生宝鉴》:瘰病。②《赤水玄珠》:室女经不行,颈多结核。

【用法】 上为粗末。每服三钱,水一盏,加生姜三片,煎至七分,去滓温服。

30. 玉粉散

【方源】 《外科启玄》卷十二

【组成】 滑石(桂府粉,包)一两(水飞过) 甘草三钱 冰片二分

【主治】 胎溻皮疮。

【用法】 上为细末。掺之疮上。

31. 玉颜膏

【方源】 《寿世保元》卷八

【组成】 黄柏(去皮)一两 绿豆粉四两 生甘草四两 红花二两

【主治】 痘疮初起。

【用法】 上为极细末,香油调成膏。从耳前眼唇面上并涂之,一日三五次。

32. 玉枢正气丹

【方源】 《准绳·幼科》卷五

【组成】 生地 红花 甘草 桔梗 人参 黄芪 橘红 蝉蜕 防风 嫩桃五个

【主治】 痘疮,五六朝间,本美丽鼎峻,而一时失防,或触于腥血,或感于秽臭,倏忽更变。

【用法】 和姜煎浓,投酒服。

33. 甘豆汤

【方源】 《洪氏集验方》卷四

【组成】 黑豆一两 甘草半两

【主治】 脚肿。

【用法】 同煎汤服之。

34. 甘矾散

【方源】 《保命集》卷下

【组成】 生甘草一寸 白矾一栗子大

【主治】 太阴口疮。

【用法】 放口内,含化咽津。

35. 甘草丸

【方源】 《圣惠》卷六十六

【组成】 甘草(炙微赤,锉)一两 犀角屑一两半 黑豆(炒熟)一两 麝香(细研)半两 斑蝥(以糯米拌炒,米黄为度,去头翅足)半两

【主治】 热毒结成瘰疬,日夜疼痛。

【用法】 上为末,炼蜜为丸如梧桐子大,每服七丸,空心以粥饮送下。服后觉疮痛即住药。其病当从小便中出,即于盆子内看之。

36. 甘草汤

【方源】 《圣济总录》卷一二八

【组成】 甘草(炙)二两 露蜂房一两

【主治】 附骨痈。

【用法】 上锉以水五升,煎至三升,去滓,以故帛二片浸汤中,更互洗疮上,一日二三次。

37. 甘草汤

【方源】 《圣济总录》卷一四五

【组成】 甘草(炙)一两 白茯苓(去黑皮)一两 杏仁(汤浸去皮尖双仁,炒,研)三分 人参一两

【主治】 坠扑,伤损肺气,咳唾血出。

【用法】 上除杏仁外,为粗末,入杏仁拌匀。每服三钱匕,水一盏,煎至七分,去滓温服,不拘时候。

38. 甘草饮

【方源】 《圣济总录》卷一二八

【组成】 甘草(半炙令赤黄,半生)半两 栝楼(去皮,取瓤)一枚

【主治】 乳肿痛,虑作痈毒,但乳痈痛甚者。

【用法】 先以酒二盏,煎甘草至一盏,入栝楼瓤同绞,和匀,滤去滓,放温顿服。未愈更作服之。

39. 甘草饮

【方源】 《圣济总录》卷一四〇

【组成】 甘草三两

【主治】 毒箭伤。

【用法】 上锉细。用水二升,煎取一升,绞汁,每服一小盏,温饮,一日三次,仍淋疮上。

40. 甘草油

【方源】 《赵炳南临床经验集》

【组成】 甘草一两　香油十两

【主治】 解毒,润肤,清洁疮面,或做赋形剂用。

【用法】 甘草浸入油内一昼夜,文火将药炸至焦黄,去滓备用。涂敷患处。

41. 甘草散

【方源】 《幼幼新书》卷十八引《疹痘论》

【组成】 大甘草(炙过)不以多少

【主治】 疮未出及虽出躁渴者。

【用法】 上为细末。每服一钱或二钱,水一盏,煎至六分,去滓呷之,不拘时候。以少解利热毒即住。若疮出迟,当服紫草饮子(紫草二两)。大人当针两腕砚子骨间,男左女右取之。或灸一壮,亦助发出。疹痘毒气已发,不必用之。

42. 甘草散

【方源】 《简明医彀》卷六

【组成】 大甘草(炙)

【主治】 痘出不太盛。

【用法】 上为末。每服五分,食后白汤调下。人中黄尤佳。

43. 甘草煎

【方源】 《圣济总录》卷一一七

【组成】 甘草(炙,为末)半两　猪膏四两　白蜜二两　黄连(去须,为末)一两

【主治】 口疮。

【用法】 上药先煎脂令沸,去滓,下蜜并药等,慢火熬成煎。每服一匙头,含咽津。以愈为度。

44. 甘草膏

【方源】 《刘涓子鬼遗方》卷五

【组成】 甘草一两　当归一两　胡粉半两　羊脂两半　猪脂三两

【主治】 灸疮。

【用法】 上咬咀,以猪羊脂并诸药,微火煎成膏。绞去滓,候凝敷之。

45. 甘草膏

【方源】 《朱氏集验方》卷十二引《崔元亮海上秘方》

【组成】 甘草(生,为末)三大两　大麦面九两

【主治】 发背。

【用法】 上药入一大盘中搅和令匀,取上等好醋少许,别捻入药令匀,百沸水搜和如饼剂。方圆大于疮一分,热敷肿上。以油片及故纸隔令通风,冷则换之。已成脓自出,未成脓便内消。

46. 甘草膏

【方源】 《圣惠》卷六十二

【组成】 甘草(生用)二两　川大黄一两　胡粉(细研)一两　羊髓二两　猪脂二合

【主治】 疮疽,浸淫广大,焮赤黑烂成疮。

【用法】 上为细散,入铛中,与脂髓同煎三五沸,膏成,下胡粉,搅令匀,收瓷盒中。每用可疮涂之。

47. 甘草膏

【方源】 《圣济总录》卷一三五

【组成】 甘草(为末)半两　乳香少许(研)　蜡少许

【主治】 灸疮,痛不可忍。

【用法】 熔蜡,入二药末成稀膏。贴之。

48. 甘草膏

【方源】 《百一选方》卷十六,名见《普济方》卷二八六

【组成】 好粉甘草一两

【主治】 悬痈。谷道前后生痈,初发如松子大,渐如莲子,数十日后始觉赤肿,如桃李,即破。

【用法】 四寸截断,以溪涧长流水一碗(井河水不可用),文武火慢慢蘸水炙,约自早炙至午后,炙水令尽,不可急性,擘甘草心觉水润然后为透,细锉,却用无灰酒二小青碗入上件甘草,煎至一碗,温服之。服此药虽不能急消,过二十余日必消尽。投两服亦无害。

49. 甘草蜜

【方源】 《绛囊撮要》

【组成】 甘草

【主治】 阴头生疮。

【用法】 上为末。白蜜调敷。

50. 甘柏散

【方源】 《普济方》卷三〇一

【组成】 甘草　黄柏　白矾(烧令汁尽)

【主治】 疮疡。

【用法】 上为末。敷之疮上。

51. 甘蚕豆

【方源】 《仙拈集》卷四引《要览》

【组成】 甘草三钱　大蚕豆三十粒

【主治】 阴发背。

【用法】 水二碗,煮一碗,取蚕豆去皮食。

52. 甘桔汤
【方源】 《片玉痘疹》卷三
【组成】 甘草　桔梗　大力子　天花粉　山豆根　麦冬
【主治】 痘起发光壮,收靥咽痛。
【用法】 竹叶灯心为引,水煎服。

53. 甘桔汤
【方源】 《保命歌括》卷十七
【组成】 桔梗、当归、栝楼仁、汉防己、桑白皮、贝母、杏仁(炒)、甘草节、薏苡仁、百合、黄芪、玄参各等分
【主治】 肺痈,咳唾脓血。
【用法】 上咬咀。水二盏,加生姜二片,煎服。

54. 甘菊汤
【方源】 《揣摩有得集》
【组成】 白菊花一两　金银花一钱半　生甘草三钱
【主治】 一切疔毒,不论生于何处。
【用法】 水煎,连服三四次。

55. 甘菊膏
【方源】 《鬼遗》卷二
【组成】 莽草、川芎、甘草(炙)、防风、黄芩、大戟各一两　生地黄四两　芍药一两半　细辛、大黄、蜀椒(去目闭口,汗)、杜仲、黄芪各半两　白芷一两(一方添甘菊二两)
【主治】 金疮痈疽。
【用法】 上咬咀。以腊月猪脂四升,微火煎五上下,候白芷黄成膏。以敷疮上,日易二次。

56. 甘黄饮
【方源】 《仙拈集》卷四
【组成】 生甘草　熟大黄
【主治】 悬痈未成脓者。
【用法】 酒煎。空心服。

57. 甘葱煎
【方源】 《伤科补要》卷三
【组成】 甘草　大胡葱
【主治】 诸疮有脓水者。
【用法】 上药煎浓汤,候温,洗患处,洗净用药。

58. 甘露饮

【方源】 《医统》卷九十一

【组成】 黄芩、生地黄、天门冬、麦门冬、枇杷叶、茵陈、石斛、桔梗、甘草、枳壳各等分

【主治】 痘疮,热毒攻牙,口肿。

【用法】 水煎,食后服。不可吃热物。

59. 甘草敷方

【方源】 《圣济总录》卷一四九

【组成】 甘草一两

【主治】 尿疮。

【用法】 上为末。韭汁调敷。

60. 甘草干姜汤

【方源】 《疝气证治论》

【组成】 甘草、干姜各五分　蜀椒、附子各三分

【主治】 诸疝泄利者。

【用法】 水煎服。

61. 甘草大豆汤

【方源】 《外科精义》卷下引《圣惠》

【组成】 甘草三两　赤皮葱三茎　大豆一合

【主治】 外阴蚀,下疳,湮疮肿痛。

【用法】 用水三升,煮豆熟为度。用槐条一握同煮,取清汁热淋浴,冷即再温。浸三二时为度。

62. 甘草归地汤

【方源】 《四圣悬枢》卷三

【组成】 甘草(生)一钱　当归一钱　生地一钱　芍药二钱　桔梗二钱　玄参二钱　丹皮二钱　黄芩一钱

【主治】 痫脓者。

【用法】 流水煎半杯,温服。

63. 甘桔升麻汤

【方源】 《治疹全书》卷下

【组成】 甘草五分　桔梗一钱　升麻七分　杏仁二钱五分　当归二钱五分　玄明粉三钱

【主治】 疹后脱肛,由大肠积热,下攻脱肛,肿硬疼痛,或时下血,或粪细小,唇赤齿燥,其腹坚实,其脉洪数有力者。

64. 木香汤

【方源】 《圣济总录》卷九十四

【组成】 木香、槟榔(生锉)、乌头(炮裂,去皮脐)、细辛(去苗叶)、当归(切,焙)、吴茱萸(汤洗,焙干,炒)、枳壳(去瓤,麸炒)、甘草(炙)各一两

【主治】 厥疝逆上,攻腹冷痛。

【用法】 上咬咀,如麻豆大。每服三钱匕,水一盏,煎七分,去滓温服,不拘时候。

65. 甘桔化毒汤

【方源】 《片玉痘疹》卷九

【组成】 甘草 桔梗 射干 连翘 大力子(炒)

【主治】 痘疮初起,失于调解,以致毒火熏蒸,喉舌生疮;又失于解毒,其疮稠密,饮水则呛,食谷则哕,甚者失声;亦有先本无疮,因食辛热之物,或误投辛热之药,其后旋生是症者。

【用法】 水煎,加入竹沥服。

66. 甘桔化毒汤

【方源】 《会约》卷二十

【组成】 甘草、桔梗、射干、黄连(酒炒)、牛蒡子(炒)各钱半

【主治】 痘灌脓之时,喉肿生疮。

【用法】 水煎,入竹沥服。

67. 甘桔泻肺汤

【方源】 《疹科正传》

【组成】 石膏 知母 麦冬 粘子 橘红 桔梗 甘草 薄荷

【主治】 疹出未透,咳嗽气喘促,面目浮肿,毒火不能外达内熏。

68. 甘桔散痕汤

【方源】 《简明医彀》卷八

【组成】 甘草、桔梗、枳壳、羌活、川芎、芍药、前胡、大腹皮、紫苏、黄芩、柴胡各等分

【主治】 瘰疬,先从喉下起。

【用法】 水煎服。

69. 甘露解毒汤

【方源】 《痘疹全书》卷下

【组成】 猪苓 泽泻 麦冬 地骨 木通 黄芩 甘草 官桂 连翘

【主治】 痘疹因夏月衣被太厚,热气集蒸不能靥者。

【用法】 水煎服。

70. 甘草梢黑豆汤

【方源】《医方考》卷五

【组成】 生甘草梢二两　黑豆半斤

【主治】 筋疝。

【用法】 水五倍,煎去半,空心服。

71. 甘桔加栀子汤

【方源】《医部全录》卷四九三

【组成】 桔梗、甘草、栀子各等分

【主治】 痘疹烦不得眠。

【用法】 水煎服。

72. 石菖蒲散

【方源】《杨氏家藏方》卷二十

【组成】 石菖蒲(九节者)、甘草、白茯苓、淡豉、皂角(肥实不蛀者,去皮弦子)各等分

【主治】 面上皯𪒟风刺疮癍。

【用法】 上为末。临卧先以皂角洗面,拭揩令极干,用鸡子清调涂面上,至来早,将此药如澡豆用之。

73. 石榴皮汤

【方源】《霉疬新书》

【组成】 石榴皮、香附子各十钱　甘草二分

【主治】 霉疮。

【用法】 以水一升,煮取五合,去滓温服。

74. 石中黄子散

【方源】《圣济总录》卷一二七

【组成】 石中黄子　干姜(炮)　续断　决明子　甘草(炙)　地胆(去头足翅,炒)一分　龙胆、庵闾根各半两　大黄半分　细辛(去苗叶)半两

【主治】 思虑忧怒,其根在胆,因致浮疽瘘,始发于颈,如两指,使人寒热欲卧。

【用法】 上为散。敷疮上,一日四五次。

75. 龙骨散

【方源】《圣惠》卷六十一

【组成】 龙骨一两　川大黄(生用)半两　白蔹半两　黄芪(锉)半两　黄芩半两白及半两　牡蛎(烧为粉)半两　雌黄(细研)半两　甘草半两　川芎半两

【主治】 痈疽赤肿,未得脓溃者。

【用法】 上为细散。用猪胆调令如膏,摊于帛上涂贴,取穴为度。

76. 龙胆泻肝汤

【方源】《外科正宗》卷三

【组成】 龙胆草、连翘、生地黄、泽泻各二钱　车前子、木通、归尾、山栀、甘草、黄连、黄芩各五分

【主治】 ①《外科正宗》:肝经湿热,玉茎患疮,或便毒悬痈,小便赤涩,或久溃烂不愈;又治阴囊肿痛,红热甚者。②《金鉴》:肝心二经风火,缠腰火丹,色红赤,形如云片,上起风粟,作痒发热。

【用法】 水二钟,煎八分,食前服。

77. 龙胆泻肝汤

【方源】《医学传灯》卷下

【组成】 龙胆草　连翘　生地　黄芩　黄连　山栀　归尾　甘草　泽泻　车前子　木通　大黄

【主治】 水疝,皮色光亮,状如水晶,脉来弦数者。

78. 龙胆泻肝汤

【方源】《外科全生集》卷四

【组成】 龙胆草、归尾各二钱　银花、花粉、连翘、黄芩各一钱半　丹皮、防风、木通、知母、甘草各一钱

【主治】 ①《外科全生集》:牙痈。②《外科证治全书》:肝经湿热,小便赤混,或囊痈。

【用法】 水煎服。

79. 龙胆泻肝汤

【方源】《会约》卷四

【组成】 龙胆草(酒炒)、天冬、麦冬、甘草、黄连各一钱　黄芩一钱半　柴胡一钱半　山栀、知母各一钱　五味三分

【主治】 肝经湿热阴挺,肾本不虚,而肝经湿热,火旺筋缩,茎中或痛或痒,或挺纵不收,白物如精,随尿而下者,此筋疝也。

【用法】 水煎,热服。

80. 龙胆泻肝汤

【方源】《医钞类编》卷二十二

【组成】 胆草、连翘、生地、泽泻各一钱　车前仁、木通、黄芩、当归、栀仁　甘草(生)各五分　大黄(生用)二钱

【主治】 缠腰火丹,色红赤者。

【用法】 水煎,食前服。

81.归连汤

【方源】 《诚书》卷十五

【组成】 升麻、黄连、大黄、川芎、羚羊角、红花、归尾、甘草各二两 黄芩、金银花各三两

【主治】 丹毒初发,血热毒盛。

【用法】 水煎服。余者可纳芒硝再煎,涂肿处。

82.归芪汤

【方源】 《医方类聚》卷一七五引《修月鲁般经》

【组成】 黄芪、当归、栝楼、甘草、皂角刺各一两

【主治】 痈疽无头,但肿痛。

【用法】 上咬咀。每服三钱,水一盏半,煎至八分,去滓,入乳香酒,再煎服。

83.归芪饮

【方源】 《张氏医通》卷十五

【组成】 当归八钱 绵黄芪(生)、金银花(净)各五钱 甘草(生)三钱

【主治】 ①《张氏医通》:脑疽背痛,毒盛掀肿;及虚入肛门发毒。②《医林纂要》:疮疡作痛隐隐,气虚不能掀发,而色变紫黑者。

【用法】 水、酒各一碗半,煎至二碗,分三次热服,一日令尽。

84.占斯散

【方源】 《圣惠》卷六十一

【组成】 占斯一两 甘草一两(炙微赤,锉) 细辛一两 栝楼根一两 厚朴一两(去粗皮,涂生姜汁,炙令香熟) 防风一两(去芦头) 川大黄(生用)一两 桔梗一两(去芦头) 败酱一两

【主治】 肠痈。

【用法】 上为细散。每服二钱,食前以温粥饮调下。

85.甲香散

【方源】 《圣惠》卷五十七

【组成】 甲香、犀角屑、射干、木香、熏陆香、丁香、黄连、川升麻、鳖甲(涂醋炙令黄,去裙襕)、牡蛎(烧为粉)、羚羊角屑、甘草(炙微赤,锉)、黄芩、黄柏(锉)各一两 吴茱萸(汤浸七遍,焙干,微炒)一分

【主治】 射工毒肿生疮。

【用法】 上为细散。中射工毒及诸毒,每服一钱,水送下,一日三次。兼以鸡子白调散涂之。

86.四仙汤

【方源】 《疡医大全》卷三十三

【组成】 淫羊霍　陈皮　天门冬　甘草　生姜三片　大枣三枚

【主治】 痘疮。

【用法】 水一钟,煎七分服。

87.四仙散

【方源】 《准绳·幼科》卷四

【组成】 甘草　紫草　通草　黄连　连翘　石莲

【主治】 痘起遍身俱是黑色。

【用法】 共炒,为末。空心砂糖调服。

88.四圣散

【方源】 《准绳·幼科》卷六

【组成】 紫草　黄芪　甘草　木通

【主治】 痘疮黑陷,倒靥不起,发不红活,小便不利。

【用法】 水煎服。

89.四味散

【方源】 《传信适用方》卷三

【组成】 石上薜荔二两　地榆一两　甘草节一两　当归一两

【主治】 发背。

【用法】 上为末。每服三钱,温酒调下。

90.四物汤

【方源】 《圣济总录》卷八十二

【组成】 甘草(炙,锉)、陈橘皮(汤浸,去白,焙)各二两　葱白(锉)二七茎　赤小豆(拣)三合

【主治】 脚气冲心。

【用法】 上锉,如麻豆大。以水五盏,煎至二盏半,去滓,分温三服,空心早晚食前服尽。

91.四宝丹

【方源】 《疡医大全》卷十四引《汤氏方》

【组成】 雄黄三钱　硼砂二钱　甘草一钱　冰片三分五厘

【主治】 鹅口疮。

【用法】 上为末。蜜水调涂,或干掺。

92.四顺饮

【方源】 《麻症集成》卷四

【组成】 大黄　川芎　枝炭　赤芍　没药　当归　枳壳　生地　香附　甘草

【主治】 麻疹,目有白膜。

93.四神丸

【方源】 《普济方》卷二九一

【组成】 荆芥、白僵蚕(炒)、生甘草、黑牵牛各一两

【主治】 瘰疬,无论浅深已破未破。

【用法】 上为细末,好醋糊为丸,如梧桐子大。每服三十丸,临卧、食后滑石汤送下。

94.四苓五皮饮

【方源】 《种痘新书》卷十二

【组成】 人参 白术 茯苓 甘草 麦冬 黄芩 大腹皮 桑白皮 生姜皮 茯苓皮 陈皮 猪苓 泽泻 木通 滑石 木香

【主治】 痘后浮肿。

【用法】 水煎服。

95.四苓新加汤

【方源】 《痘疹全书》卷上

【组成】 猪苓 泽泻 赤茯苓 木通 滑石 灯心 连翘 甘草梢 淡竹叶

【主治】 痘疮起发之后,小水赤少者。

【用法】 水煎服。

96.四味消毒饮

【方源】 《景岳全书》卷六十三

【组成】 人参、炙甘草、黄连、牛蒡子各等分

【主治】 痘疮热盛,毒气壅遏。

【用法】 上为粗末。每服一钱,加生姜一片,水一盏,煎四分,去滓温服,不拘时候。

97.四物内托饮

【方源】 《卫生鸿宝》卷四

【组成】 当归(酒洗) 生地(酒洗) 白芍(酒洗) 川芎 防风 生芪 山甲(乳炙) 麦冬 皂角刺 元参 桔梗 甘草 荔枝壳 晚米一撮

【主治】 痘疮六七朝,血燥气郁而毒不化浆者。

【用法】 水煎服。

98.四物化毒汤

【方源】 《痘疹全书》卷下

【组成】 归身 川芎 生地 甘草 白芍 麦冬 牛蒡 官桂 木通

【用法】 水煎服。

【主治】 痘疮血不足,起发之后,窠囊浮肿,含清水,如水泡之状者。

99. 四君子快斑汤

【方源】 《万氏家抄方》卷六

【组成】 人参　黄芪　白术　茯苓　甘草　官桂　白芷　荆芥穗　防风　陈皮　白芍

【主治】 痘疹充肥,湿盛而气不足。

【用法】 水煎服。

100. 四味鼠粘子汤

【方源】 《疮疡经验全书》卷八

【组成】 鼠粘子(炒)二两　甘草(炙)、升麻各一钱五分　射干二钱五分

【主治】 《幼幼集成》:麻疹咽喉疼痛,饮食艰难。

【用法】 上咬咀。每服三钱,水一大盏,煎六分,温服。

101. 仙灵膏

【方源】 《四圣心源》卷九

【组成】 地黄八两　当归二两　甘草二两　黄芪二两　丹皮一两　桂枝一两　麻油一斤　黄丹八两

【主治】 痈疽,脓后溃烂,久不收口。

【用法】 熬膏,入黄蜡、白蜡、乳香、没药各一两,罐收。疮口洗净贴,一日一换。

102. 仙胜散

【方源】 《痘疹会通》卷四

【组成】 人参　木通　紫草　生芪　防风　枳壳　甘草

【主治】 痘不能出,小便短涩。

103. 仙菊饮

【方源】 《洞天奥旨》卷八

【组成】 菊花根叶二两　生甘草末三钱

【主治】 金疮痛甚者。

【用法】 将菊花跟叶捣烂,白布绞出汁,再用滚水冲在菊花汁内,用布沥出,调生甘草末饮之。

104. 外表汤

【方源】 《洞天奥旨》卷十

【组成】 黄芪一两　当归五钱　麦冬五钱　金银花一两　天花粉三钱　木通一钱　泽泻二钱　柴胡二钱　黄芩二钱　生甘草二钱

【主治】 杨梅痘子。

【用法】 水煎服。

105. 外痹汤

【方源】 方出《医门法律》卷三,名见《医钞类编》卷四

【组成】 沙参、羚角、麻黄、杏仁、白蒺藜、丹参、五味、菖蒲、石膏、甘草各等分

【主治】 皮痹。皮中状如虫走,腹胁胀满,大肠不利,语言不出。

【用法】 加干姜,水煎服。

106. 外用消毒药

【方源】 《御药院方》卷十

【组成】 黍黏子(牛蒡子)、葛根、升麻、地骨皮、黄花地丁、甘草、金银花各等分

【主治】 诸肿毒,坚硬不消。

【用法】 上为粗末。每用五钱,水一升,煎十沸,于肿四畔热用,冷则再换。

107. 外证败毒散

【方源】 《治疗汇要》卷下

【组成】 防风、甘草、前胡各一钱　赤芍一钱五分　穿山甲(炒)一片　元参、连翘各二钱　生地、银花各三钱　蒲公英、野菊花根各五钱

【主治】 疔疮初起及轻者。

108. 生肉膏

【方源】 《医心方》卷十五引《古今录验》

【组成】 莽草二两　生地黄五两　当归二两　续断一两　黄芩二两　甘草二两　薤白二两　猪膏一升　大黄四两

【主治】 痈疽。

【用法】 上㕮咀,煎三上三下,膏成敷之。

109. 生肌散

【方源】 《外台》卷二十九引《古今录验》

【组成】 甘草(炙)一斤　黄柏八两　当归四两

【主治】 金疮。

【用法】 上为末。以封疮上,日再。

110. 生肌散

【方源】 《活幼口议》锦卷二十

【组成】 地骨皮　五倍子　甘草(生)　黄柏(炙)　黄连(炒)

【主治】 疮疡已溃,热毒未清,疮口不敛。

【用法】 上为细末。干掺疮上,以粗末用沸汤泡,蘸洗干处,津液调敷。

111. 生地黄膏

【方源】 《鬼遗》卷五

【组成】 生地黄四两　黄连四两　大黄三两　黄柏、甘草(炙)、白蔹、升麻各二两

【主治】 热疮。

【用法】 上咬咀,以猪脂二升半,微火合煎,膏成绞去滓。候凝可敷之。

112. 生肌白膏

【方源】 《外台》卷二十九引《范汪方》

【组成】 白芷一两六铢 干地黄一两半 川芎一两六铢 甘草(炙)半两 当归、白蔹、附子(去皮)各十八铢 蜀椒(汗)二合半

【主治】 金疮。

【用法】 上咬咀,以猪脂五斤合煎,三上三下,药成去滓。涂疮上,一日二次。

113. 生地骨皮汤

【方源】 《麻科活人》卷二

【组成】 地骨皮 生地黄 玄参 麦冬 龙胆草 牛蒡子 连翘 黄芩(酒炒) 栀仁(炒) 赤茯苓 木通 甘草梢

【主治】 麻疹收后,越六七日而又复热。

【用法】 加灯芯为引,水煎服。

114. 生地益阴煎

【方源】 《古方汇精》卷四

【组成】 玄参、银花、赤芍、白茯苓各二钱 归身、甘菊各一钱五分 丹皮八分 生地五钱 生甘草一钱

【主治】 痘后诸患。

115. 生津地黄汤

【方源】 《万氏家抄方》卷六

【组成】 天花粉 生地 知母 麦冬(去心) 甘草

【主治】 痘疹,内实作热,大便坚实而渴者。

【用法】 水煎服。

116. 生津葛根汤

【方源】 《张氏医通》卷十五

【组成】 葛根、栝楼根、麦门冬(去心)、生地黄各等分 升麻、甘草(生)各减半

【主治】 痘疮发渴。

【用法】 用糯米泔水煎,去滓,入茅根汁一合服之。

117. 生姜甘桔汤

【方源】 《直指》卷二十二

【组成】 北梗(去芦头)一两 甘草(生)、生姜各半两

【主治】 痈疽诸发,毒气上冲咽喉,胸膈窒塞不利。

【用法】 上锉细。每服三钱,井水煎服。

118. 生津凉血葛根汤

【方源】 《片玉痘疹》卷十

【组成】 天花粉、干葛、地骨皮、归梢、木通、连翘、大力子、甘草、酒芩、柴胡、淡竹叶、人参各等分

【主治】 痘疮收靥之时,反大热作渴烦躁,此毒火在内。

【用法】 水煎服。

119. 白丸子

【方源】 《名家方选》

【组成】 鸡胆五钱　黄连、黄芩各二钱半　甘草一钱

【主治】 五疳。

【用法】 面糊为丸,银箔为衣服。

120. 白术汤

【方源】 《保命集》卷中

【组成】 白术、葛根各一两　升麻、黄芩各半两　芍药二两　甘草二钱半

【主治】 破伤风,大汗不止,筋挛搐搦。

【用法】 上咬咀。每服一两,水一盏半,煎至一盏,去滓温服,不拘时候。

121. 白术汤

【方源】 方出《医学纲目》卷三十七引丹溪,名见《医部全录》卷四九五

【组成】 白术一钱半　黄芪(炙)、当归、陈皮各五分　甘草(炙)少许

【主治】 痘疮,疡塌不掩。

【用法】 水煎,温服。

122. 白术汤

【方源】 《续名家方选》

【组成】 白术、紫苏、芍药、金银花各八分　葛根三分　荆芥、干姜、知母、独活、甘草各二分　生姜一片。

【主治】 痛风。

【用法】 水煎服。

123. 白术散

【方源】 《痘疹全书》卷上

【组成】 白术　人参　木香　黄芪　甘草　白茯苓　藿香　葛根

【主治】 痘疮,内虚作热,泄泻而渴者。

【用法】 水煎服。

124. 白术散

【方源】 《片玉痘疹》卷三

【组成】 人参 白术 甘草 木香 花粉 干葛 藿香 麦冬 白芍 白茯苓

【主治】 痘疮收靥,时时作渴,泄泻者。

【用法】 莲肉、生姜、大枣为引,水煎服。

125. 白芷散

【方源】 《鬼遗》卷二

【组成】 白芷二两 川芎二两 甘草(炙)二两

【主治】 金疮烦闷。

【用法】 上药熬令变色,捣为散。每服方寸匕,水调下,日五次夜二次。

126. 白芷散

【方源】 《普济方》卷三〇一

【组成】 甘草节 白芷 五倍子

【主治】 疳疮。

【用法】 水煎,温洗。

127. 白芷膏

【方源】 《圣惠》卷六十八

【组成】 白芷一两半 生干地黄一两半 甘草半两 当归三分 白蔹三分 附子(去皮脐)三分 川椒二合

【主治】 金疮。

【用法】 上锉细。以绵裹,用猪脂三斤,煎白芷焦黄,膏成,滤去滓,收盒器中。每取涂于疮上。

128. 白矾散

【方源】 《圣济总录》卷一一九

【组成】 白矾(烧灰,研)半两 升麻一两 细辛(去苗叶)一两 丹砂(研)一分 麝香(研)半钱 甘草(炙,锉)一分

【主治】 风蜃口疮。

【用法】 上为散。先以盐浆水洗漱后,用熟水调药,鸡毛涂之,一日三五次。

129. 白蔹汤

【方源】 方出《圣惠》卷四十五,名见《圣济总录》卷八十三

【组成】 漏芦三两 白蔹三两 槐白皮三两 蒺藜子(微炒,去刺)二两 五加皮三两 甘草(炙微赤)三两

【主治】 脚气。脚上生风毒疮,肿疼痛。

【用法】 上锉细。以水一斗,煮取一升,去滓,看冷暖,于避风处洗之。

130. 白蔹散

【方源】 《圣惠》卷六十六

【组成】 白蔹半两 甘草半两 玄参半两 木香半两 赤芍药半两 川大黄半两

【主治】 瘰疬生于颈腋,结肿寒热。

【用法】 上为细散,以醋调为膏,贴于患处,干即易之。

131. 白蔹膏

【方源】 《鬼遗》卷五

【组成】 白蔹、甘草(炙)、青木香、芍药、大黄、玄参各三两

【主治】 瘰疬息肉结硬。

【用法】 上为散,以少酢和稀糊。涂故布贴上,干易之,勿停。忌猪肉,五辛,热肉,饮酒,热面。

132. 白蔹散

【方源】 《鬼遗》卷二

【组成】 白蔹、栝楼、枳实(炒)、辛荑(去毛)、甘草(炙)、石膏各一两 厚朴(炙)二分 酸枣(炙)二分

【主治】 金疮烦满疼痛,不得眠睡。

【用法】 上为末。每服方寸匕,调温酒下,日三次,夜一次。

133. 白芷摩膏

【方源】 《鬼遗》卷五

【组成】 白芷三分 甘草三分 乌头三分 薤白十五枚 青竹皮如鸡子大一块

【主治】 痈疽已溃。

【用法】 以猪脂一升合煎,候白芷黄,膏成绞去滓。涂疮四边。

134. 白茯苓汤

【方源】 《医学纲目》卷五引《济生》

【组成】 白茯苓一钱 人参三钱 远志(去心)三钱 龙骨、防风各二钱 甘草三钱 犀角末五钱 生地黄四钱 大枣七个 麦门冬(去心)四钱。

【主治】 破伤风五脏虚弱,魂魄不安。

【用法】 水二大盏,煎作八合,分三次温服,如人行五里一服。仍避风寒,若觉未安,隔日更作一剂。

135. 白术升麻汤

【方源】 《准绳·类方》卷五

【组成】 白术、黄芪各二钱 干葛五分 升麻、黄芩各一钱 甘草五分

【主治】 ①《准绳·类方》:破伤风。②《杏苑》:破伤风大汗不止,筋脉搐搦。

【用法】 水煎,食远服。

136. 白术姜黄汤

【方源】 《医方类聚》卷八十三引《澹寮》

【组成】 片子姜黄四两　白术(炒)二两　羌活一两　甘草一两

【主治】 肘臂痛。

【用法】 上为粗末。每服三钱,水一盏半,煎至七分,食后服。

137. 白虎化斑汤

【方源】 《张氏医通》卷十五

【组成】 石膏(生用)　知母　生甘草　蝉蜕　麻黄　大黄(生用)　黄芩　连翘　黑参　竹叶

【主治】 痘为火闷,不得发出。

【用法】 水煎,大剂频服。

138. 白虎加味汤

【方源】 《集成良方三百种》

【组成】 生石膏二钱　知母一钱　麦冬三钱　半夏一钱　生甘草一钱　防风五分　荆芥二钱　薄荷一钱　桑白皮二钱　葛根一钱　竹叶三十片

【主治】 鬼火丹。手足阳明经风热,面上先赤肿,渐渐由头而下,蔓延至身亦赤肿。

【用法】 水煎服。

139. 白虎加元麦紫苏汤

【方源】 《四圣悬枢》卷三

【组成】 石膏(生)二钱　知母一钱　甘草(炙)一钱　粳米半杯　元参一钱　麦冬三钱　紫苏三钱

【主治】 痘病太阳经证未解,而见烦渴者。

【用法】 流水煎至米熟,取半杯热服,覆衣取微汗。

140. 白头翁加甘草阿胶苓桂汤

【方源】 《医学金针》卷入

【组成】 白头翁、茯苓各三钱　黄连、黄柏、秦皮、甘草、桂枝各一钱　阿胶二钱

【主治】 疹后频频泄利脓血。

【用法】 流水煎,温服。

141. 瓜蒌汤

【方源】 《传信适用方》卷三引周子明方

【组成】 瓜蒌(去皮,将瓤与子锉碎)一个　没药(研)一钱　甘草(生,锉)半两

【主治】 五发:发脑、发须、发眉、发颐、发背;痈疽;瘰、瘤、癌。

【用法】 上药用无灰酒三升,煎至一升。分三服,温服。

142. 瓜蒌散

【方源】 《仙传外科集验方》

【组成】 瓜蒌(新旧皆可,和椒炒,碎) 川椒二十粒 甘草(锉)三四寸 乳香(如皂角子大)五粒

【主治】 痈疽。

【用法】 上用无灰酒三碗,煮作一碗,去滓温服。其毒立散,未成即破,已成者,脓自出,皆不用手。

143. 瓜蒌子散

【方源】 《奇效良方》卷五十四

【组成】 瓜蒌子(微炒)、连翘、何首乌、牛蒡子(微炒)、大黄、栀子仁、漏芦、牵牛(微炒)、甘草(生)各一两

【用法】 上为细末。每服二钱匕,食后温酒调下。

【主治】 瘰疬初肿,疼痛寒热,四肢不宁。

144. 瓜蒌贝母饮

【方源】 《增订胎产心法》卷五

【组成】 瓜蒌实、土贝母(去心)、甘草节各三钱

【主治】 乳房结核,焮肿。

【用法】 水煎服。

145. 瓜蒌必效散

【方源】 《叶氏女科》卷三

【组成】 瓜蒌(捣烂)一个 金银花、当归、生甘草各五钱 乳香(去油)、没药(去油)各一钱(一方有白芷、青皮各一钱)

【主治】 乳痈。初起肿痛发于肌表,肉色焮赤,其人表热或憎寒壮热,头痛烦渴。

【用法】 水煎服。

146. 汉防己散

【方源】 《圣惠》卷五十四

【组成】 汉防己一两 黄芪(锉)一两 桂心一两 赤茯苓二两 甘草(炙微赤,锉)半两 桑根白皮(锉)一两

【主治】 皮水肿。如裹水在皮肤中,四肢习习然动。

【用法】 上为散。每服五钱,以水一大盏,煎至五分,去滓温服,一日三次。

147. 立效汤

【方源】 《会约》卷十九

【组成】 生黄芪三钱 白术一钱半 当归身二钱 小川芎五分 白芷、苍术各一钱二分 金银花一钱半 茯苓、甘草各一钱 车前子(去壳)八分

【主治】 脓疮,遍身疮痛,脓汁盈满。

【用法】 水煎服。大疮悉愈,或小者复出,多服断根。

148. 立效散

【方源】 《集验背疽方》

【组成】 皂角刺(拣去枯者,细锉,炒赤色为度,须耐久炒)半两　甘草(合生用)二两　栝楼(去皮取肉并仁,捣研,炒黄,干者不必炒)五个　乳香(别研和入)半两　没药(别研和入)一两

【主治】 发背,诸痈疽,瘰疬,乳痈。

【用法】 上为末。每服二钱,酒调下。乳痈与沉麝汤间服。

149. 立效散

【方源】 《外科集验方》

【组成】 滑石一两　甘草二钱

【主治】 瘰疬初发之时。

【用法】 上为末。先将此末每服一钱半,米饮调下,临睡进一次,半夜再进一次。

150. 立效木香散

【方源】 《魏氏家藏方》卷九

【组成】 生干地黄(洗)、木香(不见火)、麦门冬(去心)、升麻、羌活、芍药、白芷、川芎、肉桂(不见火,去粗皮)、木通(去皮)、当归(去芦)、黄芪(蜜炙)、桔梗、甘草(炙)、连翘各等分

【主治】 诸般恶毒,发背痈疽,已破未溃者。

【用法】 上为细末。温酒调服。初用而患人大便未曾泄,即多加大黄服之。如以水合酒煎之尤佳。

151. 玄参散

【方源】 《圣惠》卷六十一

【组成】 玄参半两　甘草(生,锉)半两　麦冬(去心)三分　前胡(去芦头)、枳实(麸炒微黄)、人参(去芦头)、赤芍药、生干地、黄芪、川芎、赤茯苓、黄芩各一两　石膏二两

【主治】 痈肿始发,热毒气盛,寒热心烦,四肢疼痛。

【用法】 上为散。每服四钱,以水一中盏,入竹叶二七片、小麦一百粒,煎至六分,去滓温服,不拘时候。

152. 玄参升麻汤

【方源】 《活人书》卷十八

【组成】 玄参、升麻、甘草(炙)各半两

【主治】 热毒发斑,咽喉肿痛。①《活人书》:伤寒发汗吐下后,毒气不散,表虚里

实,热发于外,身斑如锦纹,甚则烦躁谵语。喉闭肿痛。②《准绳·幼科》:痘疹后,余毒咽喉肿痛。③《杏苑》:冬时瘟疫应寒而大温抑之,身热,头疼,咽痛。④《简明医散》:温毒发斑。

【用法】　上锉,如麻豆大。每服五钱匕,以水一盏半,煎至七分,去滓服。

153. 玄参升麻汤

【方源】　《玉案》卷三

【组成】　玄参、升麻、甘草各二钱　石膏、知母各二钱五分

【主治】　热毒发癍,咽痛,烦躁谵语者。

【用法】　水煎服。

154. 加味太乙膏

【方源】　《景岳全书》卷六十四

【组成】　当归、生地黄、芍药、玄参、大黄各二两　甘草四两

【主治】　一切疮疡。

【用法】　用麻油二斤煎丹收膏。外敷患处。

155. 加味紫草饮

【方源】　《医学入门》卷八

【组成】　紫草、白芍、麻黄、甘草各五分

【主治】　痘出未透。

【用法】　水煎,温服。

156. 加味解毒汤

【方源】　《痈疽验方》

【组成】　黄芪(盐水拌炒)、黄连(炒)、黄芩(炒)、黄柏(炒)、连翘、当归(酒拌)各七分　甘草(炙)、白芍药、栀子仁(炒)各一钱

【主治】　痈疽大痛不止,脉洪大,按之有力者。

【用法】　水二钟,煎八分服。

157. 加味解毒散

【方源】　《保婴撮要》卷十二

【组成】　玄参、连翘、升麻、芍药、当归、羌活、生地黄、牛蒡子(炒)各三钱　茯苓、甘草各三钱　金银花、漏芦各五钱

【主治】　天泡疮,发热作痛。

【用法】　每服一二钱,水煎服;或炼蜜为丸服。

158. 加减二陈汤

【方源】　《济阳纲目》卷七十六引朱丹溪方

【组成】　陈皮(去白)、半夏(洗泡七次)、白茯苓、甘草(炙)、枳实(麸炒)、橘核、栀

子(炒)、山楂各等分

　　【主治】　七疝。

　　【用法】　上锉。水煎，入生姜汁，热辣饮之。

159. 加减泻黄散

　　【方源】　《赤水玄珠》卷二十五

　　【组成】　山栀子一两　防风一两　藿香七钱　石膏五钱　连翘　甘草七钱半
升麻三钱

　　【主治】　心脾热甚口疮。

　　【用法】　上药蜜酒微炒，水煎服。

160. 加减凉膈散

　　【方源】　《金鉴》卷五十九

　　【组成】　薄荷叶　生栀子　元参　连翘(去心)　生甘草　苦桔梗　麦冬(去心)
牛蒡子(炒,研)　黄芩

　　【主治】　疹已发而失音者。

　　【用法】　水煎服。

161. 加减益元汤

　　【方源】　《痘疹仁端录》卷五

　　【组成】　甘草　当归　白芍　川芎　陈皮　升麻　桔梗

　　【主治】　痘症胖期虚证。

　　【用法】　水煎服。

162. 加减调中汤

　　【方源】　《痘疹全书》卷下

　　【组成】　人参　白术　黄芪　炙甘草　木香　官桂　白茯苓　陈皮　半夏
生姜

　　【主治】　痘疹吐泻，而致里虚，痘出不快者。

　　【用法】　水煎服。

163. 加减清肺饮

　　【方源】　《种痘新书》卷十二

　　【组成】　麦冬、桔梗各二钱　陈皮、知母、花粉各一钱　诃子、杏仁各八分　荆芥、
黄芩各六分　甘草三分

　　【主治】　痘实热，咳嗽喘急，痘色绛紫。

164. 加味地骨皮散

　　【方源】　《准绳·幼科》卷六

　　【组成】　地骨皮(鲜者)三钱　桑白皮(鲜者)二钱　麦门冬二钱　银柴胡、赤芍

药、干葛各一钱　甘草、生犀屑各五分

　　【主治】　疹出发热不退,饮食不进;亦治喘急不止。

　　【用法】　水煎,调大小无比散五七分服。

165. 加减六君子汤

　　【方源】　《医部全录》卷四九一

　　【组成】　人参　白术　白茯　甘草(炙)　黄芪(炙)　陈皮　山楂　神曲(炒)　木香　升麻　砂仁

　　【主治】　出痘泄泻能食者。

　　【用法】　大枣为引,水煎服。

166. 加味补中益气汤

　　【方源】　《医统》卷五十五

　　【组成】　人参、黄芪、当归、白术各一钱　陈皮、甘草、升麻、柴胡、防风、白芷、川芎各五分

　　【主治】　中气不足,卫气不舒,致患搔痒。

　　【用法】　加生姜、大枣,水煎服。

167. 开郁散

　　【方源】　《洞天奥旨》卷八

　　【组成】　白芍五钱　当归二钱　白芥子三钱　柴胡一钱　炙甘草八分　全蝎三个　白术三钱　茯苓三钱　郁金二钱　香附三钱　天葵草三钱

　　【主治】　肝胆郁结之瘰疬。

　　【用法】　水煎服。

168. 地丁饮

　　【方源】　《验方新编》卷十一

　　【组成】　紫花地丁一两　白矾、甘草各三钱　银花三两

　　【主治】　疔疮。

　　【用法】　水煎服。

169. 地龙散

　　【方源】　《兰室秘藏》卷中

　　【组成】　当归梢一分　肉桂、地龙各四分　麻黄五分　苏木六分　独活、黄柏、甘草各一钱　羌活二钱　桃仁六个

　　【主治】　腰脊痛,或打扑损伤,从高坠下,恶血在太阳经中,令人腰脊痛,或胫腨臂股中痛不可忍,鼻塞不通。

　　【用法】　上咬咀。每服五钱,水二盏,煎至一盏,去滓,空腹温服。

170. 地龙散

【方源】 《外科大成》卷四

【组成】 甘草　地龙末

【主治】 阴囊肿大。

【用法】 用甘草煎汁,调地龙末涂之。

171. 地骨皮散

【方源】 《圣惠》卷十八

【组成】 地骨皮一两　黄芩一两　黄连(去须)一两　川大黄(锉碎,微炒)一两　木香一两　羚羊角屑一两　甘草(炙微赤,锉)半两

【主治】 热病疱疮,心神烦躁。

【用法】 上为散。每服四钱,以水一中盏,煎至六分,去滓,不拘时候温服。

172. 地骨皮散

【方源】 《圣惠》卷六十八

【组成】 地骨皮一两　石膏一两　黄连(去须)一两　麦门冬(去心)一两　甘草(炙微赤,锉)一两　生干地黄一两

【主治】 金疮,烦渴闷乱,头痛。

【用法】 上为粗散。每服四钱,以水一中盏,煎至六分,去滓温服,一日四五次。

173. 芍药汤

【方源】 《圣济总录》卷三十

【组成】 芍药、黄芩(去黑心)、羚羊角(锉)、甘草(炙,锉)各一两　大青叶三分　升麻二两　黄柏(去粗皮,蜜炙)半两

【主治】 伤寒后,心热口疮久不愈。

【用法】 上为粗末。每服五钱匕,水一盏半,加竹叶三七片,煎至八分,去滓,入蜜半合,更煎一二沸,食后温服。

174. 芍药汤

【方源】 《圣济总录》卷一二九

【组成】 赤芍药、犀角(锉)、木通(锉)、石膏(碎)、升麻各二两　甘草(生,锉)、朴硝、玄参、麦门冬(去心,焙)各一两

【主治】 胃脱蓄热,结聚成痈。

【用法】 上为粗末。每服五钱匕,水一盏半。煎至八分,去滓温服,不拘时候。

175. 芍药甘草汤

【方源】 《千金翼》卷二十二

【组成】 芍药、干地黄、黄芪各三两　甘草(炙)一两半　人参一两　茯苓、麦门冬(去心)、生姜(切)各二两

【主治】 肿疡发背。

【用法】 上咬咀,以水八升,煮取二升五合,分三次服。

176. 导赤散

【方源】 《片玉痘疹》卷六

【组成】 生地黄　木通　小甘草　防风　薄荷叶　辰砂

【主治】 痘疮发热有惊搐者。

【用法】 灯心为引,水煎服。

177. 导赤通气散

【方源】 《痘疹心法》卷二十二

【组成】 木通　生地黄　甘草　人参　麦门冬　石菖蒲　当归身

【主治】 痘疹心虚,声不扬者。

【用法】 灯心作引。水煎服。

178. 麦饼

【方源】 《圣济总录》卷一三一

【组成】 大麦(炒熟)九两　甘草(生用)三两

【主治】 发背。

【用法】 上为末,加酥少许和匀,微有酥气,仍以百沸汤拌和作饼剂,方圆大小,如疮肿大,热敷之,以油单并故纸密裹,勿令通风,冷即换之。常须吃黄芪米粥甚妙。

179. 吹喉朴硝散

【方源】 《圣济总录》卷一一七

【组成】 朴硝、硝石、胆矾、白矾、芒硝(五味皆枯干)、寒水石(烧)、白僵蚕(直者,炒)、甘草(炙,锉)、青黛(研)各等分

【主治】 口疮及喉闭。

【用法】 上为细散,和匀。每用少许,掺疮上;遇喉闭,用笔管吹一字在喉中。

180. 里托散

【方源】 《普济方》卷二九一

【组成】 黄芪、甘草、金银花各等分

【用法】 上为末。每服五分,用酒一盏、水一盏,煎至一盏,去滓,食后服之。

【主治】 疬子疮。

181. 牡丹皮汤

【方源】 《玉案》卷六

【组成】 人参、丹皮、白芍、赤茯苓、黄芪、桃仁(去皮尖)、薏苡仁、白芷、当归、川芎各一钱　广木香、甘草、官桂各五分

【主治】 肠痈,腹濡而痛,以手按之则止,或时时下脓。

【用法】 水煎,食前服。

182. 利咽散

【方源】 《痘医大全》卷三十三

【组成】 山豆根一钱　桔梗七分　甘草一分　元参一分五厘　绿豆十粒

【主治】 痘疹咽喉疼痛,难进饮食。

【用法】 水煎服。

183. 佛手散

【方源】 《普济方》卷二七二

【组成】 米壳四两　人参、川芎、陈皮各六分半　没药、乳香各二钱半　麻黄一两　当归一两　甘草半两

【主治】 诸疮痛不可忍。

【用法】 上为粗末,每服三钱,水煎服。

184. 含杏仁丸

【方源】 《圣惠》卷三十六

【组成】 杏仁(汤浸,去皮尖双仁)三十个　甘草(生用)一分　黄连(去根)一分

【主治】 口疮疼痛,吃食不得。

【用法】 上为细散。每取如杏仁大,绵裹含之,有涎即吐之,日三服,夜一服,以愈为度。

185. 表解散

【方源】 《普济方》卷四〇三

【组成】 白附子、防风、川芎、全蝎、麻黄(去节)、荆芥、红花、当归、蝉蜕、薄荷、羌活、茯苓、甘草、升麻各一分　朱砂(研)半钱　麝香少许

【主治】 天行水疹,腥臊未出,潮热,麻子。

【用法】 上为末。每服半钱,金银薄荷汤调下。

186. 枇杷叶丸

【方源】 《外科正宗》卷四

【组成】 枇杷叶(去毛刺)八两　黄芩(酒炒)四两　甘草一两　天花粉四两

【主治】 肺风粉刺、鼻渣,初起红色,久则肉靤发肿者。

【用法】 上为末,新安酒跌丸,如梧桐子大。每服一钱五分,食后并临睡白滚汤、茶汤俱可送下。

187. 苦茄散

【方源】 《圣济总录》卷一三一

【组成】 苦茄种、甘(炙)各一两

【主治】 发背未溃,身体寒热。

【用法】 上为细散。每服二钱匕,甘草汤调下。

188.苦参丸

【方源】 《准绳·幼科》卷六

【组成】 苦参一两　白蒺藜、胡麻、牛蒡子各半两　甘草二钱半

【主治】 痘癞。

【用法】 上为末,酒调面为丸,竹叶汤送下。

189.苦参汤

【方源】 《圣济总亲》卷七十八

【组成】 苦参、青葙子各一两　甘草(炙,锉)、熊胆(研)各半两

【主治】 疳䘌蚀下部。

【用法】 上除熊胆外为粗末。每服四钱匕,水一盏半,煎至八分,去滓,入胆半分,搅和,空心顿服。日午再煎服之。

190.英花汤

【方源】 《洞天奥旨》卷十四

【组成】 金银花一斤　蒲公英八两　绵黄芪六两　生甘草一两　川贝母三钱

【主治】 痈疽未溃。

【用法】 水煎,作三次服完。

191.苓术羌附汤

【方源】 《疝症积聚编》

【组成】 茯苓　白术　羌活　附子　甘草　大枣

【主治】 寒疝,小腹疼痛,泄泻不止。

【用法】 水煎服。

192.苓桂参甘黄芪汤

【方源】 《四圣悬枢》卷三

【组成】 人参一钱　甘草一钱　茯苓二钱　桂枝一钱　黄芪三钱

【主治】 痘疮溃烂无痂者。

【用法】 流水煎半杯,温服。

193.茅花汤

【方源】 《赤水玄珠》卷二十八

【组成】 茅花、归头、丹皮、生地、甘草各等分

【主治】 麻痘鼻衄。

【用法】 水煎服。

194. 抽脓散

【方源】 《杂病源流犀烛》卷二十八

【组成】 黄芪　当归　金银花　白芷　连翘　防风　甘草

【主治】 痔痈。

195. 转败汤

【方源】 《青囊秘诀》卷下

【组成】 人参一两　当归一两　土炒白术一两　金银花三两　白芍三两　柴胡二钱　制半夏五钱　甘草三钱

【主治】 瘰疬日久,两项之间,尽已溃烂,痰块串至胸膈之上,头破而腐,身体发热发寒,肌肉消瘦,饮食少思,自汗盗汗,惊悸恍惚。

【用法】 水煎服。

196. 转阳化毒汤

【方源】 《外科医镜》

【组成】 人参五钱　黄芪(生)五钱　远志三钱　金银花一两　生甘草三钱　肉桂(寒甚倍用)一钱　黄明胶(炒成珠)五钱

【主治】 一切痈毒已溃,误服凉剂,转变阴症者。

【用法】 水煎服。

197. 卓氏白膏

【方源】 《外台》卷二十四引《范汪方》

【组成】 当归、附子(炮)、细辛、川芎、续断、牛膝、通草、甘草(炙)、白芷各二两　蜀椒三两　芍药、黄芪各一两

【主治】 痈疽,发背,金疮已坏及未败火疮,猪痫疥患。

【用法】 上㕮咀。以猪膏二升,煎之微火上,以白芷色黄,药成,绞去滓。以敷疮上,每日三次。

198. 虎牙散

【方源】 《外台》卷二十四引《范汪方》

【组成】 虎牙(炙)、干姜、附子(炮)、当归、甘草(炙)、防风、桂心、王不留行、茯苓各一两

【主治】 痈肿发背。

【用法】 上为末,每服方寸,每日三次。

199. 国老膏

【方源】 《本事》卷六

【组成】 横纹甘草一斤

【主治】 ①《本事》:痈疽。②《金鉴》:素服丹石刚剂,而致丹毒发,生于背,形如汤

火所伤,细瘤无数,赤晕延开,发时其渴非常。

【用法】 上药擘开捶碎,用水一斗,浸二宿(夏浸一宿),挼细,夹绢滤去滓,入银石器内慢火熬成膏。上药分作三服,每发以温酒半升调下。

200. 固元解毒汤

【方源】 《幼科直言》卷二

【组成】 当归 银花 苡仁 白茯苓 丹皮 扁豆(炒) 连翘 桔梗 黄芩 陈皮 山楂肉 甘草

【主治】 痘见十朝,十一二三朝。

【用法】 白水煎。

201. 固本化毒汤

【方源】 《片玉痘疹》卷九

【组成】 人参 白术 干姜(炙) 甘草(炙) 官桂 诃子肉(炒) 丁香

【主治】 痘养浆之时,因泄泻而致痘色灰白者。

【用法】 水煎服。

202. 固阳散火汤

【方源】 《片玉痘疹》卷七

【组成】 人参 黄芪 甘草 升麻 葛根 当归尾 连翘 防风 生地 木通 荆芥穗

【主治】 痘出色艳而赤。

【用法】 水煎服。

203. 钓肠丸

【方源】 《医统》卷七十四引《集成》

【组成】 白术、黄连、甘草、白芍药、桔梗、人参、白茯苓各等分

【主治】 脱肛。

【用法】 上为末,醋糊为丸,如梧桐子大。每服五十丸,空心米饮送下。

204. 枯瘤膏

【方源】 方出《得效》卷十九,名见《仙拈集》卷四

【组成】 甘草

【主治】 小瘤。

【用法】 煎膏。笔蘸涂瘤傍四围,干后复涂,共三次;然后以大戟、芫花、甘遂等分为末,醋调,别笔涂敷其中,不得近著甘草处。次日缩小,又以甘草膏小晕三次,中间仍用大戟、芫花、甘遂如前法,自然焦缩。

205. 枳实导滞散

【方源】 《医部全录》卷四九〇引《幼幼全书》

【组成】 枳实　山楂肉　连翘　半夏（姜制）　酒黄连　木通　酒大黄　甘草　紫草

【主治】 痘疹内实不出。

【用法】 水煎，与槟榔末同服。

206. 栀子升麻汤

【方源】 《普济方》卷四〇三

【组成】 升麻、白芍药、干葛、山栀子、蓝叶、甘草各等分

【主治】 天行麻痘，疮于未出，潮热如火，谵语，小便涩难。

【用法】 上为散。灯心同煎服。

207. 荆芥散

【方源】 《杨氏家藏书》卷二

【组成】 荆芥四两　防风（去芦头）、白蒺藜（炒，去刺）、白僵蚕（炒去丝嘴）、杏仁（去皮尖，炒）、甘草（炙）各一两

【主治】 肺风齇疱。

【用法】 上为细末。每服二钱，食后茶清调下。

208. 荆枳汤

【方源】 《直指》卷二十三

【组成】 荆芥穗、枳壳（炒）、槐花、香附、紫苏茎叶、甘草（炙）各等分

【主治】 气滞发痔。

【用法】 上为末。每服二钱，米汤调下。

209. 荆防败毒散

【方源】 《回春》卷八

【组成】 防风　荆芥　羌活　独活　柴胡　前胡　薄荷　连翘　桔梗　枳壳　川芎　茯苓　金银花　甘草

【主治】 疣疽疔肿，发背乳痈，憎寒壮热，甚者头痛拘急，状以伤寒，一二日至四五日者。

【用法】 上锉。加生姜，水煎，疮在上，食后服。在下，食前服。

210. 荆防败毒散

【方源】 《准绳·幼科》卷六

【组成】 人参、赤茯苓、羌活、独活、前胡、薄荷、柴胡、枳壳、川芎、桔梗各等分　甘草减半　牛蒡子　防风　荆芥　连翘　金银花

【主治】 余毒痈肿。

211. 荆防排毒剂

【方源】 《霉疮新书》

【组成】 荆芥　防风　茯苓　独活　桔梗　川芎　甘草　枳实　生姜　柴胡

【用法】 上以水四合,煮取二合,分三次温服。

【主治】 身体发杨梅及砂仁疮。

212. 荆防渗湿散

【方源】 《痘疹会通》卷四

【组成】 人参　荆芥　防风　白芷　云茯苓　漂术　苍术(制过)　甘草

【主治】 痘疹溃烂不靥。

213. 荆防解毒汤

【方源】 《片玉痘疹》卷上

【组成】 荆芥穗　防风　黄芩　牛蒡子(炒)　酒柏　小甘草　玄参　升麻　知母　人参　石膏　连翘

【主治】 痘已见形,火毒熏灼于内,夹疹而间有碎密若芥子;或夹斑,而皮肤鲜红成块者。

【用法】 加淡竹叶为引,水煎服。

214. 荆芥首乌散

【方源】 《杏苑》卷七

【组成】 胡麻一两二钱　荆芥、苦参各八钱　何首乌、甘草、威灵仙各六钱

【主治】 风热疮疥痒疼。

【用法】 上共为细末。每服二钱,食后薄荷汤或温酒调下。

215. 茵陈散

【方源】 《圣惠》卷十八

【组成】 茵陈二两　川大黄(锉碎,麸炒)一两　玄参一两　栀子仁一分　甘草(生用)半两

【主治】 热病发斑。

【用法】 上为散。每服四钱,以水一中盏,煎至六分,去滓温服,不拘时候。

216. 茴香丸

【方源】 《普济方》卷一一三

【组成】 八角茴香半两　川楝子五个　川独活半两　甘草(以上酒炙)　谷精草半两　末茶(半两为衣)一两　苍术(酒炙)一两

【主治】 破伤风。

【用法】 上为末,酒糊为丸。每服十丸,温酒送下,不拘时候。

217. 茴香散

【方源】 《杨氏家藏方》卷十

【组成】 京三棱(炮,切)、蓬莪术(炮,切)、金铃子(去核,麸炒赤)各一两　茴香

（炒）、青橘皮（去白）、甘草（炙）各半两　木香、当归（洗，焙）各一两

【主治】　一切气疾，脐腹满，膀胱疝气，小肠气痛。

【用法】　上为细末，每服二钱，水一盏，加生姜二片，煎至七分，温服；如小肠撮病，空心食前炒生姜，酒调下，如人行五七里，再服一服。

218. 保婴百补汤

【方源】　《痘疹金镜录》卷四

【组成】　当归　芍药　地黄　白术　人参　茯苓　山药　甘草

【主治】　①《痘疹金镜录》：痘疹九日浆足，无他症。②《简明医散》：实热血热痘，八九日无他症。

【用法】　加生姜、大枣，水煎服。

219. 宣风散

【方源】　《张氏医通》卷十五

【组成】　尖槟榔二个　橘皮、青皮、甘草各二钱　牵牛头末四钱

【主治】　痘，毒肿乘骨，腹胀黑陷。

【用法】　上为散。三岁儿每服一钱匕，蜜水调服。

220. 宣风快斑散

【方源】　《片玉痘疹》卷八

【组成】　木通　枳壳　甘草　槟榔　大黄

【主治】　①《片玉痘疹》：痘疹。②《幼幼集成》：痘疹黑陷而身无大热，大小便调者。

【用法】　水煎半生半熟，同黑牵牛头末和匀服之，以通为度。通后疮回，以四君子汤徐调之。

221. 桂枝芍药汤

【方源】　《痘疹心法》卷二十三

【组成】　桂枝、白芍药、防风、黄芪（炙）、甘草各等分

【主治】　脾胃虚弱，痘子初出，他处俱起而手足起迟，他处俱收而手足不收者。

【用法】　上锉细。加大枣二枚，水一盏半，煎七分，去滓温服。

222. 桂枝葛根汤

【方源】　《片玉痘疹》卷五

【组成】　桂枝　芍药　干葛　甘草　防风

【主治】　痘疹，如暴风连日而有伤风之症者。

【用法】　水一盏，加生姜一小片、大枣一枚，煎七分，热服。

223. 桂枝姜苓阿胶汤

【方源】　《医学摘粹》

【组成】 茯苓三钱　桂枝三钱　甘草二钱　生姜三钱　阿胶(炒,研)三钱　白芍三钱　当归三钱　川芎三钱

【主治】 虚寒腰痛。

【用法】 水煎大半杯,温服。

224. 桔梗汤

【方源】 《伤寒论》

【组成】 桔梗一两　甘草二两

【主治】 风热客于少阴,咽喉肿痛;风热郁于肺经,致患肺痈,咳唾脓血。

【用法】 以水三升,煮取一升,去滓,分二次温服。

225. 真人解毒汤

【方源】 《景岳全书》卷六十三

【组成】 忍冬花半斤　甘草节一两　木通、防风、荆芥、连翘各三钱

【主治】 痘母。

【用法】 上分作三剂。用水、酒各一钟煎服,以肿消痘出为度。

226. 莽草散

【方源】 《圣惠》卷二十四

【组成】 莽草(微炙)一两　细辛三分　人参(去芦头)三分　麻黄(去根节)半两　杏仁(汤浸,去皮尖双仁,麸炒微黄)一两　川芎三合　甘草(炙微赤,锉)三分　黄芪(锉)一两　天麻一两半　防风(去芦头)一两　凌霄花三分　白蒺藜(微炒,去刺)三分　当归三分

【主治】 风,身体如虫行。

【用法】 上为散。每用药一分,水一大盏,煎至五分,去滓温服,不拘时候。又取此药二两,用苦参五两、白矾五两、桃、柳枝各五两,水一石二斗,同煎至七斗,布滤去滓,暖室中浴,浴后宜服前散。

227. 莲花饮

【方源】 《痧痘集解》卷六

【组成】 牛蒡　苍术　当归　荆芥　白芍　木通　苦参(酒炒)　黄连　生地　甘草　槐花　莲花

【主治】 痘后疮痍。

【用法】 水煎,分上、中、下三部,早、中、晚温服。

228. 莲房汤

【方源】 《疡科选粹》卷五

【组成】 朴硝　荆芥　防风　五倍子　莲房　枳壳　甘草节　地榆

【主治】 痔疮。

【用法】 上锉。煎汤熏洗。

229. 铅霜散

【方源】 《圣惠》卷三十五

【组成】 铅霜一分　甘草(半生半熟,捣罗为末)一分

【主治】 悬垂肿胀疼痛。

【用法】 上为散。每服半钱,以绵裹含,咽津。

230. 秘方托里散

【方源】 《痈疽神秘验方》

【组成】 栝楼(杵)大者一个　当归(酒拌)、黄芪(盐水拌,炒)、甘草、白芍药各一两半　皂角刺(炒)一两　金银花一两　天花粉一两　熟地黄一两(酒拌,铜器蒸半日)

【主治】 疮毒。

【用法】 用无灰酒五茶钟和药五两,入瓷器内厚纸封口,再用油纸重封,置汤锅内煮,用盖覆之,煮至药香取出,分温服,直至疮愈。

231. 鼠粘子汤

【方源】 《杏苑》卷六

【组成】 鼠粘子一钱五分　荆芥穗一钱　甘草七分　射干、麻黄各八分

【主治】 痘疮已溃,余热未退,或生疮毒肿痛,或作寒热者。

【用法】 上㕮咀,水煎,不拘时候服。

232. 解暑败毒散

【方源】 《洞天奥旨》卷九

【组成】 香薷二钱　蒲公英三钱　青蒿二钱　茯苓二钱　甘草一钱　归尾一钱黄芩五分　黄连五分　大黄八分　天花粉一钱五分

【主治】 ①《洞天奥旨》:时毒暑疖。②《中医皮肤病学简编》:痱子。

【用法】 水煎服。十岁小孩如此,大人增半,小儿五岁者减半。服后可用膏药。

233. 腻粉膏

【方源】 《圣惠》卷六十四

【组成】 腻粉一两　胡粉(细研)一两　松脂半两　猪脂(炼了者)六两　黄连(去须,捣末)一两　甘草(生,捣末)一两

【主治】 热毒风疮肿痛。

【用法】 先以猪脂煎松脂,化后去滓,下四味搅令匀,倾于瓷盒中。

234. 秘传大透肌散

【方源】 《准绳·幼科》卷四

【组成】 人参、芍药、川芎、甘草、茯苓、白术、木通、陈皮、黄芪、糯米各等分

【主治】 痘疮。

【用法】 上为粗散。每服四钱,水煎服。

235. 射干汤

【方源】 《外台》卷二十三引《经心录》

【组成】 射干、桂心各二两 麻黄(去节)、生姜、甘草(炙)各四两 杏仁(去皮尖)四十个

【主治】 恶毒,身强痛,瘰疬。

【用法】 上切,以水四升,煮取三升,去滓,分三服。

236. 黄芩散

【方源】 《魏氏家藏方》卷九

【组成】 麦门冬(去心)、大黄、赤茯苓(去皮)、木通(去皮)、甘草(炙)各半两 灯心一捻

【主治】 痈疽。大小便不通。

【用法】 上㕮咀。每服三钱,水一大盏,煎至八分,去滓,空心温服。

237. 黄金散

【方源】 《普济方》卷二九五

【组成】 黄柏、黄芩、白芷、藿香、零陵香、甘草、甘松各等分

【主治】 痔漏。

【用法】 上㕮咀。黑豆一勺,相和水二碗,煮二十沸。去滓,洗却。

238. 黄金散

【方源】 《疬疡机要》卷下

【组成】 滑石、甘草各等分

【主治】 天疱疮。

【用法】 上为末。挑破去水敷之。

239. 黄金散

【方源】 《洞天奥旨》卷十四

【组成】 柴胡一钱五分 金银花一两 大力子一钱 肉桂一钱 黄芪五两 归尾三分 黄柏七分 炙甘草五分

【主治】 疮生腿外侧。或因寒湿得附骨痈,于足少阳经分,微侵足阳明经,坚硬漫肿,行步作痛或不能行。

【用法】 水、酒各半煎。食前服。

240. 黄柏膏

【方源】 《直指小儿》卷五

【组成】 黄柏(去粗皮)、新绿豆、红花各一分 甘草(生)半钱

【主治】 疮痘初萌,急以此防眼。

【用法】 上为末,麻油调为膏。薄涂眼眶四围。若用胡荽酒,尤先护目。

241. 黄芩四物汤

【方源】 《活幼心书》卷下。

【组成】 黄芩一两 当归(酒洗)、生地黄、赤芍药各钱半 川芎半两 何首乌(去粗皮)、草乌(炮,去皮)、玄参各一钱半 甘草六钱 薄荷叶二钱

【主治】 诸疮丹毒,赤瘤燥痒。

【用法】 上㕮咀。每服二钱,水一盏,煎七分,不时温服。

242. 黄芩橘皮汤

【方源】 《麻疹备要方论》

【组成】 黄芩 陈皮 干葛 杏仁 枳实 麻黄 厚朴 甘草

【主治】 麻出夹斑,为蕴毒发斑者。

【用法】 水煎服。

243. 黄连平胃散

【方源】 《金鉴》卷六十七

【组成】 黄连五钱 陈皮、厚朴(姜炒)各三钱 甘草(生)二钱 苍术(炒)一两

【主治】 脐痈溃后,肠胃湿热积久,脐中不痛、不肿,甚痒,时津黄水。

【用法】 上为细末。每服三钱,白滚水调服,外用三妙散干撒渗湿即愈。

244. 黄连泻心汤

【方源】 《杂病源流犀烛》卷二十三

【组成】 姜黄连 甘草 生地 归尾 赤芍 木通 连翘 防风 荆芥

【主治】 舌心疮。

245. 黄连泻心汤

【方源】 《疡科心得集》卷上

【组成】 黄连 黄芩 甘草

【主治】 一切火热壅肿疮疡。

246. 黄连消毒饮

【方源】 《外科真诠》卷上

【组成】 黄连 黄柏 苏木 桔梗 生地 知母 归尾 防风 泽泻 甘草

【主治】 面游风。

247. 黄连救苦汤

【方源】 《外科正宗》卷三

【组成】 黄连、升麻、葛根、柴胡、赤芍、川芎、归尾、连翘、桔梗、黄芩、羌活、防风、

金银花、甘草节各一钱

【主治】 ①《外科正宗》：脑疽、发鬓、发颐及无行时毒。初起憎寒壮热,头面耳项俱肿。②《嵩崖尊生》：对口疽,初起寒热发肿。

【用法】 水二碗,煎八分,临服入酒一杯,食后服。

248. 麻黄发表汤

【方源】 《治疹全书》卷下

【组成】 麻黄　荆芥　防风　甘草　牛蒡　羌活　独活　连翘　杏仁　川芎　银花

【主治】 疹因风早没;遍身生疮。

【用法】 水煎服。

249. 麻黄杏子汤

【方源】 《症因脉治》卷一

【组成】 麻黄　杏子　米仁　桑白皮　桔梗　甘草

【主治】 外感胁痛。风寒壅肺,恶寒发热,喘急嗽痰,胁下作痛。

250. 清心散

【方源】 《直指》卷二十二

【组成】 远志(制)、赤茯苓、赤芍药、生地黄、麦门冬(去心)、知母、甘草(生)各等分

【主治】 痈疽有热证。

【用法】 上锉。每服三钱,加生姜、大枣,水煎服。

251. 清肌散

【方源】 《普济方》卷一〇八

【组成】 黑狗脊、甘草、荆芥各等分

【主治】 暴发瘾疹,出而暴没,或作酸痛。

【用法】 上生用为末。冷水调,去滓服半碗,入口即效。

252. 清肺饮

【方源】 《症因脉治》卷一

【组成】 山栀　黄芩　薄荷　甘草　桔梗　连翘

【主治】 外感胁痛。

【用法】 上加竹叶七片,水煎服。

253. 清血退心汤

【方源】 《疡医大全》卷二十三

【组成】 麻黄、山栀、官桂、姜黄、蒲黄、木通、连翘、甘草各等分

【主治】 痘不收靥。

【用法】 水煎服。

254. 清金散火汤

【方源】 《痘疹仁端录》卷九

【组成】 麻黄（蜜炙） 苏叶 枳壳 甘草 牛蒡

【主治】 痘疹,初热发喘。

【用法】 水煎服。

255. 清金解毒汤

【方源】 《种痘新书》卷八

【组成】 黄芩 黄连 牛子 前胡 丹皮 麦冬 知母 百合 炒栀 甘草 人参

【主治】 痘疮收结时,身热唇紫,两颊通红,毒乘于肺,必将发肺痈。

【用法】 水煎服。

256. 清肺化毒汤

【方源】 《会约》卷四

【组成】 甘草一钱半 桔梗、苦参、大黄各二钱 黄连一钱半 黄柏一钱 连翘（去心）、知母各一钱半 麦冬一钱二分 牛蒡子一钱 荆芥八分 白芷一钱 山豆根一钱

【主治】 阳毒喉肿,或疮痈脓血,便结脉实。

【用法】 水煎服。

257. 绿袍散

【方源】 《卫生宝鉴》卷十一

【组成】 黄柏四两 甘草（炙）二两 青黛一两

【主治】 老幼口疮,多时不效者。

【用法】 上前二味为末,入青黛研匀。每用半钱,干掺口内。忌醋、酱、盐一二日。

258. 绿袍散

【方源】 《种痘新书》卷十二

【组成】 黄芩 黄连 黄柏 甘草 青黛 硼砂

【主治】 口疮。

【用法】 上为细末。以敷口疮。

259. 葛根汤

【方源】 《痘疹仁端录》卷十一

【组成】 葛根 陈皮 知母 黄芩 麻黄 甘草

【主治】 痘毒斑疹,心烦呕逆。

【用法】 水煎服。

260. 紫草透肌散

【方源】 《保婴撮要》卷十七

【组成】 紫草、蝉蜕、木通、芍药、甘草(炙)各等分

【主治】 痘疮色赤、不快,或痒塌。

【用法】 每服三钱,水煎服。

261. 紫苏丹皮地黄汤

【方源】 《四圣心源》卷九

【组成】 苏叶三钱　生姜三钱　甘草二钱　丹皮三钱　芍药三钱　地黄三钱

【主治】 癫风。

【用法】 煎大半杯,热服。覆衣取汗。

262. 喘气汤

【方源】 《外科集腋》卷八

【组成】 川芎六分　杏仁八分　皂荚末五分　甘草三分　桔梗、白芷、麻黄灰(去根)各一钱　桂枝、干葛、陈皮各七分

【主治】 天井骨跌折。

【用法】 水煎,临卧加青盐、竹沥服。

263. 喉癣汤

【方源】 《霉疠新书》

【组成】 甘草、桔梗各二钱　山豆根、龙胆、射干各一钱　土茯苓五钱

【主治】 霉疮,咽喉渐腐去,饮食难咽。

【用法】 以水五合,煮取二合,分三次温服,每次送下牛黄二分。

264. 稀痘汤

【方源】 《疡医大全》卷三十三

【组成】 升麻、葛根、芍药、甘草各等分

【主治】 初发热,痘未出者。

【用法】 水煎服。看耳后红筋枝叶,乃两经齐发未出。

265. 惺惺散

【方源】 《同寿录》卷三

【组成】 白术(土炒)、黄芩、白芍、天花粉、桔梗各五分　人参、川芎、灸甘草各三分　细辛二分　薄荷叶一分

【主治】 痘后感冒风寒,发热痰嗽,不敢重发者。

【用法】 加姜、枣煎,食远服。

266. 温中汤

【方源】《鬼遗》卷四

【组成】 甘草(炙)六分 干姜六分 附子(炮,去皮脐,破)六分 蜀椒(去目,闭口者,出汗)二百四十粒

【主治】 痈疽取冷过多,寒中下痢,食完出者。

【用法】 上切。以水六升,煮取二升。分温三服。忌海藻,菘菜,猪肉,冷水。

267. 蜀椒散

【方源】《医心方》卷十五引《深师方》

【组成】 蜀椒、桂心、甘草、干姜、川芎、当归各一两

【主治】 痈肿自溃。

【用法】 上为末。每服方寸匕,酒调下,日三夜再。疮未合,可常服。

268. 锦庇汤

【方源】《洞天奥旨》卷五

【组成】 黄芪三两 肉桂三钱 生甘草一两 荆芥(炒)三钱 天花粉三钱 贝母二钱 锦地罗五钱 茯苓一两

【主治】 阴痈初起。

【用法】 水煎服。一剂即散大半,二剂全消。

269. 解毒汤

【方源】《证治宝鉴》卷十

【组成】 荆芥 防风 牛蒡 羌活 连翘 甘草

【主治】 疰腮肿毒。

【用法】 水煎服;外用赤小豆研细,醋调敷肿。

270. 解毒汤

【方源】《痘治理辨》

【组成】 荆芥 甘草 鼠粘子

【主治】 痘症十四日前后。

【用法】 上用水一钟半,加生姜一片,煎至五分。

271. 解毒散

【方源】《赤水玄珠》卷二十八

【组成】 金银花五两 甘草一两 木通、防风、荆芥、连翘、牛子各三钱

【主治】 痘母。痘未出而先发肿块者。

【用法】 上用酒、水各一钟煎服。

272. 解毒济阴汤

【方源】《保婴撮要》卷十五

【组成】 连翘、山栀(炒)、黄芩(炒)、黄连(炒)各一钱　赤芍药一钱五分　金银花二钱　甘草一两

【主治】 疮疽臀肿作痛。

【用法】 每服二三钱,水煎服。外敷抑阳散。

273. 蔓荆实散

【方源】 《圣济总录》卷一二八

【组成】 蔓荆实(微炒)一两　甘草(半生半熟)一寸半

【主治】 乳痈疼痛。

【用法】 上为散。每服二钱匕,以温酒调下,一日三服。

274. 解毒内托饮

【方源】 《杂症会心录》卷下

【组成】 何首乌(生用)三钱　甘草一钱　当归一钱五分　赤芍一钱　贝母一钱　丹皮一钱　黑豆三钱　忍冬藤二钱

【主治】 体虚疮发。

【用法】 水二杯,煎服。

275. 槟榔散

【方源】 《洞天奥旨》卷十一

【组成】 槟榔二钱　生甘草一钱

【主治】 胡次丹。先从脐上起,黄肿,是任经湿热所致。

【用法】 上为末。米醋调搽。

276. 酸枣仁散

【方源】 《圣惠》卷六十八

【组成】 酸枣仁(微炒)二两　川芎二两　甘草(炙微赤,锉)二两

【主治】 金疮烦闷。

【用法】 上为细散。每服二钱,用温水调下,一日四次。

277. 镇胃止吐汤

【方源】 《治痘全书》卷十三

【组成】 附子　甘草　白术　干姜　茯苓　陈皮　半夏　藿香　砂仁

【主治】 痘疮,虚呕不止。

【用法】 水煎服。

278. 熟地黄散

【方源】 《圣惠》卷六十一

【组成】 熟干地黄一两　黄芪(锉)一两　人参(去芦头)一两　当归(锉碎,微炒)半两　川芎二两　白芍药半两　白茯苓一两　甘草(炙微赤,锉)半两　桂心半两　麦

门冬(去心)一两　续断一两

【主治】　痈疽、发背、发乳,大去脓血后内虚少气。

【用法】　上为散。每服四钱,以水一中盏,加生姜半分,枣三枚,煎至六分,去滓温服,一日三四次。

279. 鲫鱼膏

【方源】　《理瀹》

【组成】　鲫鱼一个三钱　皮硝五分　杏仁、木鳖仁、甘遂、甘草各一两

【主治】　食积痞块,疳疾腿肿,湿气疮毒。

【用法】　加葱、蜜同捣。临用掺麝香,贴。

280. 惺惺散

【方源】　《种痘新书》卷十二

【组成】　人参、白术、茯苓、甘草、桔梗、细辛、川芎各五分　薄荷、花粉、前胡各八分

【主治】　痘,壮热喘急,稠密毒壅者。

【用法】　水煎服。

281. 橘半胃苓汤

【方源】　《痈疽神秘验方》

【组成】　橘红、半夏(姜制)各一钱　苍术(米泔浸,炒)、白术(炒)、厚朴(姜制)、甘草(炙)、茯苓、人参、泽泻、茅根各二钱　姜汁数匙

【主治】　痈疽呕吐,不下食,不知味。

【用法】　作一剂。水二钟,煎一钟,入姜汁煎一二沸,作十余次饮之。

282. 蟠葱散

【方源】　《医学传灯》卷下

【组成】　苍术　三棱　砂仁　丁香　肉桂　炮姜　玄胡　白茯苓　甘草　葱白

【主治】　原有疝气,反缩入内,聚于少腹,疼痛异常者;阴寒夹食,积聚不通。

283. 鳖甲丸

【方源】　《圣惠》卷四十八

【组成】　鳖甲(涂醋,炙微黄,去裙襕)一两半　甘草(炙微赤,锉)半两　桂心半两　甜葶苈(微炒令香)半两　川大黄(锉碎,微炒)半两　川芎半两　赤芍药半两　川乌头(炮裂,去皮脐)半两　槟榔半两

【主治】　寒疝积聚,结固不通,绕脐切痛,腹中胀满,风入五脏,忧患所积,用力不节,筋脉劳伤,羸瘦不能饮食。

【用法】　上为末,炼蜜为丸,如梧桐子大。每服二十丸,食前以生姜、橘皮汤送下。

284. 四物消风饮

【方源】 《外科证治全书》卷五

【组成】 生地黄四钱　归身、赤芍各二钱　荆芥、薄荷、蝉蜕各一钱五分　柴胡、川芎、黄芩各一钱二分　生甘草一钱

【主治】 血虚风热，皮肤游风，瘾疹瘙痒等证；及劳伤冒风，身热口燥。

【用法】 水煎服。

285. 四物消风散

【方源】 《外科真铨》卷下

【组成】 生地三钱　当归一钱　白芍一钱五分　川芎一钱　防风一钱　荆芥一钱　鲜皮一钱　虫退一钱　薄荷五分　甘草七分

【主治】 赤游风。

第六章 治疗妇科疾病

1. 人参散

【方源】 《圣济总录》卷一六四

【组成】 人参、芍药(锉)、甘草(炙)、龙骨各一两

【主治】 产后虚汗不止,烦热体痛,渴燥引饮。

【用法】 上为散。每服二钱匕,麝香温酒调服,一日三次。

2. 大黄汤

【方源】 《千金翼》卷六

【组成】 大黄、黄芩、甘草(炙)各一两 蒲黄半两 大枣(擘)三十枚

【主治】 产后余疾,有积血不去,腹大短气,不得饮食,上冲心胸,时时烦愦逆满,手足烦疼,胃中结热。

【用法】 上咬咀。以水三升,煮取一升,清朝服。至日中当利。若下不止,进冷粥半升即止;若不下,与少热饮自下。人羸者半之。

3. 大黄汤

【方源】 《千金翼》卷六

【组成】 大黄、黄芩、当归、芍药、芒硝、甘草(炙)各一两 桃仁、杏仁(去皮尖)各三十枚

【主治】 产后恶露不行。

【用法】 上咬咀。以水一斗,煮取三升,去滓;纳芒硝令烊,分为四服。法当下利,利若不止,作白粥饮一杯暖服;去一炊久,乃再服。

4. 天门冬汤

【方源】 《赤水玄珠》卷七

【组成】 天冬(去心)一两 贝母、人参、甘草、桑皮、桔梗、紫苏各五钱 赤茯苓二两 麻黄(去节)七钱半

【主治】 妊娠气逆咳嗽。

【用法】 每服六钱,加生姜四片,水煎服。

5. 不换金丸

【方源】 《百一》卷十八

【组成】 当归、没药、玄胡索、川芎、藁本、人参、白茯苓、牡丹皮、甘草、白芍药、白术、熟干地黄、白芷、白薇各等分

【主治】 妇人诸虚不足,心腹疼痛。

【用法】 上为细末,炼蜜为丸,如弹子大。每服一丸,酒送下。

6. 木瓜煎

【方源】 《妇人良方》卷十四

【组成】 吴茱萸(汤泡七次)、生姜(切)各一分 木瓜一两半 茴香一分 甘草一钱 茱萸半两

【主治】 妊娠霍乱,吐泻转筋,入腹则闷绝。

【用法】 上锉细,水二盏。加紫苏煎一盏二分,去滓,分三次热服。不拘时候。

7. 木乳散

【方源】 《圣惠》卷七十

【组成】 木乳(去粗皮,涂酥,炙令黄)三分 贝母(酥炒微黄)二两 甘草(涂酥,炙微赤,锉)一两 杏仁(汤浸,去皮尖双仁,酥炒令黄)一两

【主治】 妇人咳嗽久不止。

【用法】 上为细散。每服一钱,食后以生姜、橘皮汤调下。

8. 木香丸

【方源】 《圣济总录》卷一五五

【组成】 木香、莎草根(炒去毛)、蓬莪术(炮制)、青橘皮(汤浸,去白,焙)、甘松各一两 甘草(炙)半两

【主治】 妊娠腹满,不思饮食,呕逆不止。

【用法】 上为末,水浸炊饼为丸,如弹子大。每服一丸,湿纸裹煨生姜一块,如皂子大,与药同嚼,食前温汤送下。

9. 木香丸

【方源】 《圣济总录》卷一五六

【组成】 木香、甘草、白术、陈橘皮(汤洗,去白焙)各一两 天南星、半夏(生姜汁浸一宿,炒)、白芷各半两 干姜(炮)一分

【主治】 妊娠痰饮,咳嗽呕逆,不思饮食。

【用法】 上为末,同粟米饭为丸,如梧桐子大。每服二十丸,食后煎生姜、枣汤送下。

10. 木香散

【方源】 《圣惠》卷七十九

【组成】 木香半两 甘草(炙微赤,锉)半两 阿胶(捣碎,炒令黄燥)三分 地榆(锉)一两 当归(锉,微炒)三分 赤芍药三分 黄连(去须,微炒)一两 诃黎勒皮一两 熟干地黄一两

【主治】 产后赤白痢,脐腹撮痛。

【用法】 上为散。每服三钱,以水一中盏,煎至五分,去滓,食前温服。

11. 木香散

【方源】 《圣惠》卷八十一

【组成】 木香三分 当归(锉,微炒)一两半 甘草(炙微赤,锉)半两 川芎三分 赤芍药三分 白术三分 高良姜(锉)半两 青橘皮(汤浸,去白瓤,焙)三分 厚朴(去粗皮,涂生姜汁,炙令香熟)一两

【主治】 产后内伤冷气,腹中及心下切痛,不能饮食,四肢无力。

【用法】 上为粗散。每服三钱,以水一中盏,煎至六分,去滓,不拘时候,稍热温服。

12. 木香散

【方源】 《传家秘宝》卷中

【组成】 木香一分 肉豆蔻一分 官桂一分 没药一分 当归半两 龙骨一分 诃黎半两 密陀僧半分 胡椒半分 干姜 赤石脂半两 甘草半两 陈橘皮(去白)一分

【主治】 妊娠及诸久痢恶血,气痢,赤白痢。

【用法】 上为细散。每服半钱,熟米饮调下,一日三四次。

13. 木香散

【方源】 《三因》卷十八

【组成】 木香、沉香、乳香(研)、甘草(炙)各一分 川芎、胡椒、陈皮、人参、晋矾各半两 桂心、干姜(炮)、缩砂各一两 茴香(炒)一两半 天茄(赤小者,晒干称)五两

【主治】 妇人脾气、血气、血蛊、气蛊、水蛊、石蛊。

【用法】 上洗焙为末。每服二钱,空心、日午温陈米饮调下。忌羊肉。

14. 木香散

【方源】 《沈氏女科辑要》卷下引王师复方

【组成】 莪术 木香 丁香 甘草

【主治】 妊娠四五月后,忿怒忧思,饮食失节至胸腹间气刺满痛,或肠鸣呕逆减食。

【用法】 盐汤下。

15. 木通汤

【方源】 《圣济总录》卷一六六

【组成】 木通、钟乳各一两 漏芦(去芦头)一两 栝楼根、甘草各一两

【主治】 产后乳汁不下。

【用法】 上锉,如麻豆大。每服三钱匕,水一盏半,加黍米一撮同煎,候米熟,去滓温服,不拘时候。

16. 木通散

【方源】《圣惠》卷七十二

【组成】 木通(锉)一两　葵子一两　茅根二两　榆白皮(锉)一两　瞿麦一两　大麻仁一两　贝齿一两　滑石一两　甘草(炙微赤,锉)半两

【主治】 妇人五淋。

【用法】 上为散。每服五钱,以水一大盏,煎至五分,去滓,食前温服。

17. 木通散

【方源】《陈素庵妇科补解》卷五

【组成】 木通　滑石　甘草　赤芍　生地　陈皮　人参　黄芪　川芎　山栀　归尾　葱白　冬葵子　车前子

【主治】 产后小便不通。

18. 升阳除湿汤

【方源】《医略六书》卷二十八

【组成】 羌活一钱半　葛根一钱半　防风一钱半　藁本一钱半　柴胡一钱半　白芷一钱半　苍术(炒黑)一钱半　甘草一钱半　葱白三枚

【主治】 孕妇泄泻,脉浮缓者。

【用法】 水煎,去滓温服。

19. 升麻桔梗汤

【方源】《叶氏女科》卷二

【组成】 升麻、桔梗、甘草各五分　防风、玄参各一钱

【主治】 妊娠咽中胃有痰涎,风寒攻上而咽痛者。

【用法】 水煎,服二剂。

20. 乌金散

【方源】《普济方》卷三三五

【组成】 甘草(炙)、皂角(烧灰存性)各等分

【主治】 妇人血气,小腹疼痛。

【用法】 上为末。生地黄同煎至七分,食前服。

21. 乌梅散

【方源】《圣惠》卷七十九

【组成】 乌梅肉(微炒)一两　龙骨一两　干姜(炮裂,锉)一两　赤石脂三两　甘草(炙微赤,锉)半两　当归(锉,微炒)一两　黄连(去须,微炒)一两　人参(去芦头)一两　白术一两　阿胶(捣碎,炒令黄燥)一两　艾叶(微炒)一两

【主治】 产后脓血痢,及水谷不化,脐下冷痛。

【用法】 上为细散。每服二钱,以粥饮调下,一日三四次。

22.六一散

【方源】 《普济方》卷三四三

【组成】 枳壳六两 甘草一两

【主治】 瘦胎易产,抑阳降气。

【用法】 上为细末。每服二钱,沸汤调,未产前一月服,一日三次。

23.六和汤

【方源】 《胎产秘书》卷上

【组成】 藿香、砂仁各五分 陈皮、茯苓各四分 人参、木瓜各一钱 扁豆二钱 杏仁十粒 生甘草四分 夏曲六分

【主治】 妊娠霍乱吐泻,心躁腹痛。

【用法】 加生姜三片、大枣二个、竹茹一团,水煎服。

24.艾叶汤

【方源】 方出《千金》卷二,名见《产孕集》卷上

【组成】 艾叶、阿胶、川芎、当归各三两 甘草一两

【主治】 妊娠二三月至八九月,胎动不安,腰痛,已有所下。

【用法】 上㕮咀。以水八升,煮取三升,去滓,纳胶令消,分三服,一日三次。

25.艾叶散

【方源】 《圣惠》卷七十五

【组成】 艾叶(微炒)三分 阿胶(捣碎,炒令黄燥)一两 川芎三分 干姜(炮裂,锉)三分 当归(锉,微炒)一两 甘草(炙微赤,锉)半两 桑寄生三分

【主治】 妊娠胎动不安,腹内疼痛。

【用法】 上为散。每服三钱,以水一中盏,加生姜半分、大枣三枚,煎至六分,去滓,不拘时候稍热服。

26.艾叶散

【方源】 《圣惠》卷七十九

【组成】 艾叶(微炒)一两 黄柏(涂蜜微炙,锉)三分 赤芍药三分 黄连(去须,微炒)三分 地榆(锉)三分 甘草(炙微赤,锉)半两 干姜(炮裂,锉)半两 阿胶(捣碎,炒令黄燥)三分

【主治】 产后脓血痢久不愈,肠胃疼痛,不思饮食,渐加羸瘦。

【用法】 上为细散。每服二钱,以粥饮调下,一日三四次。

27.平安散

【方源】 《医方类聚》卷二二四引《济生》

【组成】 厚朴(去皮,姜汁制)、生姜各二两 干姜(炮)、陈皮(去白)各一钱 川芎半钱 木香二分 干地黄(洗)一钱半 甘草(炙)四钱

【主治】　妊娠五脏不利,气血虚赢,因食生冷,或发热憎寒,唇青面白,筋脉拘挛,骨节痠痛,皮毛干涩,上气喘急,两胁刺痛胀满,大便不通,呕吐频频。

　　【用法】　上㕮咀。每服四钱,水一盏半,入烧盐一捻,煎至一盏,去滓,通口服,不拘时候。

28. 平肺汤

　　【方源】　《女科百问》卷上

　　【组成】　五味子　紫菀(洗去土)　陈皮(去白)　甘草(炙)　杏仁(泡,去皮尖)　半夏(汤浸七次)　紫苏子　桑白皮

　　【主治】　妇人喘嗽。

　　【用法】　上为末。每服二钱,水一盏,加生姜四片,煎至七分,去滓,食后温服。

29. 平胃散

　　【方源】　《宁坤秘笈》卷上

　　【组成】　茯苓、炙甘草、山药、广皮各等分

　　【主治】　春天胎前泄泻。

30. 平肝开郁止血汤

　　【方源】　《傅青主女科》卷上

　　【组成】　白芍(醋炒)一两　白术(土炒)一两　当归(酒洗)一两　丹皮三钱　三七根(研末)三钱　生地(酒炒)三钱　甘草二钱　荆芥穗二钱　柴胡一钱

　　【主治】　妇人怀抱甚郁,口干舌渴,呕吐吞酸,而血下崩者。

　　【用法】　水煎服。

31. 正元饮

　　【方源】　《校注妇人良方》卷四

　　【组成】　红豆(炒)二钱　人参(去芦)二两　附子(炮,去皮尖)一两　茯苓、甘草(炙)各二两　肉桂五钱　川芎、山药(姜汁炒)、乌药、干葛各一两　白术二两　干姜(炮)三钱　黄芪(炙)一两半

　　【主治】　妇人下元虚败,痰气上涌,头目眩晕,脏腑滑泄,时或自汗,手足逆冷,霍乱转筋。

　　【用法】　每服三钱,加生姜、大枣,水入盐少许煎,送服黑锡丹。

32. 玉饼子

　　【方源】　《医方类聚》卷二十四引《施圆端效方》

　　【组成】　川乌(炮)、干姜(炮)、天南星(炮)各半两　川芎、甘草(炒)、防风各一两　天麻、半夏(姜制)各一分

　　【主治】　妇人头风,恶寒风冷,昏闷呕逆。

　　【用法】　上为细末,蒸饼为丸,如弹子大,捏作饼子,每服一丸,荆芥穗同嚼,茶下,

不拘时候。

33. 玉烛散

【方源】 《女科万金方》

【组成】 人参、生地、川芎、朱砂、防风、细辛、石菖蒲、甘草各一钱

【主治】 产后不语。

【用法】 上为末。每服一钱,薄荷汤调下。

34. 玉露饮

【方源】 《慈幼新书》卷一

【组成】 人参　茯苓　甘草　芍药　川芎　当归　枳壳　桔梗

【主治】 产后无乳。

35. 玉露散

【方源】 《卫生家宝产科备要》卷三

【组成】 茯苓(锉)、人参(去芦,切片)、甘草(炙)各半两　桔梗(去芦,切,焙)、白芷(洗,锉)、川芎(洗,锉)各一两　川大黄(湿纸裹,慢火煨熟)、当归(去芦须,切)各一分　芍药三分(洗,锉)

【主治】 产后乳脉不行,烦热,或大肠滞涩,肢体疼痛。

【用法】 上为末。每服二平钱,水一盏,煎至七分,温服,一日三次。若脏腑泄泻,即除川大黄。

36. 玉露散

【方源】 《普济方》卷三四六引《便产须知》

【组成】 人参、茯苓、甘草、半夏(制)、桔梗、川芎、远志(去心)、当归、芍药各等分

【主治】 产后乳脉将行。产三日后,体热头痛,胸膈气刺。

【用法】 上锉。每服三钱,水一盏半,加生姜三片,煎大半盏服。

37. 玉露散

【方源】 《校注妇人良方》卷二十三

【组成】 人参、白茯苓、桔梗(炒)、芍药各一钱　甘草(炙)六分

【主治】 乳脉不行,身体壮热,头目昏痛,大便涩滞。

【用法】 水煎服。

38. 玉露散

【方源】 《胎产心法》卷下

【组成】 人参、茯苓、当归、白芍(炒)、桔梗各一钱　川葛、柴胡、炙甘草各六分

【主治】 乳汁不行,身体壮热,头目晕痛属虚者。

【用法】 水煎服。

39. 术桂草玄丹

【方源】 《辨证录》卷十一

【组成】 白术二两　肉桂一钱　甘草一钱　玄胡索一钱

【主治】 妇人下焦寒湿相争,经水将来,三五日前脐下疼痛,状如刀刺,寒热交作,下如黑豆汁,既而经来,因之无娠。

【用法】 水煎服。

40. 甘芎散

【方源】 《产宝诸方》

【组成】 甘草(炙)、白芍药、白术(焙)、川芎、阿胶(糯米炒,却去米)各等分

【主治】 安胎,清膈,进食。

【用法】 上为末。每服二钱,水一盏,加生姜二片,大枣一个,同煎七分,通口服,不拘时候。安胎,入胶、艾煎;嗽,用五味子;如腹痛下痢,入干姜;白痢常服,入姜、枣。

41. 甘豆散

【方源】 《产宝诸方》

【组成】 黑豆三升　生姜三两(炒)　甘草一寸

【主治】 难产三日,子母不相见。

【用法】 上用水五升,煎豆熟为度。取汁缓缓服。才觉产便服之。

42. 甘连汤

【方源】 《宁坤秘籍》卷上

【组成】 甘草五钱　川连(炒)一钱　干姜一钱

【主治】 胎前泻痢。

【用法】 水煎,温服。

43. 甘连汤

【方源】 《女科秘要》卷三

【组成】 甘草五分　黄连二钱

【主治】 月水将临,伤食椒、姜、鸡、热毒物,毒攻五脏,变作痢疾,诸药无效者。

【用法】 水煎服。

44. 甘草丸

【方源】 《千金》卷三

【组成】 甘草三两　人参二两　远志三两　麦门冬二两　菖蒲三两　泽泻一两(如无,以白术代之)　桂心一两　干姜二两　茯苓二两　大枣五十枚

【主治】 产后心虚不足,虚悸,心神不安,吸吸乏气,或若恍恍惚惚,不自觉知者。

【用法】 上为末,炼蜜为丸,如大豆大,每服二十丸,酒送下,一日四五次,夜再服。不知稍加。

45. 甘草丸

【方源】 《普济方》卷三五二

【组成】 甘草（炙）五两　当归、干姜、人参、术各二两

【主治】 产后虚损。

【用法】 上药治下筛,炼蜜为丸,如弹子大。磨纳一升酒中,作一服,一日三次。

46. 甘草汤

【方源】 《医心方》卷二十二引《产经》

【组成】 甘草（炙）二两　厚朴三两　干姜二两　当归二两

【主治】 妊娠霍乱。

【用法】 上切。以水七升,煮取二升半,分三服,一日三次。

47. 甘草汤

【方源】 《千金》卷三

【组成】 甘草、干地黄、麦门冬、麻黄各二两　川芎、栝楼根各三两　杏仁五十枚
葛根半斤

【主治】 在褥中风,背强不得转动,名曰风痉。

【用法】 上㕮咀。以水一斗五升,酒五升,合煮葛根,取八升,去滓;纳诸药,煮取三
升,去滓,分二服。一剂不愈,更合良。

48. 甘草汤

【方源】 《千金》卷三

【组成】 甘草、芍药各五两　通草三两（《产宝》用当归）　羊肉三斤

【主治】 产后腹中伤绝,寒热恍惚,狂言见鬼,此病中风内绝,脏气虚所为。

【用法】 上㕮咀。以水一斗六升,煮肉取一斗,去肉纳药,煮取六升,去滓,分五服,
日三夜二。

49. 甘草汤

【方源】 《千金》卷三

【组成】 甘草、芍药、桂心、阿胶各三两　大黄四两

【主治】 产褥余血不尽,逆抢心胸,手足逆冷,唇干,腹胀短气。

【用法】 上㕮咀。以东流水一斗,煮取三升,去滓,纳阿胶令烊,分三服。一服入腹
中,面即有颜色,一日一夜,尽此三升,即下腹中恶血一二升,立愈。当养之如新产者。

50. 甘草汤

【方源】 《圣惠》卷七十三

【组成】 甘草（生用）一两　干漆一两　黄芩二两　生干地黄一两　赤芍药二两
当归二两　龟甲五两

【主治】 妇人阴疮。

【用法】 上锉细。以水七升,煎至三升,去滓,以绵蘸汤塌疮处,一日三次。

51. 甘草汤
【方源】 《圣济总录》卷一五五
【组成】 甘草(炙令赤)、阿胶(炙令燥)各一两 生干地黄(焙)半两
【主治】 妊娠卒下血,胎动不安,或连腰疼痛。
【用法】 上为粗末。每服三钱匕,水一盏,煎至七分,去滓温服。

52. 甘草汤
【方源】 《圣济总录》卷一五九
【组成】 甘草(炙,锉)、桂(去粗皮)各一两
【主治】 妊娠颠扑内损,致子死腹中。
【用法】 上为粗末每服三钱匕,水一盏,煎至七分,去滓温服。连三五服,未下再服。

53. 甘草汤
【方源】 《圣济总录》卷一五九
【组成】 甘草(锉)一两 桂(去粗皮)半两 香豉(炒)二两
【主治】 子死腹中未下。
【用法】 上为粗末。每服五钱匕,水一盏半,煎至一盏。去滓,用鸡子一枚,取清打转入药内,再同煎七分,稍热服,须臾未下,再作服。

54. 甘草汤
【方源】 《圣济总录》卷一六四
【组成】 甘草(炙)三分 当归(切,焙)、人参各一两 羊肉一斤(去脂,切碎,水四大碗,煮取汁三碗,去肉澄清) 川芎一两 桂(去粗皮)三分 芍药一两半 生干地黄(焙)四两
【主治】 产后血虚,汗出不止。
【用法】 上药除肉外,为粗末。每服三钱匕,以肉汁一盏,煎至七分,去滓温服,不拘时候。

55. 甘草饮
【方源】 《仙拈集》卷三
【组成】 淡豆豉七粒 甘草三分
【主治】 胎毒,消化痘自稀,或不出。
【用法】 水一小盏,饭锅上炖小半盏,小儿未乳之先以此药频挑与食,停一时,此后饮乳。

56. 甘草散
【方源】 《外台》卷三十四引《小品方》
【组成】 甘草(炙)八分 黄芩、大豆黄卷、粳米、麻子仁、干姜、桂心各二分 吴茱

萸二分

【主治】 令易生。母无疾病,未生一月,日前预服,过三十日,行步动作如故,儿生坠地,皆不自觉。

【用法】 上为散。每服方寸匕,酒调下,一日三次。

57. 甘草散

【方源】 《圣惠》卷七十六

【组成】 甘草(炙微赤,锉)一两 黑豆(炒熟)一两 干姜(炮裂,锉)半两 糯米一两 大麻子一两 白茯苓半两 吴茱萸(汤浸七遍,焙干微炒)半两

【功用】 妊娠十月满足,入月预服易生。

【用法】 上为细散。每服二钱,食前以暖酒调下。若未入月,不得辄服。

58. 甘草散

【方源】 《圣济总录》卷一六五

【组成】 甘草(半生半炙) 黄连(去须,炒)各二两

【主治】 产后下痢赤白,久不愈。

【用法】 上为散,每服二钱匕,温浆水调,食前服。

59. 甘理散

【方源】 《陈素庵妇科补解》卷五

【组成】 黄芪 葛根 当归 赤芍 甘草 川芎 生地 白芷 白术 厚朴 陈皮 人参 前胡 枣子

【主治】 产后阴蚀,阴中生疮。

60. 甘竹茹汤

【方源】 《千金》卷三

【组成】 甘竹茹一升 人参、茯苓、甘草各一两 黄芩三两

【主治】 产后内虚,烦热短气。

【用法】 上㕮咀。以水六升,煮取二升,去滓,分三服,一日三次。

61. 甘豆竹叶汤

【方源】 《女科秘旨》卷二

【组成】 甘草、黑豆、淡竹叶各等分

【主治】 误服毒药,伤胎欲堕。

【用法】 煎浓汁服。

62. 甘草芍药汤

【方源】 《千金翼》卷八

【组成】 甘草(炙)、芍药、当归、人参、白术各一两 橘皮一把 大黄半两

【主治】 妇人产后崩中去血,逆气盪心胸,生疮,烦热。

【用法】 上㕮咀。以水四升,煮取二升,分再服,相去一炊顷。

63. 甘草芍药汤

【方源】 《保命集》卷下

【组成】 甘草、芍药、生地黄、川芎各一两

【主治】 妇人伤寒,太阳标病,汗解表除,邪热内攻,入血室,经水过多,无满实者。

【用法】 上㕮咀。每服一两,水三盏,煎一盏半,去滓,入棕榈灰五钱,调匀温服。不止者,刺隐白。

64. 甘草小麦大枣汤

【方源】 《金匮》卷下

【组成】 甘草三两　小麦一升　大枣十枚

【主治】 脏躁。精神恍惚,常悲伤欲哭,不能自主,睡眠不安,甚则言行失常,呵欠频作,舌红少苔。现用于癔病及神经衰弱属心脾两虚肝郁者。

【用法】 以水六升,煮取三升,分二次温服。

65. 石韦汤

【方源】 《千金》卷三

【组成】 石韦二两　榆皮五两　黄芩二两　大枣三十枚　通草二两　甘草二两　葵子二升　白术、生姜各三两

【主治】 产后卒淋。气淋、血淋、石淋。

【用法】 上㕮咀。以水八升,煮取二升半,分三服。

66. 石韦散

【方源】 《圣惠)卷七十二

【组成】 石韦(去毛)、黄芩、木通(锉)、榆白皮(锉)、葵子各一两　甘草(炙微赤,锉)一两　瞿麦一两

【主治】 妇人小便卒淋涩。

【用法】 上为粗散。每服五钱,以水一大盏,加生姜半分,煎至五分,去滓,食前温服。

67. 石韦散

【方源】 《圣惠》卷七十九

【组成】 石韦(去毛)三两　榆白皮(锉)二两　黄芩一两　木通(锉)二两　赤芍药二两　冬葵子二两　甘草二两

【主治】 产后脏有积热,致小便出血。

【用法】 上为散。每服三钱,以水一中盏,煎至六分,去滓,食前温服。

68. 石苇散

【方源】 《三因》卷十八

【组成】 石茎一两　当归尾、马鞭草、红花(炒)、乌梅肉各半两　蓬莪(炮)、三棱(炮)、苏木节、没药、琥珀(别研)各一分　甘草一钱

【主治】 妇人血结胞门,或为癥瘕在腹胁间,心腹胀满,肿急如石水状,俗谓之血蛊。

【用法】 上为末。每服二钱,浓煎苏木酒调下。不饮酒,姜、枣煎汤调亦得。

69. 石斛丸

【方源】 《圣惠》卷七十

【组成】 石斛(去根,锉)一两　熟干地黄一两　桃仁(汤浸,去皮尖双仁,麸炒微黄)三分　桂心三分　赤茯苓一两　甘草(炙微赤,锉)半两　人参(去芦头)三分　五味一两　紫菀(洗去苗土)三分　黄芪(锉)一两　白术一两　附子(炮裂,去皮脐)一两　沉香一两　当归一两　枳实(麸炒微黄)三分

【主治】 妇人风虚劳损,羸弱短气,胸胁逆满,不欲饮食。

【用法】 上为末,炼蜜为丸。如梧桐子大。每服三十丸,食前以温酒送下。

70. 石斛酒

【方源】 《幼幼新书》卷十三引《婴孺方》

【组成】 石斛二分　牛黄、蜀椒(汗)、白术、细辛各四分　秦艽、紫石英、当归、干姜各八分　防风、杜仲、桂心、人参、黄芪、甘草(炙)各六分　独活十分　附子(炮)、地黄、防己各五分(一本无此,有白鲜皮六分)　麦门冬七分

【主治】 风挛,两脚疼。

【用法】 绢袋盛,清酒五升半浸,泥器口,春夏五日,秋冬十日。初服半合,一日三次。稍加,以知为度。

71. 石膏汤

【方源】 《圣济总录》卷一六一

【组成】 石膏(碎)、知母(焙)、芍药、半夏(生姜汁制)、独活(去芦头)、桂(去粗皮)、白术、防风(去叉)、甘草(炙)各等分

【主治】 产后中风,烦热,身体拘急,头目昏痛。

【用法】 上为粗末。每服三钱匕,水一盏,酒少许,加生姜二片,同煎七分,去滓温服,不拘时候。

72. 石膏散

【方源】 《圣惠》卷六十九

【组成】 石膏二两　羌活半两　防风(去芦头)半两　桑根白皮(锉)三分　赤茯苓三分　枳壳(麸炒微黄,去瓤)三分　赤芍药三分　川芎三分　黄芩三分　当归(锉,微炒)三分　甘草(炙微赤,锉)半两　柴胡(去苗)一两　羚羊角屑半两　酸枣仁(微炒)半两　甘菊花半两

【主治】 妇人风眩头疼,心神闷乱,肩背四肢烦疼,不欲饮食。

【用法】 上为粗散。每服四钱,以水一中盏,加生姜半分,煎至六分,去滓,不拘时候温服。

73. 石膏散

【方源】 《圣惠》卷七十四

【组成】 石膏一两　人参(去芦头)一两　麦门冬(去心)一两　细辛半两　杏仁(汤浸,去皮尖双仁,麸炒微黄)一两　柴胡(去苗)一两　赤芍药一两　甘草(炙微赤,锉)半两　葵子二分

【主治】 妊娠十月伤寒,头痛壮热,咳嗽烦闷。

【用法】 上为散。每服四钱,以水一中盏,加生姜半分,煎至六分,去滓,不拘时候温服。

74. 石膏散

【方源】 《圣惠》卷七十八

【组成】 石膏二两　当归(锉,微炒)、羚羊角屑、白芍药、白术、子芩、生干地黄、甘草(炙微赤,锉)各半两　茯神三分　前胡(去芦头)三分　麦门冬(去心,焙)一两

【主治】 产后体虚,头痛烦热。

【用法】 上为粗散。每服四钱,以水一中盏,加生姜半分,大枣三枚,煎至六分,去滓,不拘时候温服。

75. 龙齿散

【方源】 《圣惠》卷七十八

【组成】 龙齿三两　远志(去心)、人参(去芦头)、茯神、熟干地黄、甘草(炙微赤,锉)、当归(锉,微炒)、白芍药、麦门冬(去心,焙)、牡蛎(烧为粉)各一两

【主治】 产后脏气虚,心神惊悸,不自觉知,言语错误,志意不定。

【用法】 上为粗散。每服三钱,以水一中盏,加竹叶二七片,生姜半分,大枣三枚,煎至六分,去滓,不拘时候温服。

76. 石脂泽兰散

【方源】 《鸡峰》卷十五

【组成】 泽兰九分　禹余粮十分　石膏、白芷、干地黄、赤石脂、肉苁蓉、鹿茸、川芎各八分　藁本、蜀椒、白术、柏子仁各五分　桂、甘草、当归、干姜各七分　芜荑、细辛、厚朴、人参三分　防风十分

【主治】 产后风虚。

【用法】 上为细末。每服方寸匕,酒送下,一日三次。

77. 石斛牛膝汤

【方源】 《妇科玉尺》卷四

【组成】 石斛　牛膝　木瓜　白芍　枣仁　生地　杞子　茯苓　黄柏　甘草　车前子

【主治】 产后腿痛。

78. 石斛地黄煎

【方源】 《千金》卷三

【组成】 石斛四两　生地黄汁八升　桃仁半升　桂心二两　甘草四两　大黄八两　紫菀四两　麦门冬二升　茯苓一斤　醇酒八升(一方用人参三两)

【主治】 妇人虚羸短气,胸逆满闷,风气。

【用法】 上为末,于铜器中炭火上熬,纳鹿角胶一斤,耗得一斗,次纳饴三斤,白蜜三升和调,更于铜器中,釜上煎微耗,以生竹搅,无令着,耗令相得,药成。每服如弹子大一丸,食前酒送下,一日三次。不知,稍加至二丸。

79. 石斛麦门冬散

【方源】 《传家秘宝》卷下

【组成】 金钗石斛(酒浸一宿,焙)、麦门冬(汤浸,去心)、黄芪(去芦头)、白芷、官桂(去粗皮)、白术各半两　人参(去芦头)半两　当归半两　甘草(炙)半两　熟干地黄(焙干)半两

【主治】 妇人虚劳。

【用法】 上为细散。每服一钱,空心盐汤送下。

80. 龙骨丸

【方源】 《外台》卷三十四引《深师方》

【组成】 干姜、甘草(炙)、桂心各二两　龙骨四两

【主治】 产后虚冷下血,及水谷下痢,昼夜无数,兼疗恶露不绝。

【用法】 上为末,炼蜜为丸,如梧桐子大。每服二十丸,酒送下,一日三次。

81. 龙骨丸

【方源】 《医心方》卷二十一引《经心录》

【组成】 龙骨、阿胶(炙)、赤石脂、牡蛎、干地黄、当归、甘草各二两　蒲黄三两

【主治】 妇人崩中漏下。

【用法】 上为末,为丸如梧桐子大。每服十五丸,一日三次。

82. 龙骨丸

【方源】 《千金》卷三

【组成】 龙骨四两　干姜、甘草、桂心各二两(一方用人参、地黄各三两)。

【主治】 产后虚冷下血,及谷下昼夜无数;兼治产后恶露不断。

【用法】 上为末,蜜为丸,如梧桐子大。每服二十丸,暖酒送下,一日三次。

83.龙骨丸

【方源】 《圣济总录》卷一六四

【组成】 龙骨、甘草(炙)、赤石脂、乌梅肉(炒)、人参、黄芩(去黑心)、枳壳(去瓤,锉,炒)、赤茯苓(去黑皮)各半两　厚朴(去粗皮,生姜汁炙,锉)、黄连(去须)各三分

【主治】 产后日久泄泻,倦怠烦渴。

【用法】 上为末,面糊为丸,如梧桐子大。每服三十丸,食前米饮送下,一日三次。

84.龙须丸

【方源】 《普济方》卷三二七

【组成】 牛膝(洗,去芦,酒浸一宿,急用酒蒸熟为度)、当归(酒浸,去芦)、白术、防风(去芦)、独活(去芦)、甘草各二钱半　黄芪(蜜炙)一两

【主治】 胎前产后身疼。

【用法】 上咬咀。每服半两,井水五盏,加生姜十片,薤白一握,同煎至三盏,去滓,不拘时候服。

85.龙涎汤

【方源】 《普济方》卷三二○

【组成】 沉香、木香(不见火)各一钱　人参(不见火)四钱　甘草(炙)二钱　丁香(不见火)四钱　乌药六钱　陈皮(浸,去瓤)七钱

【主治】 妇人心腹胀闷呕吐,不思饮食,噎塞。

86.石斛牛膝汤

【方源】 《妇科玉尺》卷四

【组成】 石斛　牛膝　木瓜　白芍　枣仁　生地　杞子　茯苓　黄柏　甘草　车前子

【主治】 产后腿痛。

87.归艾饮

【方源】 《陈素庵妇科补解》卷三

【组成】 当归　川芎　艾叶　茯苓　白术　白芍　杜仲　陈皮　香附　木香砂仁　乌药　防风　紫苏　甘草

【主治】 胞络宿有风冷,受娠之后血不通,冷与血相搏,少腹痛,甚则胎动不安。

88.归芩散

【方源】 《杏苑》卷八

【组成】 当归、茯苓、芍药、生甘草梢、木通、陈皮、白术、灯心各等分

【主治】 产后小便不通。

【用法】 上咬咀。水煎熟,食前温服。

89. 归神汤

【方源】　《医统》卷八十二引《集验》

【组成】　人参、白术、白茯苓、当归身各一钱　酸枣仁、陈皮各八分　龙眼肉(去核)七个　甘草、羚羊角末、琥珀末各五分

【主治】　妇人梦交，盗汗，心神恍惚，四肢乏力，饮食减少。

【用法】　上羚羊角、琥珀二味不煎，余药煎熟，去滓，入二末和匀，食前服。

90. 归原散

【方源】　《云歧子保命集》卷下

【组成】　人参、甘草、川芎、当归、芍药、丁香各半两　白茯苓、白术、陈皮各一两半　桔梗(炒)、枳壳(炒)各二钱半　半夏(洗七次，炒黄)一两

【主治】　妊娠恶阻，呕吐不止，头痛，全不入食，服诸药无效者。

【用法】　上咬咀。每服三钱，加生姜五片，大枣一枚，水煎服。

91. 归脾汤

【方源】　《胎产指南》卷七

【组成】　橘红　胆星　茯神　杏仁　人参　当归　甘草　半夏　枳实　川芎　柏子仁　五味子　白术　圆眼

【主治】　产后身热感风，痰结胸膈，心经蓄热，以致遍身麻痹，手足牵搐，口歪痰盛，言语无伦。

92. 归脾汤

【方源】　《种痘新书》卷十二

【组成】　人参、白术、茯神、黄芪、地骨皮各一钱二分　甘草三分　木香五分　远志(去心)一钱　枣仁一钱

【主治】　女子闭经，血海干涸，适产出痘。

【用法】　加生姜、大枣，水煎服。

93. 归地滋阴汤

【方源】　《会约》卷十五

【组成】　当归、熟地各三五钱　白芍(酒炒)一钱半　川芎一钱　干姜(炒透)六七分　甘草(炙)一钱　荆芥穗六分

【主治】　产后阴虚阳燥，头痛不止。

【用法】　水煎服。

94. 归芍二黄汤

【方源】　《女科旨要》卷四

【组成】　黄芪一钱五分　白术、苍术、当归、白芍、陈皮各一钱　熟地五钱　生地、炙甘草各三钱　柴胡二钱

【主治】　妇人漏下不止，其色鲜红，先由劳役，脾胃虚损，气短气逆，自汗不止，身

体发热,大便泄泻,四肢无力,不思饮食。

【用法】 水煎服。

95.归凉接命散

【方源】 《袖珍》卷四引《济生》

【组成】 川芎、苎根、白芍药、麦门冬(去心)、当归(去芦,酒浸)、白术各一两 糯米半合 甘草(炙)半两

【主治】 妊娠面赤,口苦,心烦,腹胀。

【用法】 上咀。每服四钱,水一盏半,煎至一盏,去滓温服,不拘时候。

96.四七汤

【方源】 《普济方》卷三二一引《瑞竹堂方》

【组成】 半夏(汤泡七次)一两 厚朴(姜制)、赤茯苓各五钱 紫苏叶二钱 甘草二钱 香附子五钱

【主治】 妇人女子,小便不顺,甚者阴户疼痛。

【用法】 上咀。分作四服,每服水二盏,加生姜五片,煎至七分,去滓,加琥珀末一钱调服。

97.四石汤

【方源】 《千金》卷三

【组成】 紫石英、白石英、石膏、赤石脂各三两 独活、生姜各六两 葛根四两桂心、川芎、甘草、芍药、黄芩各二两

【主治】 产后卒中风,发疾口噤,瘛疭闷满,不知人;并缓急诸风毒痹,身体痉强,及挟胎中风,妇人百病。

【用法】 上咀。以水一斗二升,煮取三升半,去滓,分五服,日三夜二。

98.开迷散

【方源】 《古今医鉴》卷七

【组成】 当归一钱 白术(炒)一钱 白芍药一钱 柴胡八分 白茯苓八分 甘草(炙)七分 桃仁一钱五分 苏木一钱 红花一钱 远志(泡,去骨)一钱五分 生地黄一钱五分

【主治】 妇人癫疾,歌唱无时,踰垣上屋,属荣血逆于心包者。

【用法】 上锉。加生姜,水煎服。或炼蜜为丸,辰砂为衣。

99.四神散

【方源】 《易氏医案》

【组成】 香附一钱 乌药一钱 苏梗五分 甘草三分 抚芎三分 白芷五分当归二分 白术三分 神曲三分

【主治】 气郁崩漏,昼夜十数次,用止血药,血愈甚,羸瘦食少,面青爪黑,气促痰喘,心脉平和,肝脉弦大,时一结,肺脉沉而大且有力,脾胃脉沉涩,两尺沉而无力者。

【用法】 水煎服。

100. 四君归芍汤

【方源】 《叶氏女科》卷二

【组成】 人参、白术(蜜炙)、茯苓、炙甘草、当归、白芍(炒)各一钱

【主治】 妊娠血少,不能养胎,腹痛喜按,脉无力。

【用法】 加生姜三片,大枣二枚,水煎服。

101. 四君芎归汤

【方源】 《叶氏女科》卷二

【组成】 人参、白术(蜜炙)、茯苓、当归、川芎、砂仁、炙甘草各一钱

【主治】 妊娠四五月,胎气不和,逆上心胸,胀满疼痛,名子悬,脾虚而不安者。

【用法】 加生姜三片,葱白三茎,水煎服。

102. 四物逍遥散

【方源】 《疡科心得集》卷上

【组成】 柴胡　当归　白芍　茯苓　白术　炙甘草　川芎　生地　生姜　薄荷

【主治】 妇人患茧唇,阴血衰少者。

103. 四制香附丸

【方源】 《成方便读》卷四

【组成】 香附四两　当归三两　广艾绒二两　白芍、黄芩、丹参各二两　生地四两　川芎一两五钱　甘草、广皮、砂仁各一两

【主治】 妇人经水不调,赤白带下,气血凝滞,腹痛经闭,或气块血块,两胁胀满,及呕吐恶心,胎前产后一切等证。

【用法】 上为细末,炼蜜为丸,每粒重一钱五分,黄蜡封固。

104. 四黄夺命丹

【方源】 《陈素庵妇科补解》卷三

【组成】 大黄　黄芩　黄连　黄柏(上俱酒炒)　胆星　焦栀　知母　甘草　枯矾(斟酌用之)　竹叶(或加砂仁)

【主治】 妊娠心脾二经伏火上炎,舌肿痛,或木舌,重舌,唇如涂朱,舌晕煤黑,舌长齿唇之外不收,水谷难以下咽,胎上逼心,烦闷欲死,危在旦夕。

105. 仙藤散

【方源】 《万氏家抄方》卷五

【组成】 青木香藤　陈皮　香附　甘草　乌药　木香　苏叶

【主治】 妊娠三月后,脚肿渐至膝,喘急,症若水肿,甚至足指间有黄水出者,名曰子气。

【用法】 加生姜三片,水煎服。

106. 四物合小柴胡汤

【方源】 《郑氏家传女科万金方》卷一

【组成】 当归 白芍 熟地 川芎 柴胡 甘草 黄芩 人参 半夏

【主治】 妇人身热如蒸,索汤水无已,经闭不行,咳嗽。

【用法】 加生姜、大枣,水煎服。

107. 冬青叶煎

【方源】 《医统》卷八十三

【组成】 冬青叶、小麦、甘草各等分

【用法】 煎水洗。

【主治】 妇人阴肿,小户嫁痛。

108. 生地饮

【方源】 《胎产秘书》卷上

【组成】 生地三钱 犀角三分 白芍、知母、天冬、麦冬各二钱 黄芩八分 桔梗八分 当归二钱 紫菀半钱 甘草四分

【主治】 妊娠子嗽,咳嗽吐血不止。

109. 生姜散

【方源】 《圣济总录》卷一五六

【组成】 干生姜一分 姜黄、陈橘皮(去白,焙)、白芷、白术、甘草(炙)各半两

【用法】 上为散。每服二钱匕,用粥饮调下,不拘时候。

【主治】 妊娠呕逆,不下食。

110. 生地黄汤

【方源】 《千金》卷三

【组成】 生地黄五两 生姜三两 大黄、芍药、茯苓、细辛、桂心、当归、甘草、黄芩各一两半 大枣二十枚

【主治】 ①《千金》:产后三日至七日,腹中余血未尽,绞痛强满,气息不通。②《圣济总录》:妊娠胎气损动,气血不调,或颠扑闪坠,因致胎堕,谓之半产,及产后气血不和,恶露不尽,腹中疞痛。

【用法】 上㕮咀,以水八升,煮取二升半,去滓,分三服,一日三次。

111. 紫葛散

【方源】 《圣济总录》卷七

【组成】 紫葛(锉)、防风(去叉)、羌活(去芦头)各一两 甘草(炙,锉)、黄连(去须)各半两。

【主治】 柔风,四肢不收,腹内拘急,并妇人产后中风。

【用法】 上为散每服二钱匕,温酒调下。

112. 生干地黄散

【方源】 《圣惠》卷七十五

【组成】 生干地黄一两 茜根(锉)一两 黄芩一两 当归(锉,微炒)一两 地榆(锉)一两 甘草(炙微赤,锉)半两

【主治】 妇人赤带下不止,体瘦心烦。

【用法】 上为粗散。每服四钱,以水一中盏,加竹茹一分,煎至六分,去滓,每于食前温服。

113. 白术汤

【方源】 《圣济总录》卷一五六

【组成】 白术一两 麻黄(去节,先煎,掠去沫,焙)三两 石膏、葛根(锉)、何首乌、甘草(炙)各一两

【主治】 妊娠伤寒,壮热憎寒,头疼体痛。

【用法】 上为粗末。每服三钱匕,水一盏,加葱白一寸,煎取七分,去滓温服,不拘时候。

114. 白术汤

【方源】 《普济方》卷三三八

【组成】 白术(锉,麸炒)四两 桂(去粗皮)二两 陈橘皮(汤浸,去白瓤,焙)二两半 甘草(炙,锉)一两 厚朴(去粗皮,生姜汁炙)二两 芍药、川芎各一两

【主治】 妊娠腹痛疠刺。

【用法】 上为粗末。每服二钱,水一盏,加生姜三片,大枣一个,煎至六分,去滓,食前热服。

115. 白术散

【方源】 《圣惠》卷七十五

【组成】 白术三分 草豆蔻(去皮)一两 当归(锉,微炒)一两 甘草(炙微赤,锉)半两 干姜(炮裂,锉)半两 川芎半两 厚朴(去粗皮,涂生姜汁炙令香熟)一两

【主治】 妊娠腹中冷,胎动不安。

【用法】 上为散。每服三钱,以水一中盏,加大枣三个,煎至六分,去滓,每于食前温服。

116. 白术散

【方源】 《圣惠》卷七十五

【组成】 白术三分 熟干地黄一两 白茯苓三分 甘草(炙微赤,锉)半两 阿胶(捣碎,炒令黄燥)一两 当归(锉,微炒)一两

【主治】 妊娠胎动,腹痛,及腰疼不止。

【用法】 上为散,每服三钱,以水一中盏。加生姜半分,大枣三个,煎至六分,去滓稍热服,不拘时候。

117. 白术散

【方源】《圣济总录》卷一五五

【组成】 白术二两　川芎、芍药、人参、阿胶(炙令燥)各一两　甘草(炙,锉)半两

【主治】 妊娠胎不长养。

【用法】 上为散。每服三钱匕,以葱粥饮调。一日三次。

118. 白术散

【方源】《普济方》卷三三七引《十便良方》

【组成】 白术一两　人参半两　丁香二钱半　甘草一钱

【主治】 ①《普济方》引《十便良方》:妊娠恶阻,吐清水,甚则十余日粥浆不入者。②《医略六书》:恶阻,脉虚弦者。

【用法】 上为末。每服二钱,水一盏,加生姜五片,煎至七分,温服。

119. 转输汤

【方源】《辨证录》卷十

【组成】 人参三钱　甘草二钱　小麦五钱　大枣十枚　白术五钱　茯神三钱

【主治】 肺虚脏燥,无故自悲,涕泣不止。

【用法】 水煎服。

120. 白胶散

【方源】《圣惠》卷七十七

【组成】 白胶(捣碎,炒令黄燥)二两　人参(去芦头)、半夏(汤洗七遍去滑)、秦艽(去苗)、紫菀、甘草(炙微赤,锉)各一两

【主治】 妊娠三两月后,或时伤损,下血不止,绕脐疼痛,吐逆闷绝。

【用法】 上为粗散。每服三钱,以水一中盏,加葱白二茎,煎至六分,去滓温服,不拘时候。

121. 半夏散

【方源】《圣惠》卷七十四

【组成】 半夏(汤浸七遍去滑)三分　陈橘皮(汤浸,去白瓤,焙)一两　人参(去芦头)三分　川芎三分　赤茯苓一分　赤芍药三分　甘草(炙微赤,锉)半两　桑根白皮(锉)三分　生干地黄三分

【主治】 妊娠心中烦闷,恶闻食气,头眩重,四肢骨节疼痛,多卧少起,胸中痰逆,不欲饮食。

122. 加味二陈汤

【方源】《郑氏家传女科万金方》卷二

【组成】 陈皮　半夏　甘草　茯苓　山楂　香附　川芎　苍术　砂仁

【主治】 妊娠气不调和,饮食伤而气实者。

【用法】 水煎服。

123. 加味化斑汤

【方源】 《万氏女科》卷二

【组成】 人参、知母各一钱　石膏二钱　甘草、黄芩、栀仁、生地各一钱　淡竹叶三片　豆豉半合

【主治】 妊娠伤寒,热病不解,遍身发斑,赤如锦文者。

【用法】 水煎,食远服。

124. 加减阿胶散

【方源】 《古今医鉴》卷十二

【组成】 当归　川芎　白芍　阿胶　黄芩　黄连　香薷　陈皮　枳壳　甘草　白茯　泽泻

【主治】 妊娠下痢赤白。

125. 白物神散

【方源】 《产科发蒙·附录》。

【组成】 土茯苓(炒)十五钱　当归、川芎、薏苡仁、牡丹皮(炒)各五钱　人参、甘草各二钱

【主治】 妇人带下,因气滞、欲郁、血郁者。

【用法】 上为细末。每服一钱。白汤送下。

126. 白头翁加甘草阿胶汤

【方源】 《金匮》卷下

【组成】 白头翁、甘草、阿胶各二两　秦皮、黄连、柏皮各一钱

【主治】 妇不得眠者。

【用法】 以水七升,煮取二升半,纳胶令消尽,分三次温服。

127. 瓜蒌根汤

【方源】 《妇人良方》卷二十一引《集验》

【组成】 瓜蒌根四两　麦门冬、人参各一钱　生干地黄、甘草各二两　土瓜根五两　大枣二十枚

【主治】 产后血渴。

【用法】 上㕮咀,以水八升,煮取二升半,分三服。

128. 加味清室汤

【方源】 《辨证录》卷五

【组成】 柴胡、黄芩、甘草、半夏各一钱　白芍五分　丹皮三钱　陈皮五分

【主治】 热入血室,妇人经水适来,正当伤风,发热恶寒,胸胁胀满,谵语者。

【用法】 水煎服。

129. 加减七气汤

【方源】 《医方类聚》卷二一八引《仙传济阴方》

【组成】 人参三钱　桂三钱　半夏四钱　甘草二钱　沉香二钱　玄胡索二钱　乌药五钱　香附子二钱

【主治】 妇人气滞两胁痛,小腹疼至胸背。

【用法】 加生姜,水煎服,不拘时候。

130. 加减参紫饮

【方源】 《万氏女科》卷二

【组成】 人参、紫苏、陈皮、白茯、甘草、枳壳、桔梗、前胡、黄芩各一钱

【主治】 妊娠咳嗽,初得之恶风寒,发热鼻寒,或流清涕者。

【用法】 生姜为引,薄荷叶少许,水煎,食后服。得微汗而解。

131. 加减紫菀汤

【方源】 《古今医鉴》卷十二

【组成】 贝母　前胡　紫菀　白术　桑皮　甘草　黄芩　紫苏　陈皮　五味子　知母　杏仁　赤苓　当归　麻黄

【主治】 妊娠咳嗽,因感风寒伤肺而成,谓之子嗽。

132. 加减茱萸汤

【方源】 《三因》卷十七

【组成】 吴茱萸(汤洗七次,炒)一两半　桔梗、干姜(炮)、炙甘草、麦门冬(去心)、半夏(汤洗七次)、防风、细辛、当归(酒浸炒)、茯苓、牡丹皮、桂心各半两

【主治】 妇人脏气本虚,宿挟风冷,胸膈满痛,腹胁绞刺,呕吐恶心,饮食减少,身面虚浮,恶寒战栗,或泄痢不止,少气羸困,及因生产,脏气暴虚,邪冷内胜,宿疾转甚等。

【用法】 上为粗末。每服四钱,水一盏半,煎七分,去滓,食前热服。

133. 加减逍遥散

【方源】 《疬科全书》

【组成】 柴胡一钱五分　炙甘草一钱　茯苓三钱　白术二钱　当归二钱　白芍三钱　丹皮一钱五分　黑山栀一钱五分　煅牡蛎一钱五分　薄荷三分　广陈皮一钱五分　半夏二钱　白芥子二钱

【主治】 妇人情志不逐,忧郁内伤,阴火上炎,而致生疬凝结不消者。

134. 加味四君子汤

【方源】 《会约》卷十四

【组成】 人参适量　白术二钱半　茯苓一钱半　甘草(炙)一钱　山药(炒)、当归、扁豆(炒)各二钱　芡实(炒,研末,调药服)三钱

【主治】 妇人脾虚气弱,易于堕胎。

【用法】 生姜、大枣为引。或以此方加倍,研细末,加白糖,每日中夜用米饮调服三钱,即睡一刻,更妙。

135. 芍药散

【方源】《圣济总录》卷一五九

【组成】 赤芍药二两　沤麻头(拣择净,锉碎)一握　川芎、当归(切,炒)、茯神(去木)、甘草(微炙)、陈橘皮(汤浸去白,焙)各二两　乱发灰一分

【主治】 难产。

【用法】 上为散。每服二钱匕,临卧时温酒调下,频服之。

136. 加味四物六君汤

【方源】《寿世保元》卷七

【组成】 厚朴(姜汁炒)五分　桔梗、白术(去芦)各四分　砂仁、红花各三分　黄连三分　玄胡三分　陈皮四分　甘草二分　当归(酒洗)、香附各五分　枳实(麸炒)、白茯苓(去皮)、川芎、赤芍、苏叶、槟榔、半夏(姜汁炒)各四分

【主治】《郑氏家传女科万金方》:妇人二十三四岁,经后潮热,误食生冷,心腹胀满,气凑上膈,不思饮食,腹内结块如覆盆。

【用法】 上锉散。加生姜三片,水煎,空心热服。

137. 加味紫苏和胎饮

【方源】《会约》卷十四

【组成】 紫苏叶(红者真)、条芩、甘草各一钱　白术钱半　陈皮、藿香(须梗连叶者真)各八分　砂仁五分

【主治】 妊娠霍乱,寒热之盛,邪正交争,心腹绞痛,或吐或利,气血俱伤,子母不安者。

【用法】 水煎,热服。

138. 地肤汤

【方源】《女科百问》卷下

【组成】 地肤草、车前子各三两　知母、黄芩、赤茯苓、赤芍、枳实(炙)、升麻、通草、甘草(炙)各二两

【主治】 妊娠患子淋。

【用法】 上㕮咀。每服四钱,水一盏半,煎八分,去滓,空心温服。

139. 地骨散

【方源】《圣惠》卷七十四

【组成】 地骨皮、黄芩、人参(去芦头)、黄芪(锉)、葳蕤、麦门冬(去心)、甘草(炙微赤,锉)、赤芍药各半两　柴胡(去苗)一两

【主治】 妊娠烦躁,体热疼痛,口干食少。

【用法】 上为散。每服四钱,以水一中盏,加生姜半分,淡竹叶二七片,煎至六分,去滓温服,不拘时候。

140. 地骨皮汤

【方源】 《女科秘要》卷四

【组成】 地骨皮、当归、川芎、知母、麦冬各一钱　甘草五分

【主治】 妇人肥盛,肠胃多痰,壅滞经络,血闭带下。

【用法】 空心服。

141. 地骨皮散

【方源】 《圣惠》卷七十

【组成】 地骨皮一两　柴胡(去苗)一两　白茯苓半两　桑根白皮(锉)三分　五加皮半两　人参(去芦头)半两　黄芪(锉)三分　甘草(炙微赤,锉)半两　桂心半两　白芍药半两　前胡(去芦头)三分　枳壳(麸炒微黄,去瓤)三分

【主治】 妇人血风,气体虚,发歇寒热。

【用法】 上为粗散。每服三钱,以水一中盏,加生姜半分,煎至六分,去滓温服,不拘时候。

142. 地骨皮散

【方源】 《普济方》卷三四〇

【组成】 地骨皮、黄芩、人参、黄芪、萎蕤、麦门冬、甘草、赤芍药各半两　柴胡一两

【主治】 妊娠烦躁,体热疼痛,口干食少。

【用法】 上为散。每服四钱,水一盏,加生姜半分,淡竹叶二七片,煎至六分,去滓温服,不拘时候。

143. 芍药散

【方源】 《医方类聚》卷二二四引《王岳产书》

【组成】 赤芍药一分　麻黄二分　甘草(炮)三铢　葛根一分　麦门冬(去心)一分　石膏二分　黄芩一分　柴胡(去头)一分

【主治】 妊娠五月或七八月内,急患时气,烦热口干,心躁头痛,四肢烦疼,不得安卧。

【用法】 上锉,熬,为散。每服四钱,以水一盏,加生姜二片,煎取六分,去滓温服,每日五次,不拘时候。

144. 芍药汤

【方源】 《圣济总录》卷一五三

【组成】 芍药、川芎、当归(切,焙)、防风(去叉)、桂(去粗皮)各半两　甘草(炙,锉)、生干地黄(焙)各一两　枳壳(去瓤,麸炒)、白术各半两

【主治】 妇人血积气攻刺疼痛不已,面黄体瘦,经水不调。

【用法】 上为粗末。每服三钱匕,水一盏,煎七分,去滓温服。

145. 阳起石汤

【方源】《千金》卷四

【组成】 阳起石、甘草、续断、干姜、人参、桂心各二两　附子一两　赤石脂三两　伏龙肝五两　生地黄一升

【主治】 妇人月水不调,或前或后,或多或少,乍赤乍白。

【用法】 以水一斗,煮取三升二合,分四服,日三夜一。

146. 肝肾双治汤

【方源】《辨证录》卷十一

【组成】 白芍三钱　当归、山药、熟地各五钱　甘草五分　陈皮三分　茯苓、山茱萸各二钱　神曲一钱

【主治】 妇人数月一行经。无或先或后之异,又无或多或少之殊。

【用法】 水煎服。

147. 刺蓟散

【方源】《圣惠》卷七十

【组成】 刺蓟三两　鸡苏叶二两　赤芍药一两　麦门冬(去心)二两　赤茯苓一两　石膏三两　黄芩一两　茜根(锉)一两　甘草(炙微赤,锉)一两　生干地黄一两

【主治】 妇人头痛壮热,心中烦闷,吐血。

【用法】 上为粗散。每服四钱,以水一中盏。入生姜半分,青竹茹一分,煎至六分,去滓温服,不拘时候。

148. 固真汤

【方源】《万氏家抄方》卷五

【组成】 人参五分　黄柏(炒)、黄芩(炒)、白葵花各一钱　干姜、甘草(炙)各三分　郁李仁八分　柴胡七分　陈皮五分

【用法】 水一钟半,煎七分,空心服。

【主治】 妇人气滞白带,临行时脐下痛甚。

149. 桂心汤

【方源】《圣济总录》卷一五九

【组成】 桂(去粗皮)三分　牛膝(去苗,酒浸,切,焙)一两　滑石、当归(切,焙)各三分　瞿麦穗一两　葵子(炒)二合　甘草(炙)半两

【主治】 胞衣不出,胞烂。

【用法】 上为粗末。每服三钱匕,水一盏,加生地黄半合,同煎至七分,去滓温服,不拘时候。以下为度。

第七章 治疗儿科疾病

1. 一捻金散

【方源】《卫生总微》卷七

【组成】 白僵蚕（去丝嘴）一钱 甘草半两（炙） 延胡索（去皮）一分

【主治】 小儿伤寒，风热咳嗽，风痰咳嗽，颊赤痰盛，喘促气急，呕吐浮肿，乳食减少

【用法】 上为细末。每服一捻，齑汁调下，不拘时候。

2. 丁香丸

【方源】《圣惠》卷八十四。

【组成】 丁香一分 地黄花一分 桑叶一分 朱砂（细研）一分 甘草半两（炙微赤，锉）

【主治】 小儿霍乱吐泻，心烦闷。

【用法】 上为末，入朱砂令匀，炼蜜为丸，如黍米大。每服二丸，以生姜温汤送下。三岁以上，以意加之。

3. 大和散

【方源】《杨氏家藏方》卷十九

【组成】 熟干地黄（洗）、当归（洗，焙）、人参（去芦头）、地骨皮、赤芍药、甘草（炙）各等分

【主治】 ①《杨氏家藏方》：小儿疮疱，及伤寒时气，病后余邪不解，翕翕发热，潮热往来。②《普济方》：疮痘后，寒热往来，嗜卧，烦躁闷乱。

【用法】 上咬咀。每服一钱，水半盏，煎至三分，去滓温服，不拘时候。

4. 大黄汤

【方源】《千金》卷五

【组成】 大黄、甘草、芒硝各半两 桂心八铢 石膏一两 大枣五枚

【主治】 小儿伤寒，肉中久挟宿热，瘦瘠，热进退，休作无时。

【用法】 上咬咀。以水三升，煮取一升，每服二合。

5. 大黄散

【方源】《圣惠》卷八十四

【组成】 川大黄半两（锉碎，微炒） 甘草半两（炙微赤，锉） 黄芩半两 枳壳半两（麸炒微黄，去瓤）

【主治】 小儿斑疮,大便壅滞,心神烦躁。

【用法】 上为细散。每服一钱以新汲水调下,三岁以下可服半钱。不拘时候。

6. 大黄散

【方源】 《普济方》卷三八四

【组成】 甘草(炙)半两　川大黄(炙)半两　栝楼根三分

【主治】 小儿胃中热,日渐瘦。

【用法】 上为散。每服一钱,水一小盏,煮至五分,温服。

7. 天麻散

【方源】 《朱氏集验方》卷十一

【组成】 天麻、防风、甘草、川芎、羌活、白芷、麻黄(去节)各等分

【主治】 小儿伤风。鼻塞,流清涕,咳嗽身热。

【用法】 上为细末,葱汤调,食后服。

8. 天麻散

【方源】 《卫生宝鉴》卷十九

【组成】 半夏七钱　老生姜、白茯苓(去皮)、白术各三钱　甘草(炙)三钱　天麻二钱半

【主治】 小儿急慢惊风。大人中风涎盛,半身不遂,言语难,不省人事。

【用法】 上锉,用水一盏,瓷器内同煮至水干,焙为末。每服一钱半,大人三钱,生姜、枣汤调下,不拘时候。

9. 天麻散

【方源】 《普济方》卷三六九

【组成】 天麻、荆芥穗、甘草(炙)各半两　麻黄(去节)一两　全蝎一分

【主治】 小儿伤寒。

【用法】 上为末。每服一钱,水六分盏,加薄荷三叶,同煎四分,通口服。

10. 天竺黄散

【方源】 《圣惠》卷八十二

【组成】 天竺黄(细研)一分　钩藤一分　甘草(炙微赤,锉)半两　赤芍药一分　人参(去芦头)一两　牛黄(细研)半分

【主治】 小儿受惊温壮,不吃乳。

【用法】 上为细散,入研了药,更研令匀。每服半钱,以蜜水调下,不拘时候。

11. 天竺黄散

【方源】 《圣惠》卷八十五

【组成】 天竺黄(细研)一两　甘草(炙微赤,锉)一两　川大黄(锉碎,微炒)一两　腻粉一分　马牙硝一两　蒲黄半两　藿香一分

【主治】 小儿惊热烦闷。

【用法】 上为细末。每服半钱,以热水调下,不拘时候。

12. 天竺黄散

【方源】 《幼幼新书》卷十九引《庄氏家传》

【组成】 天竺黄、人参、甘草(微炙)各一两 郁金(湿纸裹,煨)二两 白药子(大皂角三挺,捶碎,浸三宿,焙干)二两

【主治】 小儿风热。

【用法】 上为末。每服一钱或半钱,用温蜜水调下。

13. 天竺黄散

【方源】 《幼幼新书》卷十九引郑愈方

【组成】 天竺黄、郁金各二钱 甘草(炙)三钱 朱砂、麝香(别研)各少许 山栀子仁十个 干葛、全蝎(炙)、马牙硝各一分 僵蚕(炒)七个 蝉蜕(洗,去尾头足)三七个

【主治】 惊风潮热,身体温壮,兼治夜啼。

【用法】 上为末,入朱砂、麝香和匀,再匀。每服一字,薄荷蜜水调下;夜啼不止,灯心汤下。

14. 天竺黄散

【方源】 《普济方》卷三八五

【组成】 瓜根、甘草、郁金、天竺黄、连翘、防风、牙硝(别研)各等分。

【主治】 小儿惊风、潮热,唇红面赤,烦躁焦啼。

【用法】 上为末。每服一钱,潮热,灯心、茅根煎汤下;急惊,竹叶汤下。

15. 天竺黄散

【方源】 《医统》卷八十八

【组成】 天竺黄、腊茶、甘草(炙)各二钱 全蝎(生薄荷叶裹,煨炙)七个 绿豆(半生半熟,炒)四十粒 荆芥穗、雄黄(水飞)、枯矾各五分

【主治】 小儿天钓,目睛钓上,四肢瘈疭。

【用法】 上为细末。每服半钱,人参煎汤调服。

16. 天地苁蓉汤

【方源】 《四圣悬枢》卷三

【组成】 生地二钱 天冬二钱 甘草一钱 肉苁蓉三钱 麻仁(炒,研)二钱 白蜜半杯 阿胶二钱 当归二钱

【主治】 小儿痘病,阳明府实,胃燥便结,不必攻下者。

【用法】 流水煎一杯,分服。

17. 天麻定喘汤

【方源】 《婴童百问》卷六

【组成】 天麻一两 防风一两 羌活一两 甘草一两 人参半两 桔梗一两 白术半两、川芎半两 半夏曲一两

【主治】 小儿喘嗽、惊风。

【用法】 上咬咀。每服二钱，水一盏，加麦门冬十四个，煎至七分，食后服。

18. 天麻定喘饮

【方源】 《袖珍小儿》卷四

【组成】 天麻、防风、甘草、人参、桔梗、白术、川芎、半夏各等分

【主治】 小儿喘嗽惊风。

【用法】 上锉散。每服二钱，加生姜三片、麦冬十四粒，同煎，食后服。

19. 天麻苏合香丸

【方源】 《婴童百问》卷二

【组成】 天麻、防风、人参、辰砂、雄黄、麝香、甘草(炙)各一分 全蝎(炒)、僵蚕(炒)各半两 牛黄少许 南星一钱 苏合油一盏

【主治】 急惊，下之后。

【用法】 上为末，炼蜜为丸，如梧桐子大，每服一丸，薄荷汤送下。

20. 井泉石散

【方源】 《圣济总录》卷一八一

【组成】 井泉石(为末，再研，飞过)、蝉壳(去土)、蛇蜕皮(炙)、甘草(炙)各一两

【主治】 小儿热盛攻眼，及斑疮入眼。

【用法】 上为散。每服半钱至一钱匕，蜜水调下。

21. 木香散

【方源】 《圣惠》卷八十四。

【组成】 木香一分 大腹皮(锉)一分 人参(去芦头)一分 赤茯苓一分 青橘皮(汤浸，去白瓤，焙)一分 诃黎勒皮一分 桂心一分 前胡(去芦头)一分 半夏(汤浸七遍，去滑)一分 丁香一分 甘草(炙微赤，锉)一分

【主治】 小儿脾胃虚寒气滞，或小儿痘疹，腹胀泄泻，烦渴，不思饮食。①《圣惠》：小儿冷热不调，胃气壅滞，少思饮食。②《小儿痘疹方论》：痘疹已出未出之间，或泻渴，或腹胀，或气促，谓之里急者；痘疹始出，一日至五七日之间，虽身热或腹胀，足梢冷，或身热泻渴，或身热惊悸腹胀，或身热出汗者；痘疹欲靥已靥之间，而忽不能靥，兼腹胀烦渴者；痘疮已靥，烦渴不止，或头温足冷，或腹胀，或泻，或咬牙。③《景岳全书》：小儿痘疹，虚寒多滞者。

【用法】 上为粗散。每服一钱，以水一小盏，加生姜半枣大，煎至五分，去滓温服。

22. 木香散

【方源】《幼幼新书》卷二十四引洪州张道人方

【组成】 黄芪、人参、龙脑各一分　蝎、干姜、橘皮(去白)各一两　附子、甘草各一两

【主治】 乳母胃气不足,小儿吃着冷奶,便生吐逆,渐成奶痞。

【用法】 上为末。每服一字,乳香汤调下,一日二次。重者不过七服。

【宜忌】 忌毒物。

23. 木香散

【方源】《袖珍小儿》卷二

【组成】 木香、干姜、茯苓、木瓜、甘草(炙)、丁香各等分

【主治】 小儿恶秽入腹,呕吐不止。

【用法】 上锉散。每服一钱,姜煎,绵蘸灌之。

24. 木香散

【方源】《幼科指南》卷上

【组成】 木香、干姜、茯苓、甘草、木通、丁香、陈皮各等分

【主治】 小儿初生下,即腹胀不乳。此由拭口不净,恶秽入腹,腹满气短,而不能吮乳;或有呕吐而不能下;或胎中受寒,令儿腹痛,亦不能吮乳,多啼。

【用法】 上为细末。每服一字,水煎,绵蘸与之。

25. 木通汤

【方源】《圣济总录》卷一六九

【组成】 木通、枳壳(去瓤,麸炒)、甘草(炙)、紫草茸各等分

【主治】 小儿疮疱出不快,或黑陷。

【用法】 上为粗末。每服二钱匕,水八分,煎至六分,去滓,分三次温服。

26. 木通汤

【方源】《直指小儿》卷二

【组成】 木通、石菖蒲、防风、北梗、桑螵蛸、全蝎、直僵蚕、甘草(并炒)各一分　南星(略炮)半两

【主治】 小儿诸风失音。

【用法】 上锉散。每服三字,加紫苏三叶、生姜三片,煎熟与之。

27. 木通汤

【方源】《普济方》卷三七八

【组成】 木通　石菖蒲　防风(去芦头)　枳壳　全蝎(焙)　僵蚕(焙)　甘草　木香　南星

【主治】 ①《普济方》:小儿痫愈不能语。②《奇效良方》:小儿急惊初发。及血滞

于心,心窍不通,语言不出者。

【用法】 上锉。加猪心二片,或紫苏、生姜,水煎服。

28.木通散

【方源】 《圣惠》卷八十九

【组成】 木通(锉)、川升麻、麦门冬(去心,焙)半两 知母、犀角屑、杏仁(汤浸,去皮尖双仁,麸炒微黄)、甘草(炙微赤,锉)各一分 栀子仁三枚

【主治】 小儿脑热无涕,口干心躁,眠卧不安。

【用法】 上为粗散,每服一钱,以水一小盏,煎至五分,去滓,不拘时候温服。

29.木通散

【方源】 《圣惠》卷九十二

【组成】 木通(锉)、甘草(炙令赤,锉)、葵子各一分 川大黄(锉,研,微炒)、滑石、牵牛子(微炒)各半两

【主治】 小儿小便不通,脐腹坚满,喘急。

【用法】 上为细散。每服半钱,煎葱白、灯心汤调下。以利为度。

30.木通散

【方源】 《幼幼新书》卷三十五引《医方妙选》

【组成】 木通一两 川升麻、川大黄、朴硝各半两 甘草(炙)、栀子仁各一分

【主治】 小儿身体赤流,片片赤色,如胭脂染,毒气渐引者。

【用法】 上为粗散。每服一钱,以水一小盏,煎至五分,去滓,放温服。

31.木通散

【方源】 《卫生总微》卷十六

【组成】 木通、滑石、甘草(炙)、焰硝(研)各半两 三叶草一分

【主治】 小儿小便涩滞滴沥,不得通快。

【用法】 上为细末和匀。每服一字或半钱,乳食前沸汤点服。

32.木通散

【方源】 《直指》卷十五

【组成】 生干地黄、木通、荆芥、地骨皮、桑白皮(炒)、甘草(炙)、北梗各等分

【主治】 ①《直指》:诸热。②《幼科发挥》:小儿心肺热。

【用法】 上锉。每服三钱,加生姜三片,水煎服。

33.木通散

【方源】 《直指小儿》卷一

【组成】 山栀二钱 大黄(湿纸煨)、羌活、木通、赤茯苓、甘草各一钱

【主治】 ①《普济方》:小儿惊烦,吐泻心闷。②《奇效良方》:小儿肝心有热,惊悸。

【用法】 上为末。每服一字,紫苏煎汤调下。

34. 木通散

【方源】 《直指小儿》卷四

【组成】 木通（去皮）、萹蓄（去梗）各五钱　大黄、赤茯苓（去皮）、甘草各三钱　瞿麦（去梗）、滑石（末）、山栀仁、车前子、黄芩各二钱

【主治】 胎中热毒太盛，小儿初生，生疮疡丹毒，小便淋涩不通者。

①《直指小儿》：小儿湿热蕴积，毒邪留热于膀胱，故生阴疮。

②《活幼心书》：上膈热，小腹闭，烦躁生嗔，及淋证，诸疮丹毒。

③《片玉心书》：因暴热所逼，小便涩而不通。

④《金鉴》：小儿初生，胎中热毒太盛，大小便不通。

【用法】 上锉碎。每服五钱，水一钟，加灯心十根，薄荷五叶，煎至五分，食前服。

35. 牛黄散

【方源】 《圣济总录》卷一七九

【组成】 牛黄（研）一分　大黄（锉，炒）、甜硝（研）各一钱　甘草（炙，锉）、人参各二钱

【主治】 小儿大便不通，口燥颊赤。

【用法】 上为细散。每服半钱匕，新水调下，乳食后服。

36. 牛黄散

【方源】 《圣济总录》卷一八一

【组成】 牛黄（研）半分　代赭石三两　麝香（研）半钱　玄参三分　厚朴（去粗皮，生姜汁炙）三分　升麻一两　射干半两　大黄（锉，炒）一两一分　木香三分　白术半两　犀角（镑屑）三分　甘草（炙）半两

【主治】 小儿咽喉项肿，啼声不出。

【用法】 上十二味，捣罗十味为细散，入研药和匀。每服半钱匕，以人乳汁一蛤蜊壳许调下，空腹一日一次；三岁至五岁以上，每服一钱匕，枣汤调下，米饮亦可，一日二次。

37. 牛黄散

【方源】 《幼幼新书》卷十九引《婴童宝鉴》

【组成】 牛黄一字　麝香半字　朱砂二钱　甘草（炙）一钱　马牙硝、天竺黄各一分　郁金半两（浆水浸透，焙）

【主治】 惊热潮热。

【用法】 上为散。每服半钱，用薄荷汤调服。

38. 牛黄膏

【方源】 《卫生总微》卷十五

【组成】 真牛黄（研）、煅过牡蛎粉、朱砂（研，水飞）、雄黄（研，飞）各一分　人参

（去芦）、甘草（炙）各半两　龙脑（研）半分

【主治】　小儿惊啼。儿睡着时，忽然乍惊哭而觉，面赤口干，乃风热邪气乘心脏而作。

【用法】　上为末，拌匀，炼蜜和膏，如鸡头子大。每服半粒或一粒，乳食后薄荷汤化下。

39. 牛蒡汤

【方源】　《活幼心书》卷下

【组成】　牛蒡子（略炒，研碎）三两　大黄一两半　防风（去芦）、薄荷（去老梗）各一两　荆芥（去根老梗）四两　甘草一两一钱半

【主治】　小儿伤风发热烦躁，鼻塞气喘，痰嗽惊啼；及诸疮赤紫丹毒，咽喉肿痛。

【用法】　上咬咀。每服二钱，水一盏，煎七分，不拘时候温服。

40. 牛蒡散

【方源】　《幼幼新书》卷十五引《风髓经》

【组成】　甘草节、荆芥穗、牛蒡子（略炒）等分

【主治】　小儿疹痘不出。

【用法】　上为末。每服一钱半，解毒薄荷汤调下；未出紫草汤调下，进数服。

41. 牛蒡散

【方源】　《普济方》卷三六一

【组成】　防风、荆芥、甘草、牛蒡子（炒）各等分

【主治】　小儿变蒸生疮。

【用法】　上为散。水煎服。

42. 牛黄生金散

【方源】　《普济方》卷四〇四

【组成】　虎杖、滑石各一两　甘草二钱半　藿香一钱

【主治】　小儿痘疹。

【用法】　上为细末。每服一平钱，水八分，煎至三分，去滓，通口服。儿大增之。

43. 牛黄解毒丸

【方源】　《保婴撮要》卷十一

【组成】　牛黄三钱　甘草、金银花各一两　草紫河车五钱

【主治】　胎毒疮疖，及一切疮疡。

【用法】　上为末，炼蜜为丸。量儿服。

44. 牛黄解毒散

【方源】　《保婴撮要》卷十二

【组成】　生甘草一两　牛黄五钱（膏粱之子必用之）　金银花一两

【主治】　①《保婴撮要》：胎毒，头面生癞，或延及遍身，痒痛不安，浸淫不愈，及眉炼疮。②《诚书》：疔肿。

【用法】　上药各为细末。每服二三分，乳汁调服。或用甘草煎膏为丸，如芡实大。每服一丸，白汤化下。外敷清金散亦可。

45. 升苏散

【方源】　《婴童百问》卷十

【组成】　升麻、葛根、赤芍药、紫苏、茯苓、川芎、甘草各等分

【主治】　小儿出疹发热，疑似之间，以此解之。

【用法】　上锉散。水煎服。

46. 升麻汤

【方源】　《圣济总录》卷一六八

【组成】　升麻、柴胡（去芦头）、麦门冬（去心，焙）、黄芩（去黑心）、甘草（炙，锉）各半两　黄芪（锉）、人参各一分

【主治】　小儿温壮不解。

【用法】　上为粗末。每服一钱匕，以水八分，煎取五分，去滓，量儿大小加减服。

47. 升麻汤

【方源】　《圣济总录》卷一七〇

【组成】　升麻、芍药、甘草（炙）、大黄（锉，炒）各半两

【主治】　小儿惊啼，乳不消化。

【用法】　上为粗末。一二岁儿每服一钱匕，水半盏，煎至三分，去滓，乳食后温服，一日三次。

48. 升麻饮子

【方源】　《杨氏家藏方》卷十九

【组成】　山栀子仁、防风（去芦头）、甘草（炙）、大黄、连翘、升麻各等分

【主治】　小儿脏腑积热，面赤烦渴，痰实不利，肠胃燥涩，一切风壅。

【用法】　上㕮咀。每服二钱，水六分，煎至四分，去滓，乳食后温服。如大便尚未通，加芒硝半钱，再略煎，热服。

49. 长寿散

【方源】　《普济方》卷三九三

【组成】　天麻（蜜炙）、甘草（炒）、半夏（泡洗）、蝎梢（炒）、人参、白扁豆（炒）、糯米（炒）、薏苡仁各半钱　木香一字

【主治】　小儿脾胃虚弱。

【用法】　上为末。每服二钱，水一盏，加生姜三片，枣子一个，煎至半盏服之。

【功用】　强壮，去寒热。

50. 乌梅散

【方源】《圣惠》卷八十四

【组成】乌梅肉(微炒)半两　恒山一两　甘草(炙微赤,锉)三分

【主治】小儿疟,发作不定,多渴心烦。

【用法】上为粗散。每服一钱,以水一小盏,加淡竹叶十片,小麦三十粒,同煎至五分,去滓温服。

51. 乌蝎散

【方源】《医学入门》卷六

【组成】人参、白术、茯苓、甘草、川乌、全蝎、南星各一分

【主治】小儿已传慢惊,外无八候,但吐泻不止者。

【用法】加生姜、大枣,水煎服。如再服,即去川乌。

52. 六神散

【方源】《三因》卷十八

【组成】人参、白茯苓、干山药、白术、白扁豆、甘草(炙)各等分

【主治】小儿气虚发热,不欲乳食,腹痛泄泻。

①《三因》:小儿表里俱虚,气不归元,阳浮于外而发热。②《传信适用方》:小儿胃气不和,脏腑冷泻,不欲饮食。③《得效》:腹痛啼哭,面青,口中冷气,四肢亦冷,曲腰而啼,或大便泄泻青白粪,不吮乳。

【用法】上为末。每服一大钱,水一小盏,加大枣一个,生姜二片,同煎至五分,通口服。

53. 平气散

【方源】《幼幼新书》卷十六引《聚宝方》

【组成】人参、白茯苓、百合、甘草(炙)、白术、桔梗各等分

【主治】小儿气不和,喘咳上气。

【用法】上为末。每服一钱,水八分,加生姜少许,煎五分,温服。

54. 小建中汤

【方源】《幼科发挥》卷三

【组成】白芍药(酒炒)、炙甘草各等分　肉桂减半

【主治】小儿脾胃中气虚损。

【用法】上为末。水煎去滓,入白饧一匙,再煎一沸,温服。

55. 马牙硝散

【方源】《圣惠》卷八十九

【组成】马牙硝、马勃、牛黄(细研)、川大黄(锉,微炒)、甘草(炙微赤,锉)各一分

【主治】小儿喉痹疼痛,水浆不入。

【用法】 上为细散。每服半钱,以新汲水调下,不拘时候。

56. 平胃散

【方源】 《嵩崖尊生》卷十五

【组成】 陈皮、山楂、神曲、麦芽、枳壳、苍术、厚朴各五分 甘草、砂仁各三分

【主治】 小儿伤食热。

57. 平胃散

【方源】 《金鉴》卷五十一

【组成】 苍术(炒) 陈皮 厚朴(姜炒) 甘草(炙) 麦芽(炒) 砂仁(研)

【主治】 小儿伤乳。口热唇干,夜卧不宁,手足心热。

【用法】 引用姜一片,水煎服。

58. 平和饮子

【方源】 《颅囟经》卷下

【组成】 人参、茯苓、甘草(炙)、升麻各一分

【主治】 ①《普济方》:小儿疮疹,及诸疮疼痛,烦渴不宁者。②《幼科类萃》:婴儿变蒸,于三日后进一服,可免百病。

【用法】 上以水一白盏,煎至一合半,时时与之。

【宜忌】 乳母忌油腻

59. 正气丸

【方源】 《活幼口议》卷十九

【组成】 藿香叶、厚朴(生姜制)、陈皮、半夏曲(炙)、白术、白茯苓各一钱 甘草(炙)二钱 干姜一钱 三棱(炮)二钱

【主治】 婴孩小儿食伤,脏气逆不升降,呕吐不已,胸膈留停积滞不化;或一向只作干呕,啰声频作。

【用法】 上为末,炼蜜为丸,如指大。每服一丸,生姜枣子汤化开与服

60. 正胃散

【方源】 《幼科指掌》卷三

【组成】 人参 白术 白茯苓 新会皮 木香 广藿香 淮山药 甘草 白扁豆 缩砂仁

【主治】 小儿虚吐,脾胃怯弱,饮食不思,四肢困倦,面惨唇白,脉沉而细,关纹不明,吐夹清水而出,不治成慢惊。

【用法】 加生姜,水煎服。

61. 正气人参膏

【方源】 《普济方》卷三九五

【组成】 人参、干木瓜、甘草(锉,炒)各半两 陈橘红、罂粟米(炒)、干姜(炮)、茯

苓各一分

【主治】 小儿脾胃气虚,中寒腹痛,泄利呕逆,不入乳食,夜哭,睡中多惊,吐利蛔虫,虚烦闷乱。

【用法】 上为末,炼蜜和膏。每服一皂子大,米饮化下。

62. 正气调胃散

【方源】 《活幼口议》卷十六

【组成】 厚朴(生姜和皮二两捣,压钵中一二宿,常翻转,取二日干,慢火炒)一两 半夏(洗去滑七次)一两 白扁豆(炒)、藿香叶、陈皮各一两 甘草(炙)、薏苡仁(炒)、白茯苓、白术各半两

【用法】 上为末。每用一钱匕,水一小盏,加生姜二小片,枣子一个,同煎服。

【主治】 婴孩小儿八种虚痢作热,或吐或泻,发热霍乱,上下气不复常,心虚烦闷。

63. 玉芝饮

【方源】 《幼幼新书》卷三十四引《博济》

【组成】 甘草(锉作半寸许,擘破,汤浸一日,微炒过)、吴石膏(研如粉)各四两 藿香三分 山栀子(去皮,炒令香)六两

【主治】 小儿膈上壅热,唇口生疮,咽喉肿痛。

【用法】 上为细末。每服二钱,以新汲水调下。

64. 玉浆散

【方源】 《医方类聚》二五○引《永类钤方》

【组成】 滑石一两 甘草二钱(炙)

【主治】 小儿小便不通,茎中淋痛,口燥烦渴。

【用法】 上为末。三岁一钱,灯心汤送下。

65. 玉箸散

【方源】 《儒门事亲》卷十五

【组成】 甘草一寸(煎水) 甘遂末一字

【主治】 小儿马脾风。

【用法】 上同油、蜜、生姜,银钗儿搅,调下后,用冷水半盏,调夺命散。

66. 玉露散

【方源】 《小儿药证直诀》卷下

【组成】 寒水石(软而微青黑,中有细纹者是)、石膏(坚白而墙壁,手不可折者是好)各半两 甘草(生)一钱

【主治】 ①《小儿药证直诀》:伤热吐泻,黄瘦。②《得效》:暑月出痘疹,烦燥热渴。

【用法】 上为细末。每服一字或半钱、一钱,食后温汤调下。

67. 玉露散

【方源】 《片玉心书》卷四

【组成】 寒水石、滑石各一两　甘草五钱

【主治】 小儿五六月泄泻,寒少热多。

【用法】 上为末。每服一钱,冷水调下;或用此药煎汤吞理中丸。

68. 玉柱杖丸

【方源】 《普济方》卷三九五

【组成】 茯苓、诃子(去核)、藿香、丁香各一钱半　人参、木香、甘草(炒)各半两　厚朴(姜制)一两

【用法】 上为细末,炼蜜为丸,如樱桃大。每服一丸,食前白汤化下。

【主治】 小儿吐泻,胃虚腹胀,脾困昏睡,不食。

69. 甘豆汤

【方源】 《普济方》卷三六一引《汤氏宝书》

【组成】 黑豆一合　甘草(切)一两

【主治】 小儿初生,下胎黄。

【用法】 用水一大碗煮。临热入沙糖少许,同煎糖化,澄清,遇渴饮之。

70. 甘豆汤

【方源】 《幼科类萃》卷三

【组成】 甘草一钱　黑豆二钱　淡竹叶十片

【主治】 小儿胎热。

【用法】 上㕮咀。用水一钟,加灯心七茎煎,不拘时候服。

71. 甘草丸

【方源】 方出《医心方》卷二十五引《古今录验》,名见《普济方》卷三九三

【组成】 甘草十八分

【主治】 小儿无辜,面黄发直,时壮热,饮食不生肌肤,积经日月,遂致死。

【用法】 上药治下筛,炼蜜为丸。一岁儿服如小豆粒二十丸,一日三次,不妨食及乳,服尽更合。

72. 甘草丸

【方源】 《圣惠》卷八十三

【组成】 甘草(炙微赤,锉)半两　桂心一分　杏仁(汤浸,去皮尖双仁,麸炒微黄,更研如膏)一分

【主治】 儿未满百日,咳嗽上气

【用法】 上为散,入杏仁研令匀,炼蜜为丸,如绿豆大。每服三丸,以乳汁研化服之,一日三四次

73. 甘草汤

【方源】 《圣济总录》卷一七一

【组成】 甘草(炙,锉)、钩藤、栝楼根、黄芩(去黑心)、独活(去芦头)、桂(去粗皮)、芍药、当归(切,炒)、石膏(碎)各半两　蛇蜕六寸(炙黄)　麻黄(去节)三分

【主治】 小儿诸痫,瘈疭吐舌。

【用法】 上为粗末。三五岁儿每服一钱匕,水一盏煎至五分,去滓热服,一日三次。

74. 甘草汤

【方源】 《圣济总录》卷一七四

【组成】 甘草(炙)、常山各一两

【主治】 小儿疟,癖实壮热,头痛欲吐。

【用法】 上为粗末。三四岁儿每服半钱匕,水半盏,加竹叶十片,同煎至三分,去滓温服。更量儿大小加减,得吐即止。

75. 甘草散

【方源】 《外台》卷三十六引《古今录验》

【组成】 甘草(炙)、蝼蛄(熬)各三分

【主治】 小儿风脐汁出。

【用法】 上为散,以安脐中。

76. 甘草散

【方源】 《圣惠》卷八十四

【组成】 甘草(炙微赤,锉)半两　牡蛎粉半两　黄芩半两　赤芍药半两

【主治】 小儿伤寒热渴,而下后觉烦闷。

【用法】 上为粗散。每服一钱,以水一小盏,煎至四分。去滓,取鸡子清一枚,投入散中,熟搅掠去沫,徐徐温服。

77. 甘草散

【方源】 《圣惠》卷八十七

【组成】 甘草(炙微赤,锉)一分　地榆(锉)一分　蚺蛇胆(细研)一钱　蜗牛壳(炒令微黄)一两　麝香(细研)一钱　兰香根灰一分　人粪灰一分　龙脑(细研)半钱

【主治】 小儿鼻疳生疮,痛痒不止

【用法】 上为细散。入龙、麝等,研令匀,每服半钱,以粥饮调下。亦可吹于鼻中,三岁以下可服一字。

78. 甘草散

【方源】 《圣惠》卷八十八

【组成】 甘草(炙微赤,锉)一分　龙骨一分　赤茯苓一分　牡蛎(烧为灰粉)一分

生干地黄一分　黄芩一分　当归(锉,微炒)半两　桂心一分

【主治】　小儿中魃。

【用法】　上为粗散。每服一钱,以水一小盏,入淡竹叶七片,煎至五分,去滓,入白蜜一钱,更煎一两沸,一日三四次。

79. 甘草散

【方源】　方出《圣惠》卷九十,名见《圣济总录》卷一八二(文瑞楼本)

【组成】　甘草(锉)三分　赤芍药三分　白蔹三分　黄芩三分　黄连(去须)半两　黄柏(锉)半两

【主治】　小儿恶疮,一身如麻豆带脓,乍痛乍痒,烦热。

【用法】　上为细散,用白蜜和如膏,涂于疮上,一日二次。亦可作汤洗之。

80. 甘草散

【方源】　《圣惠》卷九十三

【组成】　甘草(炙微赤,锉)一分　乌梅肉(微炒)一分　诃黎勒(煨,用皮)二枚

【主治】　小儿痢渴不止。

【用法】　上为粗散。每服一钱,以水一小盏,入生姜少许,煎至五分,去滓温服,不拘时候。

81. 甘草散

【方源】　《圣惠》卷九十三

【组成】　甘草(炙微赤,锉)三分　厚朴(去粗皮,涂生姜汁,炙令黄熟)三分　人参(去芦头)半两　黄连(去须,微妙)半两　龙骨一两　白茯苓半两

【主治】　小儿暴痢。

【用法】　上为粗散。每服一钱,以水一小盏,煎至五分,去滓,不拘时候服。

82. 甘草散

【方源】　《圣济总录》卷一八二

【组成】　甘草(炙,锉,为末)一分　油麻半升

【主治】　小儿丹毒,防入腹。

【用法】　上二味,先取油麻去皮,研细,绞取汁一合,调甘草末半钱匕服,一日二次。

83. 甘草散

【方源】　《直指小儿》卷五

【组成】　粉甘草(微炙)、栝楼根各等分

【主治】　疮痘略出,烦渴不止。

【用法】　上为末。煎服一钱。

84. 甘草膏

【方源】 《幼幼新书》卷三十三引《婴孺方》

【组成】 甘草、黄芩、黄连、川芎、白芷、藁本、当归各三两　附子一两

【主治】 小儿耳聋、聤耳脓血出。

【用法】 上取猪脂四斤煎为膏,纳药煎三沸,至白芷黄,去滓。用一枣大涂耳,敷鸡骨粉。

85. 甘枳汤

【方源】 《普济方》卷三八八

【组成】 甘草一钱　枳壳(煨)一钱

【主治】 小儿大便秘结。

【用法】 水煎服。

86. 甘胆汤

【方源】 《幼幼新书》卷十引《小儿形证论》

【组成】 甘草一截(以猪胆涂炙)

【主治】 以肝风,羞日,目肿出血。

【用法】 上为末。每服半钱,米泔调下。

87. 甘桔汤

【方源】 《小儿药证直诀》卷下

【组成】 桔梗二两　甘草一两

【主治】 小儿肺热,手掐眉目鼻面。

【用法】 上为粗末。每服二钱,水一盏,煎至七分,去滓,食后温服。

88. 甘桔汤

【方源】 《幼科类萃》卷二十五

【组成】 人参(去芦)五钱　桔梗(蜜浸,炒)一两　甘草(半生半炙)二钱

【主治】 小儿感冒风热,火气熏逼,痘疮蕴毒上攻,咽喉肿胀,痰气不顺,咳嗽失音。

【用法】 上锉散。水煎,不拘时服。

89. 甘桔汤

【方源】 《幼幼集成》卷六

【组成】 生甘草　芽桔梗　熟石膏　净知母　牛蒡子

【主治】 小儿麻疹,胃火炎肺金,咳嗽面浮,应出不出。

【用法】 生薄荷叶五片为引,水煎服。

90. 甘葶散

【方源】 《普济方》卷三八七

【组成】 葶苈(炒)半两 麻黄(去节)一分 甘草、贝母、杏仁(去皮)各一钱

【主治】 小儿咳嗽,有痰气急;亦治喘促胸闷,坐卧不安。

91. 甘遂汤

【方源】 《普济方》卷三九二引《汤氏宝书》

【组成】 甘遂、甘草(炙)各二分 黄芩、大黄各四分

【主治】 小儿服汤已得大利,温热已解,而滞实不去,心下坚痞满,不可按,按之则啼,内有伏热。

【用法】 以水二升,破鸡子二个,和取白,投水中,搅令沫上,吹去之,纳药煮,合为二服。

92. 甘露饮

【方源】 《普济方》卷三九五

【组成】 石膏、寒水石各一两 甘草三钱

【用法】 上为末三岁半钱,灯心汤调下,暑热,冷水调下。

【主治】 小儿伏热吐泻,兼中暑昏迷,烦渴不止,心燥体热,头疼及伤风体热,烦渴嗞煎。

【宜忌】 立夏后、立秋前宜用,余月不可。

93. 甘露饮

【方源】 《准绳·幼科》卷六

【组成】 麦门冬(去心)一两 天门冬(去心)二两 生地黄四分 熟地黄六分 石斛(去根)、枇杷叶各五分 山茵陈、枳壳、黄芩、犀角屑各六分 甘草一字

【主治】 小儿牙疳。

【用法】 水煎服。

94. 甘露散

【方源】 《卫生总微》卷三

【组成】 牙硝一分 龙脑薄荷叶一两 大黄半两 甘草(炙)半两 川芎一分 雄黄(水飞)一分

【主治】 小儿诸热。

【用法】 上为末。每服半钱,蜜水调下,不拘时候。

95. 甘露散

【方源】 《卫生总微》卷十八

【组成】 熟干地黄、生干地黄、天门冬(去心)、麦门冬(去心)、枇杷叶(刷去毛,净)、枳壳(麸炒,去瓤)、苦参、石斛(去根)、山茵陈、甘草各等分

【主治】 小儿胃热,牙龈宣露出血,口臭,脸肿,赤眼口疮,不欲乳食,肌体烦热及疮疹已发未发。

【用法】 上为末。每服二钱,水一盏,煎至半盏,去滓,食后温服。

96. 甘草摩膏

【方源】 《圣济总录》卷一七四

【组成】 甘草(炙)、防风(去叉)各一两 白术、桔梗各三分 雷丸二两半

【主治】 小儿新生,肌肤嫩弱,喜为风邪所中,身体热,或中大风,手足惊掣。

【用法】 上为粗末,用不入水猪脂一斤,锅内火上先炼过,去滓,入诸药末,更煎令成膏,新绵滤去滓,入瓷盒内贮之。每用特取少许,炙手,以膏摩之,百度效。小儿无病,每日以膏摩囟上及手足心良。

97. 甘菊花汤

【方源】 《圣济总录》卷一六七

【组成】 甘菊花一两 甘草(炙)一分 防风(去叉)半两 山茱萸七枚

【主治】 小儿鼻多涕,是脑门为风冷所乘。

【用法】 上为粗末。每服一钱匕,水一盏,煎至六分,去滓,分温三服,早晨、日午、晚后各一服。

98. 甘菊花散

【方源】 《圣惠》卷八十九

【组成】 甘菊花、白术、防风(去芦头)、人参(去芦头)、细辛、白茯苓、甘草(炙微赤,锉)各一分。

【主治】 小儿脑户伤于风冷,鼻内多涕,精神昏闷。

【用法】 上为粗散。每服一钱,以水一小盏,入生姜少许,煎至五分,去滓温服,不拘时候。

99. 甘草桔梗升麻汤

【方源】 《云歧子保命集》卷下

【组成】 甘草半两 桔梗一两 升麻半两

【主治】 小儿斑出欲透,皮肤身热,咽喉不利。

【用法】 上锉细。每服二钱,水煎。

100. 石韦汤

【方源】 《圣济总录》卷一七九

【组成】 石韦(去毛)、赤芍药、大黄(锉,炒)、滑石(研)、麦门冬(去心,焙)、甘草(炙)、升麻各一分。

【主治】 小儿淋或涩痛,小便如血。

【用法】 上为粗末。每服一钱匕,水一小盏,煎至五分,去滓,食前服,一日三次。

101. 石韦散

【方源】 《圣惠》卷九十二

【组成】 石韦(去毛)一两　赤芍药、川大黄(锉,微炒)、麦门冬(去心,焙)、甘草(炙微赤,锉)、川升麻、川朴硝各一分

【主治】 小儿诸淋,涩痛不利。

【用法】 上为粗散。每服一钱,以水一小盏,煎至六分,去滓,不拘时候服。

102. 石韦散

【方源】 《幼幼新书》卷三十引《丁时发传》

【组成】 石韦(去毛)、瞿麦、滑石、甘草各一两　灯心一把

【主治】 小儿小便不通。

【用法】 上为末。每服一钱,水八分,加小麦一百粒,同煎五分,去滓温服。

103. 石膏汤

【方源】 《千金》卷五

【组成】 石膏一合　麻黄八铢　甘草、射干、桂心、芍药、当归各四株　细辛二株

【主治】 小儿中风,恶痹不能语,口眼了戾,四肢不随。

【用法】 上㕮咀。以水三升半,先煮麻黄三沸,去上沫,纳余药,煮取一升,三岁儿分四次服,一日三次。

104. 石膏汤

【方源】 方出《千金》卷五,名见《医部全录》卷四二〇

【组成】 大黄、黄芩、甘草、芒硝、麦门冬各半两　石膏一两　桂心八铢

【主治】 小儿腹大短气,热有进退,食不安,谷不化。

【用法】 上㕮咀。以水三升,煮取一升半,分三次服,一岁以下小儿作五次服。

105. 石膏汤

【方源】 《圣济总录》卷一七四

【组成】 石膏(碎)一钱　白术半两　麻黄(去根节)、桔梗(炒)、甘草(炙)、水萍(晒干)、杏仁(汤浸,去皮尖双仁,炒)各一分

【主治】 小儿伤寒,头痛肌热,喘粗喉鸣。

【用法】 上为粗末。每服一钱匕,水半盏,加葱白少许,煎至三分,去滓温服,不拘时候。

106. 石膏汤

【方源】 《圣济总录》卷一七七

【组成】 石膏(别捣,研)一两一分　大黄(锉,炒)一两半　柴胡(去苗)一两一分　升麻、知母(焙)、黄芩(去黑心)、芍药、枳实(去瓤,麸炒)各三分　甘草(炙)一两半　大青半两

【主治】 小儿痰实,壮热头痛。

【用法】 上为粗末。每服二钱匕,水一盏,加生姜少许,同煎至六分。去滓,分三

次温服。

107. 石膏散

【方源】 《圣惠》卷八十四

【组成】 石膏一两　知母半两　地骨皮半两　甘草（炙微赤，锉）半两　人参（去芦头）半两

【主治】 小儿伤寒，大汗后，及已下利，烦渴不解，其脉洪大。

【用法】 上为粗散。每服一钱，以水一小盏，加粳米一百粒，煎至五分，去滓，不拘时候温服。

108. 石膏散

【方源】 《圣惠》卷八十四

【组成】 石膏（细研）半两　大青一分　黄芩一分　栀子一分　知母一分　萎蕤一分　川升麻一分　葛根（锉）一分　龙胆（去芦头）一分　川大黄（锉碎，微炒）半两　甘草（炙微赤，锉）半两

【主治】 小儿热病，烦热惊悸。

【用法】 上为散。每服一钱，以水一小盏，煎至五分，去滓，不拘时候温服。

109. 石膏散

【方源】 《幼幼新书》卷十四引张涣方

【组成】 石膏、白茯苓、葛根各一两　甘草（炙）、黄芩、芍药各半两

【主治】 小儿热病。

【用法】 上为细末。每服一钱，水一盏，加竹叶、薄荷少许，煎五分，去滓温服。

110. 石膏崇命汤

【方源】 《圣济总录》卷一七一

【组成】 石膏（研）、黄芩（去黑心）、芍药各一分　桂（去粗皮）、细辛（去苗叶）、龙骨（研）、当归（切，焙）、干姜（炮）、大黄（锉，炒）、牡蛎（煅，研）、赤石脂、白石脂各三分　甘草（炙）一两

【主治】 小儿诸痫。

【用法】 上为粗末。一二岁儿每服半钱匕，水半盏，加大枣一枚（擘），同煎至三分，去滓温服，至夜三四服。

111. 龙角散

【方源】 《卫生总微》卷二十

【组成】 地龙（去土称）一两　荆芥穗一两　甘草一两　角刺一两（取紫色不枯者，净洗，捣去骨，只用皮）

【主治】 ①《卫生总微》：小儿痈疖才发，赤肿作痛。②《普济方》：小儿痈疽肿疖一切等疮，或发头面，或发虚处，无故身热，微觉憎寒，或有疼处。

【用法】 上为粗末。每用一合,水三盏,酒一盏,煎至二盏半,去滓,再煎至二盏,加研细乳香末一钱调匀,渐渐与服,五七岁半盏,以下分二服,一日三次。

112. 龙齿汤

【方源】 《圣济总录》卷一七七

【组成】 龙齿、大黄(锉,炒)各一分 枳壳(大者,去瓢,麸炒黄)一枚 朴硝、甘草(炙,锉)各一分

【主治】 小儿百日以来,痰实壮热兼惊。

【用法】 上为粗末。每服一钱匕,水半盏,煎至三分,去滓,食前温服,一日二次。

113. 龙齿汤

【方源】 《普济方》卷三八五

【组成】 麦门冬(去心)、地骨皮、远志(去心)、人参(去芦头)、白茯苓(去皮)、甘草(微炒)、防风(去芦头)各二钱 紫石英一钱 石膏一钱 羚羊角一钱 龙齿二钱

【主治】 小儿潮热往来,睡多盗汗,肌体瘦,久不愈者。

【用法】 每服二钱,水六分,煎至四分,去滓,乳食后、临卧温服。

114. 龙齿饮

【方源】 《圣济总录》卷一七一

【组成】 龙齿(捣研)、石膏(捣研)各一两一分 黄芩(去黑心)、大黄(锉,炒令香熟)各一两 龙胆、栀子仁、甘草(炙,锉)各半两 钩藤(锉)三分

【主治】 小儿风痫。

【用法】 上为粗末。一二岁儿每服一钱匕,水半盏,煎至三分,去滓,连夜三五服。

115. 龙齿散

【方源】 《圣惠》卷八十二

【组成】 龙齿一分 川大黄(锉碎,微炒)半两 栀子仁一分 朴硝三分 枳壳(麸炒微黄,去瓢)一分 甘草(炙微赤,锉)一分

【主治】 小儿百日以来,结实壮热兼惊。

【用法】 上为粗散。每服一钱,以水一小盏,煎至五分,去滓温服。

116. 龙齿散

【方源】 《朱氏集验方》卷十一

【组成】 龙齿、茯苓、白附子(炮)、蝉蜕、甘草各等分。

【主治】 小儿惊悸夜啼。

【用法】 上为细末。每服一小钱,临卧薄荷汤下。

117. 龙齿散

【方源】 《普济方》卷四〇一引《傅氏活婴方》

【组成】 石膏、人参、龙齿、朱砂、麝香、甘草各等分

【主治】 客忤,夜啼、惊悸。

【用法】 上为末。每服一字,金银薄荷汤点服。

118. 龙肤散

【方源】 《普济方》卷三六八

【组成】 天南星(牛胆制者)八钱　雄黄、甘草各半钱　天竺黄二钱　朱砂、麝香各一钱

【主治】 小儿伤寒瘟疫,身热昏睡气粗,风热痰实壅嗽,惊风潮搐,中暑冒闷。

【用法】 上为末。每服一字,薄荷汤调下;中暑烦闷,雪水调下。

119. 龙骨汤

【方源】 《幼幼新书》卷二十八引《婴浦方》

【组成】 龙骨、甘草(炙)、黄连各四分　当归、干姜各一分

【主治】 ①《幼幼新书》引《婴孺方》:小儿下利不住。②《圣济总录》:小儿冷痢腹痛。

【用法】 以水四升,煮一升二合。食前分三次温服。

120. 龙骨汤

【方源】 《幼幼新书》卷二十八引《婴孺方》

【组成】 龙骨五分　甘草(炙)、干姜、当归、黄连、赤石脂、附子(炮裂,去皮脐)、前胡各三分

【主治】 小儿利,已服汤利去实,实去后而利不住。

【用法】 以水四升,煮一升二合。分为六服,旦服至午令尽。

121. 龙胆汤

【方源】 《圣济总录》卷一六八

【组成】 龙胆(去根)、冬葵子、萎蕤、大青、柴胡(去苗)各一分　赤茯苓(去黑皮)、甘草(炙)各半两

【主治】 小儿生四五十日,服药下后,身体壮热如火,伤寒兼腹满,头面丹肿。此皆内有伏热。

【用法】 上为粗末。每服一钱匕,以水半盏,煎至三分,去滓,分三次服,如人行十里已来一服。

122. 龙胆汤

【方源】 《圣济总录》卷一七一

【组成】 龙胆、当归(切,焙)、大黄(锉,炒)、黄芩(去黑心)、栝楼根、甘草(炙)、桂(去粗皮)、人参(切)、牡蛎(熬)、麻黄(去根节)、赤石脂(别研)、芍药各一两

【主治】 小儿诸痫,寒热吐利,不能乳哺。

【用法】 上为粗末。二三岁儿每服一钱匕,水一盏,加大枣一枚(擘),同煎至五

分,去滓,分二次温服。

123. 龙胆汤

【方源】 《直指小儿》卷三

【组成】 龙胆草(微炒)、钓藤皮、柴胡、北梗、芍药、川芎、茯苓、甘草(炙)各二钱
人参一钱　大黄(湿纸裹煨)二钱半

【主治】 小儿魃病。

【用法】 上锉散。每服二钱,井水煎服。仍以红纱袋盛夜明砂与儿佩带。

124. 龙胆饮

【方源】 《圣济总录》卷一六八。

【组成】 龙胆(去根)、犀角(镑屑)各半两　升麻、天麻(锉,炒)、甘草(炙)、鳖甲
(去裙襕,醋浸,炙黄色)各三分　槟榔(煨,锉)一枚

【主治】 小儿壮热胀满,不饮乳。

【用法】 上为粗末。每服一钱匕,以水半盏,煎至三分,去滓,分三次温服。

125. 龙胆饮

【方源】 《圣济总录》卷一八一

【组成】 龙胆、钩藤、土瓜根、茯神(去木)各半两　甘草(炙)、桑根白皮(炙)、防风
(去叉)各一分

【主治】 小儿肝受病,目昏渐生翳膜,散漫侵睛,因此失明。

【用法】 上为粗末。每服一钱匕,水一盏,加大枣半枚(去核),同煎至六分,去滓,
早、晚分二次服。

126. 龙胆散

【方源】 《圣惠》卷八十二

【组成】 龙胆(去芦头)半两　犀角屑一分　川升麻半两　槟榔一分　川大黄(锉
碎,微炒)一分　甘草(炙微赤,锉)一分　鳖甲(涂醋炙令黄,去裙襕)一分

【主治】 小儿壮热肚胀,不饮乳。

【用法】 上为粗散。每服一钱,以水一小盏,煎至五分,去滓放温,渐与服。

127. 龙脑散

【方源】 《圣惠》卷八十三

【组成】 龙脑(细研)一钱　牛黄(细研)一钱　黄连(去须)一分　犀角屑、羚羊角
屑、琥珀末、甘草(炙微赤,锉)、真珠末、铁粉(细研)各半两

【主治】 小儿壮热,心神烦躁,夜卧狂语。

【用法】 上为细散。每服半钱,用蜜水调下。

128. 龙脑散

【方源】 《圣惠》卷八十五

【组成】 龙脑(细研)半钱　麝香(细研)半钱　甘草(炙微赤,锉)一分　牛蒡子(微炒)一分　栀子仁一分　牛黄(细研)半分　马牙硝(细研)一分　郁金一分

【主治】 小儿惊热,心烦不得睡卧。

【用法】 上为细散。每服半钱,不拘时候,以温薄荷汤调下。

129. 龙脑散

【方源】 《圣惠》卷八十九

【组成】 龙脑(细研)一两　栀子仁、黄芩、麦门冬(去心,焙)、地骨皮、川升麻、犀角屑各半两　牛黄(细研)一分　川大黄(锉,微炒)一两　甘草(炙微赤,锉)一分

【主治】 小儿肝脏壅热,两眼赤痛。

【用法】 上为细散。每眼半钱,食后以温水调下。五岁以下可服一字。

130. 龙脑散

【方源】 《小儿药证直诀》卷下

【组成】 大黄(蒸)、甘草、半夏(汤洗,薄切,用姜汁浸一宿,焙干,炒)、金星石、禹余粮、不灰木、青蛤粉、银星石、寒水石各等分

【主治】 小儿急慢惊风。

【用法】 上为细末,研入龙脑一字,再研匀。每服一字至五分,新水调下。

131. 龙脑散

【方源】 《魏氏家藏方》卷十

【组成】 龙脑、薄荷、僵蚕(直者,炒去丝)、川芎、防风(去芦)、甘草(炙)各半两　细辛半钱

【主治】 小儿一切风热。

【用法】 上为细末。每服半钱,米饮调下。临时看病,随证用汤使。

132. 龙骨饮子

【方源】 《幼幼新书》(人卫本)卷二十九引《吉氏家传》

【组成】 龙骨根草半两　甘草节、当归、芍药、大黄(蒸)、连翘、栝楼根、山慈姑各一分

【主治】 小儿血痢,及身上生痈疖,面赤壮热。

【用法】 上为细末,不用罗。每用三大钱,水二盏,煎取一小盏,去滓,作引子服。

133. 龙脑地黄膏

【方源】 《宣明论》卷十四

【组成】 川大黄(别捣)　甘草(横纹者,别捣)　麝香(别研)一钱　雄黄(水窟者,别研)一分　生脑子(别研)一钱

【主治】 小儿急慢惊风,涎痰上潮心胸,天吊惊,缠喉风;小儿胸膈不利,一切热毒。

【用法】 上五味,各修制了,再入乳钵内同研细,炼蜜为膏,油单裹。用时旋丸如皂子大,煎薄荷汤化下,如小儿、大人睡惊,及心神恍惚,煎金银汤下一丸;常服,新汲水下。

134. 可保立苏汤
【方源】 《医林改错》卷下
【组成】 黄芪(生)一两五钱 党参三钱 白术二钱 甘草二钱 当归二钱 白芍二钱 枣仁(炒)二钱 山萸一钱 枸杞子二钱 故纸一钱 核桃(连皮打碎)一个
【主治】 小儿因伤寒、瘟疫,或痘疹、吐泻等症,病久气虚,四肢抽搐,项背后反,两目天吊,口流涎沫,昏沉不省人事。
【用法】 水煎服。

135. 归金散
【方源】 《普济方》卷三六九
【组成】 荆芥穗半两 白术(去芦)二钱半 人参(去芦)三钱 净苍术(锉,炒)二两 白茯苓(去皮)二钱 石膏半两 甘草二钱
【主治】 小儿伤风,身壮热,气粗,咳嗽,或传疮疹。
【用法】 上为粗末。每服三钱,水一盏,同煎至八分,去滓,乳母多宜服之,小儿任意服,不拘时候。

136. 四圣散
【方源】 《婴童百问》卷十
【组成】 紫草、木通、黄芪、甘草、枳壳各等分
【主治】 小儿痘子已透,皮肤未透。
【用法】 上锉散。煎服。得痘焮却住服。

137. 四味散
【方源】 《圣济总录》卷一六九
【组成】 大鰕(干者,为末)、獖猪干血、恶实、甘草(炙)各等分
【主治】 小儿疮疹欲出不快。
【用法】 上为散。三岁以下半钱匕,五岁以上一钱匕,煎赤芍药酒调下,不拘时候,日、夜各一服。

138. 四物汤
【方源】 《外台》卷三十六引《小品方》
【组成】 桔梗、紫菀各三分 甘草(炙)一分 麦门冬(去心)七分
【主治】 小儿十日以上至五十日,卒得暴咳,吐乳呕逆,昼夜不得息。
【用法】 上切。以水一升,煮取六合,去滓,分五服。以愈为度。

139. 四顺散
【方源】 《幼幼新书》卷十九引《张氏家传》

【组成】 银州柴胡（去芦）、真地骨皮、白桔梗各三钱　甘草（炙）一钱半

【主治】 小儿风热,肌瘦,五心烦热,不长肌肉,面黄痿瘦,夜卧不安,时发虚汗;脏腑泄泻变痢,难服凉药。

【用法】 上药焙干,为末。每服一钱或半钱,大小加减,水三分,煎一分半,温温服。

140. 四黄散

【方源】 《卫生总微》卷十七

【组成】 蒲黄、大黄、黄芩各十铢　黄连（去须）十二铢　麦门冬十铢　甘草八铢　芒硝（后入）七铢

【主治】 小儿落床坠地,瘀血在腹,阴阴寒热,不乳啼哭。

【用法】 上咬咀。以水二升,煮取一升,去滓,纳硝令烊,看大小分服。大小便血即愈。

141. 四皓饮

【方源】 《普济方》卷三六九

【组成】 大黄、川芎、甘草、荆芥各等分

【主治】 小儿伤寒,头疼发热,心躁。

【用法】 上咬咀。水煎去滓,量儿大小加减服之。

142. 四顺清凉饮

【方源】 《奇效良方》卷六十四

【组成】 大黄（米上蒸,晒干）、赤芍药、当归、甘草（微炙）、青皮、枳壳各等分

【主治】 小儿热证腹痛,血热蕴结壅滞。

【用法】 上为粗末。每服三钱,水一钟,煎至五分,不拘时候。

143. 四顺清凉膏

【方源】 《万氏家抄方》卷五

【组成】 芍药、当归（酒洗）、黄连（姜炒）各五钱　生地（酒洗）、甘草、大黄（酒蒸九次）、黄芩（炒）各三钱

【主治】 小儿热结,大便不通。

【用法】 上为末,炼蜜为丸,如芡实大。每服一丸,白汤送下。

144. 代赭扶脾汤

【方源】 《幼科金针》卷上

【组成】 人参一钱　白术一钱　茯苓一钱　代赭石（酒淬七次）一钱五分　炙甘草三钱　钩藤五钱　天麻一钱　远志（甘草汤煮）一钱　胆星一钱

【主治】 小儿脾虚,致患天钓,手足抽掣,两目上窜,颧面唇口肌肉皆跳,杯茶时候即止,仍复无恙,哭笑乳卧犹昔,但甚者日夜四五十次。

【用法】 加金、银物各一件,河水煎服。

145. 仙灵脾散

【方源】 《圣惠》卷八十九

【组成】 仙灵脾根半两 晚蚕蛾(微炒)半两 射干一分 甘草(炙微赤,锉)一分

【主治】 小儿雀目,至暮无所见。

【用法】 上为细散。用羊子肝一枚,切开,掺药二钱在内,以线系定,用黑豆一合、米泔一大盏,煮熟取出,分为二服,以汁下之。

146. 冬葵散

【方源】 方出《圣惠》卷九十二。名见《普济方》卷五八八

【组成】 冬葵子三分 滑石(细研)三分 梁上尘半两 黄芩半两 甘草(炙微赤,锉)半两

【主治】 小儿心脏热,或烦躁不安,小便赤涩不通。

【用法】 上为细散。每服半钱,煎葱白、灯心汤调下,不拘时候。

147. 生气散

【方源】 《直指小儿》卷一

【组成】 丁香三字 白术、青皮各二钱 甘草(微炙)、木香、人参各一钱

【主治】 《保婴撮要》:脾胃气虚,吐泻,肚腹膨胀,饮食不化,腹痛不止。

【用法】 上为末。每服半钱,沸汤点服。

148. 生地汤

【方源】 《幼科直言》卷五

【组成】 玄参 当归 生地黄 黄芩 陈皮 甘草 薄荷 柴胡

【主治】 小儿气壮,面红火盛,作头晕者。

【用法】 水煎服。

149. 生金汤

【方源】 《幼幼新书》卷十引《婴孺方》

【组成】 生金(无生,熟亦得)黑豆大 茯神、干姜各一分 甘草(炙)二分

【主治】 小儿生七日后,忽患口鼻青,微惊,胸中冷,视物高。

【用法】 水一升,煮五合,一服一枣大,日五夜三。

150. 生犀散

【方源】 《小儿药证直诀》卷下

【组成】 生犀(锉末)二钱 地骨皮(自采佳)、赤芍药、柴胡根、干葛(锉)各一两 甘草(炙)五钱

【主治】 小儿阴虚,血分有热,或兼感外邪,日晡潮热,夜有盗汗,五心烦热,形体羸瘦,口干颊赤者。

【用法】 上为粗末。每服一二钱,水一盏,煎至七分,食后温服。